U0020393

運動

BRIDGING the GAP
from REHAB to PERFORMANCE

傷害

完全復健指南

譯者序

讓我們以謙遜的態度，成為運動員最安心的後盾

　　一個意外的邀約，開啟這段充滿驚喜的旅程。

　　二〇一八年十一月，來自Optimum Kinetics創辦人黃奕銘的訊息，詢問我是否有興趣翻譯一本書，負責審書的他想跟臉譜出版社推薦我。當時我對是否接下翻譯工作尚有遲疑，因為那時我正因與博士論文搏鬥而焦頭爛額，但由於奕銘學長一句「這本書在談運動醫療團隊協助運動員從受傷到回場的過程，你一定會有興趣，不然不會找你」，讓理應全力專注在完成學位最後一哩路的我，燃起對這本書的好奇心。在快速瀏覽書的內容後，我便深深地被作者蘇・法松海納百川的理念打動，更被她生動、平易近人的文筆吸引。便懵懂地接下這翻譯初體驗，並隨後邀請雅婷，我在運動防護領域的書寫好夥伴，加入這趟充滿驚喜的旅程。

　　因為自己運動防護的背景，讓我有幸能與運動團隊和運動醫學團隊中不同的專業合作。與不同領域的專業人士共事時，我發現協助運動員在其運動舞臺上發光發熱，是大家的共同目標。但是，包含至今都還在摸索運動防護專業在運動醫學團隊中定位的我，許多人對協助受傷運動員重回運動場這漫長卻關鍵的過程裡，實務上各個專業間該如何合作與分工卻還是陌生的。根據我長時間的觀察，彙整出可能導致專業間合作的三個阻礙，分別是「缺乏對傷後急性期到重回運動場上過程架構的畫面」、「對不同專業領域的專業技能不熟悉」與「欠缺以共同的語言溝通交流的能力」。橫跨運動防護、物理治療、體能訓練專業的蘇在她的書中不斷強調，專業間的合作分工與各司其職又相互依存的人體構造系統很相似，需要釐清運動員當前處在復健與運動表現之間的階段，依據該階段的主要需求與目

標，由具備最合適技能的專業人士扮演主導角色，最大化各個專業在運動員健康照護與運動表現能發揮的價值，最終協助運動員在傷後至回場的過程順暢地推進。

翻譯的過程無比享受，時常讓我點頭如搗蒜，豁然開朗。

面對如雨後春筍般冒出的新學派、新技術，該如何做出符合運動員最佳利益的臨床決定，如何規畫自己的繼續教育課程，在在都考驗資訊爆炸世代下的我們。本書的作者蘇以病人為導向（patient-oriented）的健康照護概念貫穿全書，協助客戶（或許是競技運動員，也可以是與同事約好下個月跑半馬的上班族）重拾完整的功能和身心健康。蘇為在光譜上扮演不同角色的專業人員們拆解，重建一套「銜接復健與表現」的模型。她也依據科學研究證據與自身的實務經驗，提供讀者在銜接復健與表現這富有藝術的過程中，可以運用的工具。作者不斷強調她書中的建議，只是希望給實務工作者一個可以依循的大方向，而非要說服所有人同意。她期待讀者，無論是在閱讀此書或實務工作時，都可以保持開闊的心胸，與不同專業領域多多交流分享。

在完成博士學位轉變成新手老師的一年多來，翻譯反倒成了我忙裡偷閒、滋養心靈的享受。回到起點，檢視自己投入運動員照護的初心，再次梳理基礎知識，並拉高格局，用更全面的視野看陪伴受傷運動員回場的過程。不同於一般的教科書，蘇的文字具備教育者的條理分明，卻也不失實務工作者的溫暖生動。除了可以協助讀者梳理思考脈絡外，她熱情、真誠與謙遜的態度，也可帶領你用不同的視角，以運動員出發，形塑一個與各專業間無縫接軌、多元包容的合作模式。

非常榮幸能參與臺灣第一本講述運動照護跨領域合作書籍的翻譯。感謝臉譜出版社對僅能用零碎時間翻譯，進度龜速的翻譯新手的耐心包容。感謝在這期間被我詢問過的美國朋友、同事們，謝謝你們慷慨分享自己的時間回應提問。最後，我要感謝我的夥伴雅婷，為求精準傳遞作者文意，在過去一年多來，與在美國的我克服距離與時差的限制，進行數次線上會議，相互來回校稿，挑戰彼此。

最後，我要引述書中的一段文字：

　　「我希望當你閱讀完本書時，你已經能夠在以病人為中心
的銜接復健與運動表現的模型中，瞭解你專業的強項為何，同
時也能夠謙卑地用新的視角看見自己的不足之處。這樣不僅可
以幫助你找到你現有照護策略的缺口，也能引導你拓展人際網
絡，認識一些在技能上與你互補的專業人士。」

　　運動員的健康照護需要各項專業的投入，讓我們攜手成為
運動員最安心的後盾。讓我們放下掛在名字後面的頭銜、個人
名聲和地位，以運動員（病人）為中心，突破專業間的藩籬，建
立對話與尊重對等的合作關係，為運動員提供全面的健康照護。

美國威斯康辛大學奧克萊分校
人體運動學系助理教授
黃昱倫

譯者序

保持謙卑，你總會在這漫漫長路上找到
自己最好的位置

　　二〇一八年十二月，我在大學運動賽季最忙碌的時節接到這本書的翻譯邀約，考量到賽季期間的工作負荷，本來想要婉拒這個機會。沒想到收到書稿快速瀏覽內容後，我深信這是一本非常貼近實務需求，並且能夠幫助很多人的著作，於是立刻改變心意，帶著興奮與期待的心情開始這本書的翻譯。

　　如何讓受傷的運動員重新回到運動場，繼續自己喜愛的運動，是我成為防護員的初衷。從事運動防護工作數年後的今天，協助受傷的運動員從治療床到運動場的任務幾乎占據了我日常工作大半的時間，即便如此，這項任務對我而言並沒有因為反覆摸索而變得輕鬆自在。在翻譯本書的這段時間裡，我曾經面臨短暫的工作低潮期。有一天晚上，我在工作結束後回到家裡打開翻譯的書稿，從蘇的文字裡，我深刻感受到自己被溫柔地理解、包容和鼓勵著，彷彿她已經在那些可能遭遇挫折的路口久候多時，從容地引導每一個混沌、沮喪的實務工作者找到方法繼續前進。在運動防護、物理治療、體能訓練三大領域擁有豐富經驗的她洞悉了在復健到運動表現的這條路上會遇到的難題，蘇不僅在有限的篇幅裡有條不紊地為每一位讀者梳理一條「從復健到運動表現」（from rehab to performance）的路徑，更不忘強調在這條漫長的道路上，無論你是什麼身分，扮演什麼角色，都不應該、也不可能一個人單打獨鬥。

　　作為運動防護員，從運動員受傷倒下開始，直到返回運動場前，我們經常是陪伴在他們身邊時間最長的人。這個身分承載了運動員的信任、依賴、期望，同時也承擔著來自教練團隊與球隊期待選手如期歸隊的壓力。時間久了偶爾也會讓我忘記企圖獨自承擔這份責任，很多時候並不能給運動員更多幫助，沒有任何一個人能夠獨自在這條路上照顧到每一個細節。

當愈來愈多不同身分的專業人士投入運動醫學、運動訓練的領域，這份照顧運動員的善意，要如何以「運動員的利益為主體」的前提和共識下，跨越不同的專業彼此分工、緊密合作，幫助受傷的運動員在最合理的時間內，以具備效率且兼具安全的方式重返賽場？從治療床到運動場的過程中，如何讓不同專業領域的人士分享同一張藍圖，把自己放在最適合的位置，以運動員的福祉為目標，貢獻自己最好的能力並且做出最適合的臨床決策？如果你是一個身處在運動團隊中的運動防護員或物理治療師，該如何在銜接醫療介入到運動表現之間的起承轉合？這些實務工作中經常遇到的難題，蘇在這本書中提供了一種可能的模型（這意味著這並不是唯一的選項），以實證的科學證據鋪路，一步步帶領讀者走過這段漫長的旅程。

誠摯地推薦這本書給所有在運動團隊付出真心的同路人，不論你是運動員、醫療團隊成員、運動防護員、技術教練或體能教練，希望這本書能夠讓我們對於運動員在受傷之後必經的道路擁有共同的畫面，在這個願景裡看到自己的長處，找到最適合自己的位置。在知識與科技日新月異的時代，雖然這本書無法涵蓋所有需求，但是它能帶領讀者學著保持宏觀的視野與開闊的心胸相互合作，並且循著建議找到永續學習的資源。

身為一位從事臨床工作的運動防護員，感謝臉譜出版社給了這本精采的著作進入中文世界的機會，很榮幸能夠成為這本著作的其中一位譯者，讓我有機會比任何一位讀者擁有更多時間一次又一次地反覆推敲，吸收作者灌溉在這本著作裡的養分。這段期間，非常謝謝溫柔給予我們各種協助並且耐心等待的兩位編輯。

最後，這本譯作能夠順利完成必須非常感謝跨越時區，和我一起攜手完成翻譯工作的夥伴黃昱倫。

國立臺灣師範大學運動防護員

張雅婷

免責聲明

本書提供的內容無法取代醫師給的醫療建議。這些資訊是給常規醫學教育或進階肌力與體能訓練的補充資料，而不是意圖取代它們。體育活動與運動訓練本身即存在風險。作者與出版社建議讀者需要對他們服務的運動員的安全負起完全責任。在使用本書中描述的訓練和介入前，請確認你使用的設備是否保養良好。請不要施予超過運動員的運動經驗、天賦、訓練和舒適範圍水準之外的風險。

這本書獻給在這段瘋狂的旅途中
陪伴我的母親 Louise Falsone。
沒有您的愛與支持，
我無法成就這項任務。

目次

動的方式｜前庭系統：在動態中保持平衡｜動態神經肌肉穩定術與體感系統｜瑜伽——體感控制訓練的起源與當代應用｜瑜伽練習的種類｜瑜伽在銜接復健與運動表現光譜中的臨床應用｜總結

Forword

前言

一九九九年時，我藉由個人化、積極、以表現為主的方法，以思維、營養、動作和恢復作為可延續的四大支柱，專注在實現「理解和提升生命」的願景。我們服務的對象著重於世界頂尖的身體活動族群，從職業運動員，延伸到優秀軍人與第一線的人員，最後擴展到大眾健康。當時的目標很簡單，即「提供最優秀的運動表現系統、專家和平臺，完美整合這些資源，有效且合乎道德地協助運動員提升運動表現」。Athletes' Performance（現今為EXOS®）於是就在沒有夥伴、沒有投資人的狀態下誕生了，當時只有我一個堅定不移的年輕人，並希望能夠建立一個擁有不同實務工作者的多元專業團隊，進駐位在亞利桑那州立大學運動校園中屢獲殊榮的新大樓裡。

我很幸運能在這個領域及其相關的專業領域與專業人士建立深厚的關係，包括在全球物理治療／運動防護領域中新興崛起的領導者，以及任職於職業運動和大學運動部門的運動醫學主任。建立一個高度合作、有能力並且由具備成長意識的專業人士組成的多元核心團隊很重要，成員們對於踏入新的、合作無間模型的領域保持開闊的心胸，在不同的專業領域間交流分享。這種開放和持續成長的態度是我們得以在這個年輕的組織中組成黃金團隊最重要的因素。這就是為什麼我所尊敬的同儕們給的建議對我來說如此重要，而我也專注在挖掘兼具專業和職業道德，且渴望在有開拓性且不斷成長的組織中創造價值的優秀人才。

最後，與發展成熟、年輕的未來之星們面試的過程接近尾聲。其中一個與眾不同的面試者是位具備物理治療和運動防護雙證照的年輕人，剛從北克羅拉多州搬到亞利桑那州。當時，她已經在團隊內做了好幾個月的志工，我們的團隊對她優異的表現印象非常深刻。當時我對她的瞭解並不多，但我知道她值得獲得一個施展長才的機會，因為她與團隊中的每一位成員皆有正向的互動，而且似乎在EXOS的所有領域都可以有所貢獻。

某個週三的訓練與治療後，我總算可以與兼具物理治療／運動防護師證照的Ms. Sue Falsone坐下來進行一場正式的面談。面談的一小時中，我們開啟了一場關於「動作」這項議題非常聚焦、激烈並且一致性的討論。在我們對話的過程中，我得知了許多她作為團隊運動的物理治療師／運動防護師的精采經歷。接著，我開始想要瞭解在她的人生中，對她有重要影響的人物和書籍，她過去所有遭遇到的困難與正面的人生經歷，以及她的熱情與夢想。當我在對話中分享我們EXOS的願景和幫助我們的客戶達成目標的使命時，我的熱情程度與Sue的不相上下。

接著我們討論動作及「銜接復健與運動表現」的必要性。這個過程需要連續不斷的主動照護 —— 不只是針對當前的狀況展開復健工作，還要追溯百分之七十造成傷害發生的因子、緩解疼痛、預防疼痛，並且幫助每個人能夠發揮他們最好的水準。

最後，我們深入探討了動作品質的複雜議題，也討論了建構篩檢和修正失能動作模式全面性系統的必要性，即便這表示我們必須「獨立完成神經肌肉支配，再將其整合」。我們都同意以脊柱肌力作為「姿勢、動作模式和爆發力」基礎的重要性。以當時二十五歲的年紀來看，Sue是一位令人印象深刻的專業人士，但是沒有任何一個心智正常的人會在沒有預先確定有穩妥工作之前就橫跨大半個國家搬到這裡來，所以我不得不問她的理由。她當時回答得非常果斷且堅決，「在研究過你、這間公司，以及這個職位的需求後，我就鎖定了這場面試。」我們有這個機會，我什麼時候可以開始工作呢？

這就是這一切的起點，而這本書《運動傷害完全復健指南》，是Sue在履行對病人、運動員和令人尊敬的同儕責任的旅程，過程中不曾間斷，同時懷著一顆充滿敬意與謙卑的心向前邁進。從早期身為在EXOS唯一一個具備物理治療師和運動防護師雙重專業的實務工作者，Sue一直以來都非常努力地經營自己作為一位實務工作者的特殊見解 —— 身為職業運動中第一位女性首席運動防護師，以在「證明自我」的體育文化中淬鍊的態度，看待每日服務的每一位客戶。

她期待我們團隊中的**每一位成員**都能夠投入而非妨害動作品質的提升。Sue也同樣期待自己能夠利用她在人體動作和徒手技巧的專長，充分瞭解治療床到運動場的過程。當每一個團隊裡的實務工作者都對整個照護過程有足夠的理解，並且能夠提升照護品質，而不只是一群徒有學位的人，各自在自己的部門工作，帶著微笑將手上的客戶傳給下一個人，這正是銜接復健與運動表現間鴻溝的精髓。

我希望銜接復健與運動表現間這本書能提供的意義，不只是協助你認識物理治療師／運動防護師在整個過程中可以扮演的角色。我真切希望這本書能改變你對未來醫療照護的期待和觀點。無論是以個人或專業出發，你都扮演著重要的角色，對大多數因為生活方式而導致的疾病與前導疾病有著重要的影響，你應該秉持這樣的心態。

藉由這本書，你、Sue，以及你認定的每一位同儕都將會提供改變與幫助其他的人。在我們為所有人加速實現高品質成果的同時，讓我們透過共同合作的文化來理解並改善生活，繼續這段旅程。

誠摯地祝福，
Mark Verstegen
EXOS®創辦人與負責人

CH1

第一章 ｜ 由治療床重回運動場

—— 為什麼銜接兩個階段如此重要？

很少有比協助運動員由受傷、復健到重回運動表現這個過程更讓人怯步的事了。我們面對的可能是一位用盡畢生努力達到運動生涯頂峰的運動員，他或許擁有數百萬美金的收入，並背負著其所屬運動隊伍和粉絲對贏得獎盃的期待。而現在，這些運動員將仰賴我們的協助，重回運動場。沒什麼壓力，對吧？

即便你服務的對象不是職業運動員，當人們因為疼痛而無法在他們的工作或生活中完成他們想做的事，前來尋求你的協助時，這個任務就可以是個讓人怯步的挑戰。飽受疼痛所苦的人們常常處在恐懼的狀態，而且他們不瞭解組織癒合的過程，只想依照自己的標準生活。他們上門求助是為了尋求解答。

我再說一次，這份工作沒有壓力，對吧？只不過是把一個人的生活品質放在你的手中罷了！

上述的情境激勵我開始寫這本書。我的目標是提供一本實務操作指南給臨床工作者和運動表現專家，並期許能簡化這個協助客戶重拾完整健康狀態的過程。無論你的客戶是職業運動的超級巨星或一般的業餘跑者，或是在這光譜兩端之間的任何族群，本書的目的是協助你實踐以病人為導向的模型，這不僅可以協助人們重拾完整的功能，更重要的是，可以協助人們重拾全面的健康狀態。

我們有道德和倫理上的義務，但是在這個協助銜接復健與運動表現的過程中，我們需要面對一些困難。不幸的是，我們身處在一個追逐頭銜的時代，然而，以病人為中心的原則應該永遠比個人的名聲和地位更重要。學位與證書最主要的目的是協助我們精進自己的知識，讓我們應用所學，給予客戶更良好的服務。然而，現實並不總是如此。有時候，追逐那些頭銜多半是為了自己的利益，而不是為了病患。

無論是肌力與體能訓練、運動防護、物理治療或是其他領域。在照護客戶這件事上，我們必須停止認為自己是專長領域當中最頂尖的。不管你有多厲害或你的專業應用多有成效，你都無法獨立作業。縱使在復健過程中的特定階段，某個人或許會擔任四分衛（主導全局）的要角，例如醫師在運動員手術過後這個階段的重要性。然而，該階段主要的負責人終究會需要將照顧運動員的責任交棒給其他對推進復健進程來說同要重要的專業人員。這本書將協助你瞭解你的專業能夠如何融入復健與運動表現的脈絡中，也希望讓你對於其他互補角色的重要性有更深入的瞭解。

當我們開始探討臨床照護與運動表現領域的差異時，就會發現大多數專業人員在乎的概念其實很雷同，這些概念包含評估和檢查、動作品質與疼痛緩解等。一旦我們克服因專有名詞不同所產生的隔閡，就能瞭解我們共同的大目標是「增進客戶的身心健康」。最優秀的實務工作者是那些在自己的領域努力追求卓越的同時，也能賞識其他專業領域中有其重要貢獻的人。

在準備近期要教授的筋膜技術課程時，我重新讀了 Fascial Manipulation® method 創辦人 Luigi Stecco 所寫的書。從第一頁開始，我很快就發現他的觀點和肌筋膜放鬆術與針灸專家們的觀點有其重疊之處。當我們探討他所說的「點」時，他認同其中有許多與 Travell 和 Simons 的激痛點、針灸的穴位，以及運動點重疊。

從數個世紀前到今日，許多東方醫學或西方醫學的人對認知何處為人體的重要區域有極高的相似性。這表示沒有哪一個領域比較優越，所有領域在復健過程的光譜上都占有一席之地。

當我們樂於接受跨領域的合作方式時，很快地，我們就會發覺這種不同系統的合作，在概念上與我們每天照顧的客戶身體運作方式不謀而合。從肌肉骨骼、神經、消化系統甚至其他系統，人體當中每個系統都有其特有的複雜性，而每個系統間彼此又相互連結。我們無法將人體的某個部分或某個系統獨立出來，同樣地，我們不應該創造差異來切割彼此的專業領域，我們也不應該接受那些過去被建構出來的分歧。

我希望當你閱讀本書時，能夠在以病人為中心的銜接模型中，瞭解你的專業的強項為何，並且能夠以足夠謙遜的態度，看待那些仍需改進的部分。這樣一來，可以更有效地彙整出你照護策略中的不足，並且導引你拓展人際網絡，將那些在技能上能和你互補的專家邀請入你的人際連結中。

本書的組織架構

　　這本書前半段內容主要的目標讀者是那些在傷害、復健到回場的連續歷程中，尋求更多「復健」資訊的肌力與體能專家。本書後段的章節則是針對希望得到有關受傷運動員重回運動場前「促進運動表現階段」資訊的臨床照護專業人員而寫。

　　閱讀本書時，你可能會對書中的某些部分比其他人更為熟悉，這取決於你在工作中所扮演的角色為何。對於所有的專業領域而言，這整本書中也將有許多重疊的資訊。

　　本書的基礎目標是期待可以搭建「復健與運動表現之間」和「治療床與運動場間」的橋梁，也期待可以拉近各個專業人員間的距離。你可能會期待這本書是從傷害發生到組織修復的過程，依照使用的醫學技術線性呈現，例如：

　　　評估傷害
　　　組織修復的初步治療
　　　傷害復健
　　　協助運動員重回運動場上

　　然而，現實中的復健狀況並不是如此，後續內容我們將會持續做更深入的探討。實際上，從傷害發生到回到運動場上的過程並非線性發展，反之，這是一個混亂，而且無法被預測的過程。無論是在這段期間所應用的概念、專業或目標皆有重疊。當我們協助運動員從治療床重返賽場，我們應用的步驟常會在各個分類間跳動，因此本書將會用較為廣泛的方式涵蓋各項類別。

　　當你在閱讀某特定章節和段落時，你可能會覺得「這個概念擺在這好像有些格格不入，我認為它應該放在書中的其他章節比較合適」。其實，在我尚未下筆書寫前，就知道讀者可能會有這些疑問，因為你曾經接受過的專業養成教育、背景與經驗與我有的並不相同，過去經驗與背景的差異促成我們擁有不同的參考框架。「類別」本身並不是絕對的，涵蓋在各個分類底下的技術也不是絕對的。

　　決定將某種特定哲學概念或技術擺在哪裡，僅是依照我個人的觀點與我腦中的分類方法而定。如果你因為你的技術、學派或哲學而與我有不同的分類方式，這也完全沒有問題！我希望你能夠從這本書中學到的是組織性的概念，而非可能與你原本信仰的系統不吻合或分歧的制式分類方式。

　　對於某個概念或技術應該被放置在復健到重回運動場間的哪個階段，你我可以持有不同的見解。本書提及的每個部分都有交疊之處，沒有哪一項技術僅能歸於某個領域。相同地，沒有哪一項技術應該由單一專業領域所獨占。我嘗試根據自身職業生涯中曾做過和我如何看待成效良好的經驗為基礎，將我對於組織概念的觀點提供給你。

　　為了給予各位更進一步閱讀與探索的機會，你將可以在本書的附錄中找到每一章節相關主題的科學研究資訊。很重要的是，我們需要在實務操作中融入實證元素，並使用科學研究充實我們的臨床工作。然而，科學研究證據不該是讓我們進步的唯一驅動力。我們需要記得，實證本位的服務並不只包含科學證據，也須將臨床工作者的經驗以及病人的價值觀納入考量。

　　一般來說，臨床工作者的經驗被歸類在第五級證據等級，或被視作一種以機轉為基礎的推理，是由於臨床工作者的觀察與個人見解所組成。然而，儘管第五級的證據力較低，它依然具有證據力。當我們在探索與臨床實務工作相關的實證本位服務世界時，我們自身的經驗與根據科學研究所做的科學推論皆相當重要。

　　若是我們的計畫與病人的目標和價值觀不同步，那麼就算結合了我們的臨床經驗與當前最佳的科學實證，用它來協助病人也毫無意義。有太多可用的資訊需要搜尋，排定優先順序，並且將訊息轉換應用到實務工作上，這說明了分析這些龐大的資訊是件很容易壓垮我們的挑戰。例如，如果你到 PubMed 那樣的資料庫，搜尋「頸部疼痛」，你將會得到成千上萬的搜

實證本位服務（Evidence Based Practice, EBP）

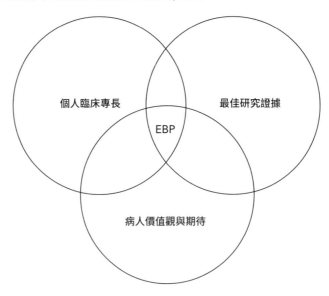

尋結果。即便是最勤奮的人都不會有時間篩選和閱讀所有搜尋到的學術文章，並由各式各樣可以用來治療頸部疼痛的選項中，彙整出最終結論。

如果你將搜尋範圍鎖定在統合分析研究與系統性回顧研究，你仍會發現大多數的研究還是告訴我們，根據當前已發表的所有研究資料依舊無法給我們明確的解答，並且這些整合性分析與系統性回顧研究會指出，在得出最後的結論之前，未來還需要進行更多科學研究。

無論是西方醫學的原則，例如藥物和運動介入，或是東方醫學的技術，例如拔罐或是針灸治療，我們都必須承認還有太多我們尚未瞭解的部分。如果我們要等待科學研究驗證所有的東西，我們將會動彈不得、一事無成，而我們的病人也將無法獲得治療。

臨床錦囊

不知道它為什麼有效，並不表示它不可行，只是我們還沒有搞清楚它可行的原因。

我認為科學、研究和證據是三件不同的事。我建議你做判斷時要仰賴證據，但也必須同時認知到，在許多我們實務操作的領域，仍有許多部分缺乏需要的研究證據。許多議題已經有許多研究被發表，但是這些研究的結論並非都指向同一個方向。如果每個研究的結果都相同，我們就有可以回答問題的研究證據了。

在沒有科學證據的情況下，或至少是缺乏一致的研究給予相似的結論時，我們只能轉而以科學理論來驅動我們的臨床決策。有些時候，依據科學理論為基礎的介入方式已是我們能做的最好選擇。這樣的做法並沒有什麼不對，研究本應該由臨床驅動而生，回答臨床問題，並推著我們往最佳的實務操作邁進。臨床實務應該啟發新的研究生成，在完成許多以不同族群為對象的研究之後，科學證據將帶領我們朝著同一個方向，並指引我們找到最佳的實務操作。

我們自身的經驗也可以被視為某個程度的證據。這類證據雖然證據力不高，但是無論如何，臨床工作者的經驗也提供了某種程度的證據。我們需要記下以實證為基礎最佳的實務操作，但也必須應用那些實務操作證據所支持的做法。我們也應該與自己所處的專業領域和其他領域的專業人士自由地分享這些想法與應用。這樣一來，大家都能提供我們的病人更好的照護。而這也就是這本書的終極目標。

由復健到重回運動表現是一個相當複雜的過程，期盼本書可以提供你與和你合作的同事們一些以運動員、病人和客戶最佳利益為出發點的架構。無論你所服務的是上述的哪個族群，對本書而言，它們其實並無不同。無論是在體育運動或在生活中，每一個人都是運動員。而每一位運動員，在某些時刻，也可能會成為病人或產業的消費者。而每位病人或客戶，都是我們希望可以協助他們提升生活品質的對象。

你將會
從此書中得到什麼

我們將會介紹各式各樣不同的技術和學派，但這些內容不會涵蓋所有盤根錯節的背景知識與細節。反之，本書的資訊將會協助你將不同技術融入你自己當前使用的「銜接復健與表現」模型中。本書也會協助你瞭解，當我在面對受傷運動員時，我是如何組織我的思考脈絡。

我非常尊重本書中所談到的所有想法與學派，因此我無法宣稱自己代表了某個學派或想法，因為這麼做會侵害某些專業領域的權利。如果本書的某些內容啟發了你的興趣，就請往該領域繼續進修吧！若是我們要將每一個策略和需要應用的細節講述周全，這本書的篇幅勢必會變得非常龐雜。因此，你可以在附錄七找到額外的資訊來源，我建議你從這些參考資料中尋求更多的資訊。

在你閱讀本書不同的部分時，請思考書中提及的資訊，然後在你的工具箱中檢視有哪些方法可以應用在特定的階段。你或許會在某個恢復階段的段落中看到某個建議的介入選項，但是你可能認為這項特定的技術或是學派概念應該被放置在傷後恢復過程其他的階段比較合適。這也沒有問題。本書中的資料主要是為思考過程提供一個框架，而不是要教條式地規定這些治療和技術應該被放在什麼時期，或規定你的實務操作應該如何安排才正確。

一旦你決定了在傷後恢復過程的各個階段中將會使用哪些工具來處理不同階段主要的問題，你就會看見自己過去的專業養成裡主要著重在什麼部分，你也會開始發覺自己哪些部分的知識有待補足。最起碼，這樣的思維將會幫助你確定自己與哪些專業之間的關係還需要耕耘，才能對運動員有所幫助。

例如，如果你是一位物理治療師，平常都在診所裡照顧運動員，也沒有機會到重量訓練室或運動場，那麼你應該要與一位能夠與你說明，並且有能力帶你的運動員完成本書後半部的肌力與體能訓練師做朋友。你的運動員將會需要重拾那些技能才能重新回到運動場上，反之亦然，如果你是一位不具備徒手技術的肌力與體能訓練師，你就應該結交一位具備這種技術的徒手治療師，他能處理本書開頭前兩章節談的疼痛源頭（pain generator）和局部動作鍊（motion segment）的問題，幫助你那些深受疼痛所苦的運動員們。

這本書是協助運動員從治療床重回運動場這個充滿藝術的工作的指南。如你所知，沒有運動員是完全相同的，所有的人與事都是獨一無二。然而，我們需要一組具有再現性，且能成功將運動員送回運動場上的組織架構來依循。

我們的工作是門藝術，而這項藝術讓我們成為獨特且有能力與客戶互動的臨床工作者。我們的藝術是以科學為基礎，而科學需要結構來支撐。我期待這本書可以協助任何從事運動復健和運動表現增進領域的專業人員填補你個人在實務工作中可能存在的任何不足。

運動訓練的連續過程

早年當我在 Athletes' Performance（現在更名為 EXOS®）工作時，我們花了很多時間討論從復健銜接到運動表現的概念。如何定義這個概念，決定哪些人應該被納入這個過程，以及如何完美地與受傷運動員一起執行等，都是我們聚焦、激辯和討論的主要議題。

我們發現，每個專業在以運動員為導向的模型中都占有一席之地。以最佳的專業能力協助運動員，是我們過去堅持，也會在未來持續努力的目標。雖然這個連續的進程中有許多不同的階段,但依舊有一個共同的目標:也就是協助運動員回到運動場上,或許還希望他們可以比受傷之前更壯碩、速度更快,並且更加強壯。

上述的概念貫穿我的思考脈絡與職涯,並且讓我得以與許多優秀的專業人員建立合作關係,從他們身上學習,並以運動員的最高利益為核心一同努力。

傷後復健、整合與運動表現

當運動員受傷時,我們需要快速且簡要的診斷。根據不同狀況,運動防護師或物理治療師可能是第一個接手受傷運動員的人。然而,通常還是有必要轉介給醫師。

醫師可能會根據許多方式來診斷,包括運動員對發生傷害狀況的描述、包含徒手測試在內的客觀測試,或任何幫助診斷的檢查,例如核磁共振、電腦斷層或 X 光檢查。一旦醫師確立診斷後,將由我們安排長程的復健計畫。這個復健計畫不只有醫師和運動員參與其中,一般來說,運動防護師或物理治療師也會加入。此時會做出手術相關的決定,以及制定相應的復健計畫。

在復健的過程中,舒緩疼痛、腫脹管理、恢復關節活動度和日常生活活動所需之基本肌力是我們首要的目標。雖然運動員最終的目標是重新回到運動場上,但短期的復健目標會集中在恢復日常生活活動和基礎動作功能,比如步態、改變姿勢 —— 例如能夠從坐姿到站姿 —— 如果運動員缺少以上這些基礎功能,我們將優先重建這些基礎能力。

　　一旦這些日常生活活動和基本動作功能已經恢復，或至少已經有適當的掌控能力時，運動員就可以開始訂定更高遠的目標。因為我們明白最終的目標遠遠不只是要完成日常生活活動，增進整體肌力、耐力和身體組成可能才是復健的重點。此時，我們將重點放在恢復那些於復健過程中可能喪失的一般運動技能。這個部分的復健整合工作涵蓋了許多基礎元素，且直接與後期的運動表現訓練相連結。

　　運動表現訓練的重點在於增進運動表現的各個面向：在不同角度、負荷和速度下做動作，是運動員重回運動場必要的能力。運動表現的所有面向對正確重回運動場的過程都是不可或缺的。

評估、
局部復健與整合訓練

　　全面的評估能提供精確的診斷，並且協助我們建立在復健過程中需要的參數。沒有完整的評估和因其而產生的診斷結果，可能會讓我們錯過關鍵資訊，這通常會對復健有負面的影響。

　　為了確保高品質的傷後恢復，考量到組織的癒合是至關重要的。我們遵照組織癒合的原則給予身體最佳的修復環境，讓身體有能力承受在復健與體能訓練中的負荷。當我們沒有遵照這些組織癒合的原則時，常見到運動員在復健到回場的過程中，或是剛回到運動場上的初期就再次受傷。因此，評估與謹慎對待特定組織癒合的特性，在這個過程中極為重要。

　　評估過後，我們將會開始復健，此時的**局部復健**與專項運動的類型無關。它主要是處理受傷部位，例如當某個人有肩關節的傷害，我們就需要處理肩關節。這聽起來可能理所當然，但實際狀況並非總是如此。

在這個以「功能性訓練」為主流的時代，我們有時太過於注重整體狀況，但卻忽視了其中個別的環節。傷後恢復中的肩關節如果未來想要重拾投擲棒球的能力，首先必須具備正確的關節面動作、關節活動度和日常生活活動所需之基本肌力。在受傷部位能夠扮演整體工作鍊的其中一個零件前，必須治療受傷部位和確保其身為「部分零件」時的功能。最後，為了產生高階的動作能力或甚至完成多數的活動，必須整合身體各部位。我們知道身體各部位並非獨立作業，每一個部位都是牽一髮而動全身。在整合訓練的階段，我們強調以動力鍊的概念，追求有效率的動作表現。

專家們的職責

在現今的世界中，健康照護專業人員的角色持續在改變，同時，根據專業訓練背景和工作場域，在專業訓練、專家和工作職責出現重疊的現象。沒有哪個特定技術是由單一專業所獨占，通常不同專業之間的技術會互相重疊。

接下來介紹的專業人員職責清單並不是要將某一專業人員局限在某個特定領域。現今許多的專業人員是在非傳統的工作場域服務，這將會讓我們的健康照護持續進步，並且更加全面。

復健結束與運動表現訓練開始的分界點在哪裡？有明確的分界點可以定義嗎？大多數在復健和訓練領域的我們並不這樣認為。

所有角色 —— 包含醫師、運動防護師、物理治療師、肌力與體能訓練師，以及其他專業人員 —— 都會參與協助運動員從受傷到重返賽場是個連續的過程。運動員結束復健到開始運動表現訓練過程，並沒有一個明確的分水嶺。

協助運動員由受傷到重返賽場的每個人都必須瞭解其他參與其中的專業人員，並且必須尊重他們在協助運動員回到運動場的貢獻。當專業人員們不清楚其他專業人員的專業養成背景時，會導致在交接時因為認為對方的知識水準較低，而產生潛在的不信任感。這些誤解會導致輕視、不信任和專業間的溝通中斷。人們害怕與他人一起照顧運動員或尋求協助，是因為這樣將凸顯自己的無知，被視為自己的短處，甚至擔心導致未來失去工作機會。人們因為害怕被別人「發現」他們無法掌握全局或完成所有的事，而試圖在自己的世界裡工作，不願意與他人合作。

　　我們不可能供給每一個人生活各個面向的需求，更不用說在運動復健和運動表現這項任務。有能力與其他專業合作並分享客戶其實是一項長處。這讓我們得以更專注在自己擅長的事情，且運動員可因為團隊中每個人的專業能力而受惠。這是當代以運動員為中心模型的核心價值。

　　每個人，包含醫師、脊骨神經整脊師、物理治療師、運動防護師、按摩治療師、個人運動指導教練和肌力與體能訓練師等，都可以提供各自的觀點來幫助運動員達成復健和運動表現的目標。以下對各專業的介紹是根據受傷的運動員可能接受的治療順序排列，並非囊括所有的專業人員。若有某個專業沒有被放在下列的清單當中，並不表示這個專業在銜接復健到回場的過程中不重要，而是因為運動員在逐漸恢復的過程中，可能遇到的專業人士類型與人數不斷增加的緣故。

醫師

　　開始執業之前，醫師通常會經過四年制的大學教育和四年醫學院校的培訓，隨後取決於不同專科的需求，有三到七年的住院醫師培訓。許多醫師完成住院醫師的訓練後，會繼續在特定專科完成專科住院醫師的訓練。

　　醫師會根據做過的檢查鑑別診斷，必要時給予處方藥物，並且取決於醫師的專業和傷害的情形，可能會採取必要的手術。在運動員經歷復健到重回運動表現的進程中，醫師會與復健團隊密切合作。

骨療醫師

骨療醫師具有與上述醫師相同的醫學培訓與要求。除了醫學訓練之外,骨療醫師還學習骨科徒手治療,並著重在於病人的全面性照護。

物理治療師

物理治療師的專業養成近年來已和過去不同。目前,物理治療師需要先完成四年的學士學位,並在物理治療學校接受三年的訓練,才能以物理治療博士入門級學位投入職場。

物理治療師會評估並治療病人,協助病人降低疼痛並改善動作和功能。物理治療有許多專科,例如小兒專科、心肺專科、神經專科或骨科等專科領域。

運動物理治療師需具備與運動員共事所需的額外專業訓練,此訓練可以經由以下三種途徑獲得,第一種是累積臨床經驗並考取運動專科(SCS)之證照,第二種是取得運動防護師與物理治療師雙證照,或是第三種完成運動實習訓練。在美國,病人通常都可直接尋求物理治療師的協助,無須在尋求物理治療師的治療前先看醫師。

運動防護師

運動防護師是具備多元專業技術的健康照護人員,他們與醫師合作,提供預防性服務、急救與緊急照護、臨床診斷、治療性介入和受傷與疾病後的復健。

根據州執照法規,運動防護師須在醫師的指導下工作。[1]目前進入運動防護專業職場的基本門檻為學士學位,但是近期已決定將會改為碩士學位,這項變革將在二〇二二年全面實施。

脊骨神經整脊師

脊骨神經整脊師之專業著重在骨骼肌肉和神經系統的問題，通常治療頸部和背部的神經骨骼肌肉失調。然而，脊骨神經整脊師也治療四肢問題和頭痛。

脊骨神經整脊師一般會在大學部就讀四年，隨後經過四年著重在徒手治療和矯治技術的脊骨神經整脊專業養成訓練。

運動表現專家或肌力教練

肌力或運動表現教練的養成有許多不同的途徑。大多數的肌力與運動表現教練擁有大學四年的學士學位，主修人體運動學或運動科學。

經過這些訓練後，他們通常從研究生助理開始做起。通常，通過國家考試是成為專業人員歷程中的一部分，例如肌力與體能訓練專家（CSCS）或肌力與體能教練證照（SCCC）等。

運動技術教練

運動技術教練，例如投手或守備教練，可能沒有在特定領域接受過正式的專業養成，但他們通常是那項運動或專項位置的專家，通常他們自己本身就是運動員。

他們是重回運動場的連續過程中不可或缺的一環，是受傷運動員最終是否得以成功的專項運動專家。這些教練善於使用該項運動的語言，並且熟悉成功重回運動場復健計畫之所需。

運動員可能會遇到許多其他的專業人員，包含按摩治療師、針灸師、營養師等。思考一下在你照護的過程中，你的專業技能如何與其他的專家們的專業技能配合，且認知各個專家皆有其發揮所長之處。

不管當下誰是操控全局的主要角色，我們都須首要專注於：如何增進運動員的健康。

是誰指引此過程？

客戶當前處在運動表現訓練過程中的哪個階段，將會決定當時是誰扮演健康照護的領導角色。在理想的狀況下，這取決於運動員在這個過程中所處的位置，每個不同的階段都應該要有不同的人負責主導。

當運動員在比賽中受傷，運動防護師是當下掌握主導權的人，確保生命徵象和運動員生命及身體結構的安全。運動防護師負責決定運動員是否可以安全地回到比賽中，或者現場需要緊急的醫療救護。如有必要，由運動防護師決定如何安全地將受傷的運動員移動下場，一旦移動到了場邊，就立即在場外執行或協助後續的傷害評估，並且安排必要的轉診，以便盡快確診傷害的類型與嚴重程度。

如果是手術後的病人，醫師則可能會扮演主導角色，指導術後的注意事項和禁忌。隨著復健過程持續推進，物理治療師可能會接手主導權，協助運動員重建基礎肌力、關節活動度和本體感覺。一旦病人準備好在復健中加入不同負荷和速度的訓練動作時，運動表現教練可能就會接手下一階段。最後，當受傷運動員開始練習專項運動的技術和戰術時，運動技術教練則將開始扮演此階段的主要角色，協助運動員重溫運動專項和專項位置特有的細節。

上述的情況並非絕對，這些角色之間有許多明顯的重疊。每個團隊和情況都有其獨特的合作模式，在過程中每個專業人員共同努力，一起讓這個過程可以順利推進。

從運動現場的照護、傷後的評估、進到手術室、回到練習場鍛鍊技術和技巧，以及這些階段之間的所有過程，沒有任何一個人能夠獨自為受傷的運動員包辦所有事情。我們每個人都需要自在地理解在這個過程中有許多人參與其中，貢獻他們的專長，只是在不同的階段裡某些人的角色比重較重。

在以運動員為中心的模型中，每個人心中都以運動員的最佳利益為主要考量。「放下你的頭銜」是我在事業前期投注了十三年的 EXOS 裡常聽到的一句話。在任何時候，無論是當下的需求為何，運動員始終是核心焦點。

在以運動員為中心的模型中，不容許自我中心的心態。對專業人員來說，與其去爭辯誰是主導者，我們還有太多事要做，有太多需要持續強化的部分。我們必須同心協力，幫助運動員重新回到運動場上，且目標不只是完整的復健，而是進一步希望運動員可以成為更強壯、更健康的人。

傳統上，運動員整體的身心健康並非主要的焦點。在過去，復健主要著重在局部問題，以及針對該問題的局部性治療。如果運動員有膝關節疼痛的問題，就會導引團隊中的專業人員將重點放在評估疼痛的膝關節。過去的治療方式主要是利用局部的儀器治療或徒手技術，直接去除疼痛或緩解疼痛。運動員會接受運動訓練來強化傷處周圍的肌肉，若組織受傷的程度較嚴重，則會採取手術，並開始復健來幫助運動員恢復無痛的功能表現。

當我們只專注在個別專家的行為與不同專家付出的總合時，這樣的模式就會失敗。這種著重在單一部位和局部治療的方式，主要的問題在於這樣的策略僅針對疼痛和相關問題的假定「來源」，例如關節腫脹進行處理。這和尋找造成疼痛的原因，例如錯誤的力學模式、神經性的缺失或潛在的結構性問題不同。

不論是在評估或治療的過程中，追著疼痛這個充其量只是問題的落後指標走，就無法看到這個人整體動力鍊和神經肌肉骨骼的狀況。因此，從傷害評估到為運動員復健和協助他恢復到可以比賽的狀態的這些步驟之間，便產生許多巨大的斷層。倘若採取較為全面的策略，將能精準確認傷害的根源，我們便可以採取必要的矯正工作，協助人們恢復到與受傷前相同，甚至更高的水準，且擁有更持久的動作模式重新回到運動場上。

評估受傷組織和關節，探索動力鍊、運動學的次序，以及開立適切的解決方案，才能協助運動員找回完整且健康的功能。不過，若我們只著重在處理疼痛，就無法達成上述的目標。若在這個照護過程中參與的專業人員都各自獨立作業，或為了掌握運動員健康的主導權而爭執，而不與其他成員溝通，上述的目標也無法達成。協助運動員盡可能以他們最佳的狀態永續發展前，必須成功銜接運動員在各種運動項目的復健與表現之間的斷層。

結構與功能

在現今的復健與運動表現模型中，「功能」這個詞被廣泛使用。例如功能性運動、功能性評估和功能性漸進等，這還僅是我們描述檢查或治療方式的例子而已。

那麼，結構呢？解剖構造難道不能決定功能表現嗎？[2]

舉例來說，如果某個運動員的股骨頭和股骨頸相對於股骨幹，過度往前或往後旋轉——股骨頭前傾或後傾，這樣的人就很難在深蹲時保持腳趾朝前。髖關節的結構會對大眾所熟知的中立下肢深蹲姿勢造成干擾，因而在深蹲時影響髖關節的功能。我們無法超越人體結構的範圍與限制。有著上述解剖構造特性的足球運動員，在比賽時跑步、踢球、旋轉和轉換方向時，股骨頭可能會撞擊到髖臼。

根據沃爾夫定律，如果我們重複上述的動作達到某種程度，將會開始改變身體的結構，產生凸輪型或嵌夾型病變，這些結構上的變化在未來可能演變成問題並限制動作。[3]當反覆的動作改變了結構，將會影響運動員在重量訓練室、運動場上和日常生活活動的功能表現。

我們不能只專注於功能表現，我們必須將結構和其對功能的影響納入考量，同時反思功能會如何影響結構。我們將會在這本書中不斷探索這個概念。

當我們在檢查病人，並根據他個人的需求設計復健計畫時，必須認知並且重視結構與功能。

身為臨床工作者和肌力教練的我們，對肌肉骨骼系統的掌握游刃有餘。然而，我們面對的是運動員的**神經**肌肉骨骼系統。神經系統和其中樞、自律和周邊神經系統分支，才是決定骨骼肌肉功能的要角。

　　輸入的訊號會決定輸出的動作。不良的輸入品質會導致不良的輸出。當我們無法從視覺、本體感覺和前庭得到明確的輸入訊號時，這些被傳遞到大腦動作中心的訊號，與最後傳遞至四肢的動作輸出訊號就不會是最理想的。如果我們從結構性不足或低效率的姿勢啟動動作，隨之動作的效率就會較差。

　　然而，我們也需要定義何謂「效率較差的動作模式」。在重量訓練室或運動防護室中，我們通常會期待客戶做出我們定義的「完美動作」。不過，「完美動作」的概念很武斷。完美動作的判定因人而異，會受到許多不同因素影響，包括結構差異。即便你的客戶有些動作在你的認知裡屬於代償的動作模式，對於長期使用代償動作的當事人而言，那些動作也許仍是有效的神經程序，可以有效消耗能量。

　　如果我們將運動員代償的動作模式改成我們心中「較好」的動作模式，就會加重其神經系統的負擔，因為，神經系統不只需要創造新的神經路徑來執行動作，還要摧毀原本接近反射動作的既有路徑。再者，還會增加對系統的代謝需求，使新的動作模式比舊的動作模式更沒效率。身為教練，我們對運動員做出「正確動作」的概念與渴望，反倒使他們在該動作模式變得較無效率。我們將會在本書的第七章體感控制有更多探討。

　　長期維持姿勢或身體位置，最終將改變我們身體結構的樣貌。想像一位在街道上緩慢行走的老婦，她可能有嚴重的脊椎後凸且似乎無法挺直脊椎。這些問題並不是源自突發性創傷。長年久坐、姿勢不良與重力都會導致脊椎結構永久改變，形成楔形椎體、椎間盤退化、椎間孔狹小，並且縮短和此姿勢改變相關的軟組織。儘管有望同時使用新的和舊的動作技巧，然而一旦這些結構性的改變發生，要改變已經退化的脊柱結構或功能就相當困難，幾乎不可能。結構和功能無法分離，這也是為什麼我會用「結構與功能」來為我的教育公司的命名。這兩者彼此獨立，又相互依存。

核心概念系統

　　我和Phil Sizer是在二〇〇七年認識的，當時我正準備從已經投入多年的運動表現領域回歸物理治療領域。Phil是美國國際骨科學院（International Academy of Orthopedic Medicine-United States, IAOM-US）的首席講師，也是德州理工大學（Texas Tech University）的教授。與我相比，他當時已經在物理治療領域服務多年，並開始往運動表現領域發展。我們都是物理治療師，卻來自同一體系的兩個極端。

　　當我們在製作報告需要的主要概念圖示時，討論到所謂的「核心概念圖」。這張圖是我們歷經數小時討論、辯論與探索的結果。後來它變成了我自己的組織系統，也是形塑我現在如何教學銜接復健和運動表現模型的依據。

　　這張圖參考了結構和功能，也包括重回運動場過程中相關的臨床照護與運動表現各種面向。它認同生物心理社會因子是

圖 1.1
核心概念圖

核心概念圖是我與 Phil Sizer 在二〇〇八年發展出的組織架構，目標是協助彙整銜接復健與運動表現間的概念。至此，它形塑了我安排復健的做法。

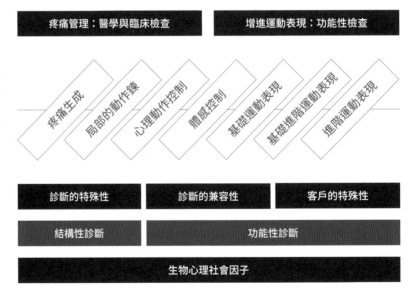

個人反應與耐受度的基礎。它提醒我們每件事、每種哲學、每個學派、每個放在我們名字後面的專業稱謂，在協助運動員重回運動場過程中都有他們存在的價值。

我們僅需要知道這些要如何相互搭配，以及與如何將它們排序。

首先，我們需要認知有臨床照護與運動表現兩種觀點。這並不表示這兩者有所不同，也不意味著我們需要用不同的方式討論它們。相反地，觀點可以改變現實狀況，我們必須理解在復健到運動表現的模型中存在不同的觀點。

一旦運動員受傷，我們會做出臨床診斷，例如旋轉肌肌腱炎。我們也會給予功能性診斷如肩胛骨運動障礙。接著我們會以這些資訊為指引，安排運動員踏上重拾完整健康的旅程。

實際上，許多不同的臨床診斷可能具有相同的功能性問題。當某人飽受疼痛之苦，我們必須解決疼痛的症狀。雖然我們並不總是追著疼痛跑或只著眼在緩解疼痛，仍有許多研究證實疼痛會影響功能表現。[4,5,6,7]

因此，我們不能只做「功能性」的活動，而忽視疼痛。當急性或慢性疼痛存在時，我們是處在照護病人的醫療模式中。只有當病人擺脫疼痛，我們才能進階到較以運動表現為導向的運動員照護模式。

在照護病人的醫療模式中，我們會做典型的診斷測試與臨床檢查。當某個人是處於照護光譜上以醫療為中心的那一端時，我們需要診斷測試和臨床檢查。這些檢查在紀錄傷害恢復的進展很重要，也能確保已經有適當且持續的組織癒合。

爾後，我們便可以開始進行功能性評估。雖然有些功能性評估可能在以醫療為中心的那一端也適用。然而在評估時，疼痛可能會讓給我們在測驗中得到錯誤的資訊，因此，功能性評估應該在病人沒有疼痛時進行較為合適。

疼痛管理：
醫學檢查與臨床評估

當我們處在疼痛狀態時，一切都不同了，動作模式常常因此而改變，[8]焦慮、憂鬱、壓力和恐懼亦相當常見。[9]

為了協助病人走在正確的復健路徑上，及早做出正確的診斷極為重要。為了適當地幫助深受疼痛所苦的運動員，我們需要兩種類型的診斷。

第一是結構性診斷。醫學檢查或臨床測試可能包含 X 光或核磁共振，結構性的損傷可能藉由這些檢查確診。韌帶斷裂、骨折或是退化的肌腱等，可能會被診斷為有問題的組織。在這個階段，手術通常是選擇之一。

增進運動表現：
功能性診斷

第二種需要的診斷為功能性診斷。[10]功能性診斷的結果通常說明了疼痛的原因或起因，以及受傷的組織 —— 這可能是疼痛的來源。

肩胛骨活動功能障礙是功能性診斷的一個例子，有這樣問題的患者無法有效控制肩胛骨或正確活動肩胛骨。肩胛骨活動功能障礙可能是肩關節夾擠和肌腱發炎的原因，而發炎的肌腱則是與動作模式問題息息相關的結構問題。

相較於結構性異常與病理本身，功能性診斷主要是以動作問題與缺失為主。

診斷針對性

在診斷針對性的部分，治療介入的項目必須根據診斷結果決定。這表示，清楚瞭解運動員的傷害究竟是椎間盤突出或是脊椎椎管狹窄症相當重要。根據這兩種不同的診斷結果，在介入初期，我們可能會進行兩種完全不同的治療內容。

舉例來說，若某個人患有肩關節滑液囊炎，則橫向摩擦式按摩可能會刺激已經發炎的滑液囊，反而使疼痛加劇。然而，若此人的問題是肩關節慢性肌腱炎，橫向摩擦式按摩可能會有相當顯著的效果。

我們會根據病理組織、組織癒合的特性，與組織對介入將會有的生理反應，決定治療介入的方式。治療的內容可能取決於臨床檢查時所做的結構性診斷結果。

診斷兼容性

從治療的角度，無論哪個組織有問題，都會採取具備診斷兼容性的治療。例如，無論我們面對的患者是下背椎間盤突出、腰椎滑脫或脊椎椎管狹窄症，在這個階段都不影響治療內容。

在此階段，遭遇不同傷害的患者的課表中，都會有某類型的核心穩定訓練。如果某個人有肩關節後側夾擠的問題，而另一位患者有肩關節半脫位病史，他們都將會做某類型的肩胛骨控制活動度和旋轉肌群的運動。

在這個階段，診斷結果並不會特別影響治療的選擇，反之，此時治療的主要目的很可能是針對運動表現檢查時做出的功能性診斷所設計。

客戶特殊性

最後，在復健過程中我們必須考量客戶的需求。面對棒球選手、美式足球運動員或是偶爾在週末跑馬拉松的電腦工程師，他們對運動的需求皆需納入考量。這三位運動者都有跑步的需求，但是他們跑步的方式有很大的差異。

棒球選手需具備在特定方向上的加速與絕對速度的能力，並且需要考慮到壘包的間隔與減速。

負責進攻的進攻鋒線需要具備加速能力，但可能不需要絕對速度的能力，因為一般來說，美式足球前鋒不需要跑很遠。反之，接球員則需要同時具備加速、絕對速度和減速的能力，同時，他們也必須將前庭功能因素納入考量，因為他們時常需要看著與自己跑動方向不同的地方。最後，馬拉松跑者不需要加速能力，雖然這麼說可能有點爭議，但可以肯定的是馬拉松跑者絕對需要一流的絕對速度能力。

上述的三個運動情境皆有跑步需求，但依據運動項目和專項位置而有其各自對跑步的特殊需求。因此，我們介入的方式必須根據各自的復健目標，確保介入的內容符合每個不同客戶的情況。

組織系統的各個部分

至此，我們已經討論了一些構成組織系統的基本原則，接下來，讓我們更仔細地探討各部分的細節，這些內容後續都有獨立的章節更進一步地探討。

我們現在討論的並不是絕對的分類系統。許多介入方式或學派可能不只被分在單一類別中。每種介入方式也有許多不同的部分，在你的思考脈絡中，可能會將其歸屬在與本書所列完全不同的分類中，這沒有關係。當你研讀這些章節並開始瞭解此系統後，請思考如何將每一個階段、專業領域和概念結合到你個人的實務工作中。

當我們嘗試銜接復健與運動表現之間的橋梁時，所有的模型、專業背景和「大師」都有它們合適的位置。無論你本身的專業背景為何，當你協助運動員重回運動表現時，請決定你所使用的學派理論在此系統所屬的位置。接下來，我們會先總覽每個類別，並在後續每個獨立的章節為各類別做更廣的探討。

簡單來說，請想像有一位飽受疼痛所苦的客戶來找你。比方說，他是一位有腹股溝疼痛問題的足球選手。首先，我們必須先確定有問題的組織為何。我們需要確定疼痛的源頭。

他的疼痛是來自於內收肌群、腹部的肌腱還是肌肉撕裂呢？疼痛是來自髖關節的關節囊被兩塊骨頭夾擠所產生的疼痛嗎？又或者是起源於退化的關節表面呢？或是，所有髖關節的組織都正常，這位足球員的疼痛其實是源自於下背或是中樞神經系統？

一旦我們確認了疼痛的源頭，便必須確保關節及其周圍的結構具備相對正確的活動關係。髖關節是否有完整的關節活動度？柔軟度是否正常？關節各方面是否都能良好運作，完美融入整體系統？腰椎是否能夠協同穩定，使髖關節能夠活動？踝關節是否有任何限制可能影響到髖關節？這個章節會將整個局部動作鍊都納入考量範圍。

隨後，我們需要確認正確的肌群在正確的時間點活化，並確保我們有正確的心理動作控制。臀肌是否為髖關節伸展的主作用肌，還是腿後肌或腰椎脊側肌肉主導了此動作模式。

從這裡開始，我們將進入體感控制的部分。我們需要將神經系統的所有面向納入考量，包含反射、視覺、前庭和所有影響局部動作鍊如何動作的元素，或是疼痛生成的原因等。這是最龐大且最複雜的分類，並且肯定會受到其它面向的影響。

接下來，我們將開始探討**基礎運動表現**。不僅要確認髖關節本身是否擁有基礎肌力（這可能也屬於局部動作鍊的範圍），我們還希望整個系統都具備應有的基礎肌力，能在我們的下一個基礎進階運動表現中展現爆發力。

在基礎進階運動表現階段，我們將開始在不同負荷與速度下移動，加入像是加速度、交叉步和後叉步，以及更多基礎動作。最後，在進階運動表現階段，我們開始往滿足客戶特殊性的回場目標更進一步。無論客戶是冰上曲棍球選手、袋棍球選手或身體勞動工作者，我們都會開始訓練那些在他們重返活動前必須掌握的特定動作條件。

當然，生物心理社會因子是整個策略的基礎，它影響著我們每一個人，讓我們對疼痛和接受的介入有著截然不同的反應。個人的生物化學、營養和基因等因子，也將會影響個人的心態、情緒與態度。社會、家庭與文化對一個人的影響，也會影響個人對任何刺激的反應。由於這些影響會因人而異，我們每次都必須將個人的生物心理社會因素納入考量之中。

在上述這個連續的過程中，沒有哪一個分類是其他分類的先決條件。在協助運動員從治療床重回運動場的過程中，有許多面向可以同時處理，我們也應該這麼做。但在運動員成功的重回運動場上之前，所有的面向皆需要被顧及。

疼痛的源頭

在關於確認疼痛源頭的第二章中，我們會確認有問題的組織為何——究竟是要處理滑液囊還是肌腱很重要。

如果我們的客戶正努力地治療他的滑液囊炎，我們卻嘗試用工具輔助軟組織鬆動術治療他正在發炎的滑液囊，反而可能會把狀況弄得更糟。然而，如果我們面對的是肌腱炎，軟組織的治療可能就可以大幅協助組織癒合。

另一種狀況下，如果運動員的疼痛是起源於椎間盤的問題，屈曲軀幹可能會加劇其疼痛的症狀。但如果我們面對的是椎管狹窄症，軀幹屈曲就可能可以改善。因此，準確地識別問題組織十分重要，它能夠適切地指引我們選擇合適的初步治療。

如果你的工具箱中缺乏檢查與評估的工具，請與具備診斷能力的專家們成為朋友，並且分享你的病人和客戶給這些人。你不需要學習如何評估，但是你必須瞭解評估，並且建構轉介流程。

如果產生疼痛的源頭不存在，例如幻肢痛、慢性疼痛或非特異性下背痛的病人，我們就必須使用疼痛以外的指標，例如受限的關節活動度、代償的動作模式、缺乏的穩定度、神經學的影響或是生物心理社會的考量等，幫助我們找到需要優先處理的部位。若某個人處在疼痛的狀況下，卻沒有具體的疼痛根源，這將是個很有挑戰性的狀況。在沒有疼痛刺激可改善的情況下，一般常用於緩解疼痛的技術將無用武之地。

初期探索疼痛時，我們要確認「哪個組織有問題」。以我自己做比方，我可能以徒手治療和鑑別性診斷為基礎來確認當前的問題。為了診斷眼前的病人，可能需應用我過去在物理治療或運動防護專業養成中學到的技能，或是我在為準備骨科徒手治療證照時精熟掌握的能力。

我們可能會擔憂疼痛問題，因此希望可以透過使用像是肌能貼布的方式來減輕疼痛。[11] 其他標準儀器或許也可以協助緩解疼痛，有許多臨床介入的方法可供你選擇。你擁有的技術清單會指引你選擇適合你顧客疼痛問題的工具。

局部的動作鍊

我們不該只是專注在局部的傷害或疼痛來源，還必須重新正確使用整個局部的動作鍊。比方說，當我們處理肘關節的問題時，必須確保頸椎、肩部複合體、肘關節、腕關節與手部能和諧運動。這個部分將會是第四章討論的重點。也必須確保身體的其他部位沒有因為代償而造成關節活動度下降。

神經系統會優先保護疼痛的組織，並同時改變動作。[12] 透過適當的神經骨骼肌肉評估，評估者將可以確認身體是否為了保護受傷組織而產生代償，並且得知代償的位置。

我曾經協助一位因創傷而導致肘關節脫臼的運動員。儘管我們投入許多努力，他最終還是出現肩關節的問題，包含關節活動度受限和疼痛，因為當時他的關節受到保護，且他對於將手臂移離軀幹的動作感到恐懼。因此，失能的情況蔓延到受傷部位鄰近的肩關節。

我們或許無法避免所有傷害帶來的負面影響，但我們知道受傷肢段局部的動作鍊和鄰近的結構，或受傷部位上方或下方的脊椎區段，可能會因為患者的恐懼、閃避動作與疼痛而發展出負面的結果。[13,14]

筋膜線的沿線上也可能出現受限的狀況，在受傷部位的上游、下游或上下游兩個方向同時產生張力。[15] 你可以透過多種不同的方式定義局部的動作鍊，例如單純地將上肢、脊椎或下肢視為局部的動作鍊，或者你也可以更廣泛地以筋膜線或是動力鍊的觀點去思考。然而，無論你如何定義病人的局部動作鍊，都必須在整個復健過程中將其納入考量並且妥善處理，而非只處理單一關節或組織。

當我們思考局部動作鍊時，要帶入生物張力整體結構的概念。生物張力整體結構將數學的張力整體結構概念應用在人體上。[16] 張力整體結構的概念是 R. Buckminster Fuller 於一九二〇到一九四〇年代間提出的。此概念認為，三維的結構是在恆定的張力下，以間歇、週期性的壓縮維持結構的穩定性。

生物張力整體結構的概念認為，身體所有的層次，包含分子、細胞、組織、器官和系統等，皆是以相同的方式運作。儘管在有重力的狀況下，人體還是可以因為有規律的恆定張力維持大致的形態。我們的身體，小至分子，都是由這樣的恆定張力所構成。

我們選擇的動作和姿勢會帶來必要的壓力，使身體隨之改變與適應，並同時維持人體的型態。當我們將人體視為一個張力整體結構系統時，會發現人體的動作從來都不是獨立的。為了做出某一動作，產生的擠壓或張力勢必會在其他位置生成。這個概念證明了在同一系統內，沒有任何動作是單獨生成的。

當我們考量這些概念與治療介入的方法時，我們也須關心客戶如何使用或不使用受傷的肢段。我們可能利用徒手治療、結合動作的關節鬆動術或工具輔助軟組織放鬆等技術，來協助重建局部動作鍊的功能。乾針或拔罐也可能是一種合適的介入選項。或者，我們可能也可以使用筋膜或是內臟徒手技術來處理因為受傷而被影響的區域。

由功能性運動檢測（Functional Movement Screen®）、精選功能性動作評估（Selective Functional Movement Assessment®）或功能性活動範圍調節（Functional Range Conditioning®）訓練中學到的矯治運動也都能夠派上用場。在這個階段，當我們嘗試要讓整個肢段和局部動作鍊正常運作時，肌肉活化技術（Muscle activation techniques®）也可以使用。

根據你接受過的專業訓練和專攻的領域，在這個時期可選擇的工具幾乎是無限的。

心理動作控制

檢視心理動作控制（我們將會在第五章更深入地介紹）時，我們關心的是當肌肉與其他組織作用時，其他組織是否也在正確的時間點活化。主作用肌群、協同肌群和穩定肌群都必須各司其職。

如果應該擔任穩定肌群的下背肌肉成為髖關節伸展的協同肌群，或像腿後肌這類的協同肌成為主作用肌，又或者因為其它肌肉代償，使得原本擔任主作用肌的臀肌肌肉活化降低，將讓身體不開心並導致疼痛。

人體各個部位如同一座工廠的運作，皆有各自擔任的角色。當工廠中的人們開始做那些原本不該做的工作時，整條生產線將會失去功能。當某份工作有太多人在做,其他的工作卻沒人處理,混亂必然隨之而來。而在我們的例子中,疼痛就會在人體中出現。

人體的神經肌肉控制是我們用以確保動作正確的校正機制。當然,如果有需要,人體會通過較不理想的動作模式代償以解決問題。[17]被創造出的新動作模式當然有可能是有效率的動作模式,但是如果沒有注意伴隨代償而來的生物力學應力,可能會導致傷害生成。時日一久,這樣的代償動作模式會導致疼痛或不對稱的柔軟度和肌力,且將會進一步加劇原本的問題。一旦大腦髓鞘化新的解決策略,代償的動作模式就會轉變為初始設定模式。

有許多心理動作控制學派可供參考,簡單列舉幾項,包含動態神經肌肉穩定術、姿勢矯治術、肌肉活化技術、乾針、功能性運動檢測、精選功能性動作評估、Shirley Saharmann 的動作系統障礙和皮拉提斯等。我們可自行選用任何適合我們專業訓練背景和實務操作的工具。

生物心理社會的考量

生物心理社會模型是由心理醫師 George Engel 在一九七七年時引進的。[18]他表示,在這個模型中,人的生理、心理和社會各種面向對其他面向都具有影響力,並且共同對此人產生影響。三個面向綜合起來,將決定疼痛、痛苦和對治療介入的反應。這個部分將會在第六章做更詳細的討論。

受傷的心理壓力會導致壓力賀爾蒙和發炎反應指標增加,使身體的傷難以痊癒。而社交活動如飲酒和抽菸等都會影響到一個人整體的身心健康。

缺乏家庭與朋友的支持會增加憂鬱的可能,進而影響人的生理。這也會導致例如藥物濫用、睡眠中斷或不良的飲食習慣,因而對生理癒合的能力產生負面影響。事實上,生物心理因子可能被視為是影響病人組織癒合和回場能力的頭號因素。

我們都曾有過類似的經驗,兩位有一樣診斷且同樣運動項目的客戶來尋求我們的協助，然而，他們最後的成果卻有很大的差異。當這樣的狀況發生時，他們個人的生物心理社會因子最有可能是導致不同結果的因素。

當我們面對任何運動員時，必須體認到受傷對個人的心理健康有負面影響。然而，一個人如何應對創傷，取決於是否有社會支持以及當事人是否具備應對受傷壓力的技巧，這些壓力會影響個人的生理和癒合的能力。當我們努力縮短復健與運動表現之間的差距時，我們不能忽視過程中的這些因子。

體感控制

第七章將會詳細介紹體感系統。體感系統是一個由神經感覺受器和細胞構成的系統，可以感知身體內在狀態的變化，並做出反應。沒有感覺系統，我們就無法有運動系統。感覺輸入訊號是動作輸出的基礎，因此不良的感覺輸入將導致不良的動作輸出。

假如我們持續對電腦鍵盤輸入錯誤的命令，就會一直得到錯誤的輸出資訊。為了讓電腦正常工作，我們必須給予電腦正確的指令。人體也是同樣的道理，如果我們送入的是錯誤訊息，反應出的動作將會不正確，且有可能缺乏效率。當我們處理體感控制時[19]，處理的是前庭平衡、姿勢擺盪、反射、視覺系統和本體感覺的感知。[20]

由復健轉換到運動表現的過程，重點皆環繞在重建平衡、姿勢反應與創造更好的感覺輸入，以期最終能改善動作輸出。[21]在此，除了使用動作學習和動作控制的概念，我們也可能應用動態神經肌肉穩定術、姿勢矯治術、瑜伽或是皮拉提斯的概念來協助病人改善平衡、本體感覺和反射。

基礎運動表現

當我們開始關注本書第九章將提及的運動表現時，會開始處理基礎肌力。我們必須確認每塊肌肉是否都具備基礎肌力來執行我們期待達成的任務呢？是否都有能力收縮、抵抗重力和阻力呢？

在標準化的徒手肌力測試中，肌肉是否都具備徒手肌力測試評估標準中五分（滿分）的正常基礎肌肉力量呢？[22,23] 若沒有，我們就需要進行一些基礎的肌力訓練。我們無法在沒有建構基礎肌力的狀況下打造需要強力肌肉收縮的爆發力。在這個階段，我們必須重新建立基礎肌力，最終建構爆發力。

在這個階段，使用針對肌力設計的基礎矯治運動將會有相當不錯的成效。我們可以應用功能性運動檢測、精選功能性動作評估、姿勢矯治術、動態神經肌肉穩定術和肌力與體能訓練等矯治技術，協助建構爆發力更強的動作所需的肌肉力量。

當我們在課表中加入爆發力訓練時，無論是使用壺鈴、奧林匹克舉重或其他的訓練方式都可以。只要根據客戶的病史、運動背景、訓練年資和運動表現需求選擇你認為最適合他的方式即可。

基礎進階運動表現

在第十章的基礎進階期，我們將探討如何以爆發力的形式展現基礎肌力（基礎運動表現的元素），並且將爆發力應用到一般的運動動作中。在這個階段中，我們會加入爆發力的訓練，並著重在線性與多方向動作，也會加入跳躍與落地的運動。例如，在我們安排衝刺訓練之前，運動員需要有能力做出加速所需的基礎姿勢。運動員必須有能力掌控加速過程產生的力量，也需要有能力安全地減速以避免受傷。

在這個銜接復健與運動表現的漸進過程中，恢復中的運動員在完全回到訓練與比賽之前，必須重新學習正確的倒退跑、滑步、跳躍、落地與基礎的腳步技巧。[24] 對每一位運動員而言，這些基礎運動技術不同的動作組合與不同負荷和速度的動作都是不可或缺的能力。這是重建運動動作基礎的時期。

此時的首要目標是重新訓練一般運動普遍皆需要的運動動作和爆發力的輸出與管理。我們會在這個時期開始使用肌力與

體能訓練模型。你可以任意選擇你想依循的訓練原則，例如
EXOS運動表現訓練、麥克·波羅伊（Michael Boyle）、丹·約
翰（Dan John）、標準肌力與體能訓練專家，或任何其他的訓練
方式。綜合你客戶的病史、運動項目和你的經驗來瞭解客戶的
需求，都可以協助你提供良好的服務。

進階運動表現

　　本書的第十一章我們將開始討論運動表現，會探討每一種
運動項目與其不同的專項位置所需的特殊需求。例如，有兩位
美式足球選手，一位是外接手，而另一位則是進攻鋒線，這兩
位運動員都需要跑步，但進攻鋒線可能最需要加速能力，而不
是跑得很快。

　　當我們探討棒球和足球運動員的需求時，棒球運動員需要
在注意棒球在空中位置的同時，在壘包間和球場的不同位置跑
動。足球運動員則是要帶著球在球場上四處移動，同時沿途閃
避對手。雖然這兩個運動員的基礎運動動作相似，但從動作來
看，每個運動項目和項目中每個運動位置有各自不同的需求。
設計課表時，我們必須以略為不同的方式滿足他們。

　　以上的例子給我們一個在安排介入內容時的基本觀念：提
供給運動員的訓練是否符合診斷的針對性、兼容性，或是客戶
的特殊性呢？

　　我們在處理疼痛源頭和局部動作鍊時，通常是依照診斷結
果安排治療，這就是診斷的針對性。復健初期，瞭解我們面對
的究竟是什麼傷害很重要（例如滑液囊炎或肌腱炎），理解疼痛源頭
如何影響整個肢段或局部動作鍊也很重要。

　　隨著復健向前推進，治療變得具備診斷兼容性。這表示我
們很有可能開始為每個人安排某種形式的「核心穩定」訓練（不
論如何，我們選擇將其定義為核心穩定）。

　　六十歲的高爾夫球愛好者、十四歲的高中美式足球運動員
和二十四歲的職業運動員都被安排做一系列的核心穩定運動。
[25]他們所屬的年齡層不同，有不同的運動表現目標，且可能也

有不同的傷害診斷結果，但他們都需要某種類型的「核心穩定訓練」來強化體能狀態。

最後，在銜接橋梁的模型中，當我們持續往運動表現那端推進時，安排的內容必須愈來愈有客戶特殊性。舉例來說，消防員和職業運動員都需要極高水準的表現，但是他們會以不同的方式展現。美式足球的四分衛和棒球投手可能都是職業運動員，但他們的運動專項需要不同的技能。我們必須考量這些運動員的個人需求，才能協助他們重拾完整的功能，並且幫助他們重返賽場。[26]

在運動表現時期，主要目的是協助客戶重新回到運動場上，並且具備該項運動和專項位置該有的技能。與復健介入的概念相同，選擇哪個運動表現模型並不是重點。使用哪一種工具是你個人的偏好，也是身為實務工作者或教練獨有的權利。但在這個環節，請務必邀請技術教練共同參與，因為他們的專業對於讓客戶最終得以滿足其運動項目和位置的特殊技術需求至關重要。

你也可以應用EXOS使用的動作分析系統（如本書第十一章所述），確認客戶是否已經重拾完整的能力，可以執行回場所需的主要動作模式。

醫療與運動表現模式間的轉換

這兩個模式間的轉換是本書中最困難的概念之一。復健的運動員什麼時候可以開始轉換到運動表現訓練並沒有一個明確的時間點。我們的運動員可能正在做上肢傷害的復健，但也能在保護傷處的同時進行下肢的運動表現訓練，以減少肌肉萎縮，並且維持腿部的爆發力。

　　雖然銜接復健與運動表現的模型看似是個連續的過程，但它實際上更像是一份標準的檢查清單。你的運動員在進入下一階段前，不一定要已經完成某一階段。除了解決疼痛的起因之外（如果有的話），這些元素並不需要依循特定的順序進行。

　　疼痛會影響生物心理社會模型的所有面向，所以疼痛必須立即處理。這個部分將會在本書的第六章中做更詳細的介紹。除了疼痛處理，其他的元素都可以在回場過程中的任何階段進行，但在協助運動員重新回到運動場之前，須確保所有的元素都有在這個過程中被妥善處理。

　　然而，有許多運動員是帶著疼痛運動的。雖然銜接復健與運動表現橋梁的模型認為疼痛需被立即處理，但這個理想化的建議可能無法呈現每日在運動場上發生的現實狀況。人們總是在疼痛時仍舊參與運動。因此，這個模型並非連續的過程，而是理想且理論化的進程，給予運動員和當時情境一些彈性空間。

　　疼痛的源頭、局部的動作鍊、心理動作控制和體感控制這首要的四大分類歸屬於醫療模型之下。我們通常會在健康照護者的監督下處理上述的這四大區塊。將重點擺在疼痛的改善，使系統回到正常狀態，並且為運動表現模型的高階活動做好準備。上述的四大區塊協助建構運動表現所需要的基礎。

　　而體感控制、基礎運動表現、基礎進階以及進階運動表現則是運動表現模型的一部分。這部分通常會在打好基礎後，建構並微調運動員的身體狀態。

　　神經系統是上述兩個模型間重疊的部分。屬於傳入神經系統的體感控制是所有基礎的關鍵。當一個人發生疼痛、缺乏適當的活動度和穩定度且身體控制能力不佳時，將很難建構全身性的肌肉力量與爆發力，增進運動動作和運動技能也將變得很困難。

　　運動員通常希望自己在運動表現的模式下，他們會帶著某些期待來尋求你的協助，例如「我想要提高我第一步的速度」，但他們的髖關節活動度卻很糟糕，無法做出提高第一步速度所需的的基礎運動員姿勢。在介入初期，恢復局部的動作鍊可能是必要的。一旦局部的動作鍊獲得改善，第一步的速度就會因為系統內最弱的連結被改善而提高。即便不做任何與運動表現相關的事，只要應用醫療相關的哲學與技術，仍可改善運動表現的模型。

你可以將醫學模型想像成新房子的地基，運動表現模型則是建立在地基上的房子。你能在一個不良的地基上蓋房子嗎？當然可以。然而，在糟糕的地基上蓋房子，你將會有許多限制，例如房屋能蓋幾層樓，房屋能蓋多大和這棟房子能乘載這些物件多長的時間等。你當然可以在不良的地基上蓋房子，但這個做法並不推薦。同理可證，我們當然也可以在受傷損壞的系統上建構運動表現能力，但這並不是個明智的選擇。

建構重回運動場的時間表

我們這個領域的人常常在沒有計畫的情況下工作。但你能想像自己搭在一架飛行員不遵循飛行前檢查清單就開始飛行的飛機上嗎？或者，想像你在沒有設計藍圖的狀況下就開始蓋房子。計畫能導引我們下一步該往何處去，計畫也強迫我們經由一連串系統化的流程，確保我們沒有跳過任何一個一旦現在錯過未來可能無法被修正的基礎步驟。

制訂長程目標，並且確保在實現長程目標的過程中實現短期的里程碑，這可以確保你給予客戶足夠的時間調整適應，也讓每個人對這段旅程沿途的目標有一定的概念。然而，如果旅途中有任何偏離軌道的狀況發生，最終的結果也將會改變。

讓我們用膝關節受傷後準備重回運動場的足球選手當例子。在這個案例中，我們希望能協助他在三個月內重新回到賽場上。

首先，我們須先查看比賽的時間表，瞭解是否有足夠的時間設置一場風險較低的的模擬賽或友誼賽。我們的目標是將其設定在運動員真正回場前的一週，安排某種類型的低強度且完整的比賽，藉此評估他在模擬賽中能夠承受的程度。

一旦確認了模擬賽的日期，我們便知道需要先安排幾場時間較短的比賽，兩隊都有完整十一人的陣容，但是縮小比賽場地，以減少回場選手的跑步需求。這時我們可能會希望在正式的高強度模擬賽前的一到兩週進行這樣降低強度的模擬賽。

在較低強度的模擬賽之前，我們還希望可以安排一場縮短球場距離的練習賽，球場上的球員較少，將重點放在防守與進攻上。我們希望這是在球場上兩邊都有十一人的練習賽前一週做這樣的模擬。

在這之前，我們會規畫有些許接觸的進攻或防守演練。而在此之前，必須在沒有接觸的狀況下做這些技術演練。再往更之前推算，我們會安排不需要策略判斷的技術演練，選手只需要執行動作。而在更之前，我們會要求運動員帶球做足球專項特殊性的多方向動作技術練習。

繼續往前推，運動員需練習符合足球專項特殊性的多方向動作技巧，但不需要帶著球。再往前，我們會規畫帶球與不帶球的直線動作練習。而在直線動作前，我們必須看到這位運動員已經有完整的肌肉力量，也具備有產生爆發力的能力。

為了要有完整的肌肉力量和產生爆發力的能力，運動員需要在整個局部動作鍊展現完整的活動度與穩定度，並且同時具備良好的心理動作控制和體感控制。在此之前，運動員需已經回到沒有疼痛的狀態。在給予運動員足夠時間適應刺激的前提下，當你用回推的方式可能就會發現，設定三個月不足以讓這位運動員重新回到運動場上。

若你想要嘗試設定三個月為期限，重回運動場的漸進過程將必須採取極端激進的手法，而且過程中將不容許有任何意外發生。如果在這三個月內，運動員的疼痛或腫脹增加，你將需要往後退一步。然而，協助運動員重回運動場的長程目標必定會被延遲。一步步達成你的短程目標，將會帶領你達成長程目標。若是短程目標在這個過程中沒有被達標，你將無法成功完成長程目標。

從臨床的觀點出發，我們必須讓自己對失能的結果與解讀有意義。當我們在評估病人，並指出問題是臀中肌無力時……說真的，誰在乎呢？為什麼會有人需要擔心臀中肌無力？

無力的臀中肌將會導致不良的髖關節力學，可能會導致闊筋膜張肌以協同肌的角色掠奪動作的主導權，且降低髖關節產生爆發力的能力，讓腰椎與膝關節過度負荷。當我們把客觀的失能與功能性的限制連結起來，就可以將強化臀中肌設為目標。一旦我們有具體的目標，就可以制定計畫，而這個計畫就應該包含臀中肌的肌力訓練。每個客觀的失能都應該有功能性限制以及短程或長程目標，並且有達成目標的計畫。

為了確實做到，我總是將客觀的失能與有意義的訊息做連結，你將會在附錄二的表中看到這些資訊。這確保我為每個客觀的發現都制訂目標，改善問題，並且確保每個失能都與有意義的功能性障礙連結。

不要只是為了辨識失能而去辨識，而是要思考這項失能代表什麼含意？會如何影響病人的生活？而你又將如何解決它？為您的運動員建立一個符合現實狀況的時間表，並且加入讓客戶休息的恢復日，讓他能夠適應課表中即將加入的新刺激。由長程目標往回推，給你自己、運動員與教練一個實際可行的回場時間表。

臨床錦囊

- 確認客觀的失能狀況
- 將其與功能性限制連結
- 決定改善的短程與長程目標
- 制定改善失能狀況的計畫

總結

　　銜接復健與運動表現的橋梁並不是線性的過程。如果我們要等待所有的美式足球運動員都有完美的基礎運動表現和體感控制，那星期天我們只能盯著沒有足球員的電視轉播。運動復健中的運動醫學和運動表現的元素皆不會以完美的順序推進著。

　　我們可能同時處理其中的幾個階段，也可能需要重新退回到某個特定運動，確保運動員的動作模式品質。[27] 銜接復健與運動表現的模型應該幫助你和你的團隊瞭解每一個介入適合的位置，並且瞭解這並不需要是線性漸進的。

　　在臨床與運動表現的領域，由於有許多專家可以跟隨，使建立哲學性訓練模型的開創與實作變得困難，尤其是經驗比較少的從業者。

　　與其獨占或排他，記得，當解析許多不同學派的核心原則後，會發現它們關注的其實都一樣。在銜接復健與運動表現的過程中，所有的技術、運動類型、學派和訓練原則都很有價值。你的工作就是找到最有效果和效率的方式，結合你所受過的教育，協助你的運動員重回到運動場。我期待本書所提供的素材將會幫助你做到這一點。這也是這個系統的美妙之處。

　　你不需要選擇追隨某一個人，也不需要謹守某特定系統的做法。因為，如果有一個系統已經被證實是有效的，那我們所有人都應該依照它的方式，一切都應有它所屬的位置，而你的選擇應該取決於你所照顧的運動員。

CH2

第二章 | 疼痛生成

搭建復健與表現的橋梁時，我們不該只將專注力放在疼痛本身，也不該將其視為失能的唯一指標。疼痛不該是我們唯一嘗試緩解的症狀，但這也不代表我們可以忽視疼痛問題。

每天都有許多人飽受疼痛所苦，無論是高齡者、年輕人、業餘或專業運動員，只有極少數人可以說他們沒有因疼痛而困擾的經驗。

事實上，在二〇一五年於《疼痛醫學期刊》（Journal of Pain）發表的一篇研究發現，有一億兩千六百一十萬人表示自己曾在接受調查前的過去三個月間有過疼痛的經驗，這還僅是願意公開自身疼痛經驗的人數。而在這些人當中，有兩千五百三十萬位受訪者表示他們曾有過慢性疼痛的困擾，並且有三千九百八十萬位受訪者表示他們的疼痛等級屬於會影響綜合健康的第三或第四級疼痛。顯然，疼痛是個相當普及的問題。[28]

本書將疼痛劃分成兩類：急性與慢性疼痛。急性疼痛通常出現得快，且通常直接源自容易被辨識確認的傷害。一般來說，傳統的疼痛治療對急性疼痛有不錯成效。相較於急性疼痛，慢性疼痛指的是持續三個月或更長時間的疼痛類型，並且對典型用於治療疼痛的方法反應不佳。即便一開始的急性疼痛是源自某個傷害，但慢性疼痛本身有其獨立的病程，而非與原本的傷害緊密相連。

臨床工作者的職責是協助病人恢復動作模式應該具備的完整活動度，並且幫助他們擺脫疼痛。在協助舒緩疼痛的同時，伴隨而來的好處包含增進活動度與緩解其他造成疼痛的相關症狀。如同身為物理治療師同時也是MobilityWod創始人的Kelly Starrett所提出的概念：「疼痛的組織即是失能的組織」。如果我們可以解決失能，就更有機會幫助人們擺脫疼痛。

疼痛理論

　　當我們嘗試理解人體應對疼痛的方式並深入研究後，我們發現某些在概念上是相互矛盾的理論，卻又都解釋了疼痛生成路徑的機制。

　　疼痛的生成與許多不同的系統有關，包含周邊神經系統、中樞神經系統、自律神經系統、解剖構造系統、邊緣系統和心血管系統等。

　　至今，我們對腦部的某些部位依舊不完全瞭解，目前也尚未建立一個明確且全面性的疼痛模型。因此，以下將會概述幾個廣為人知的疼痛理論。

疼痛特異理論

　　Max Von Frey於一八九五年發展出疼痛特異理論，這個

神經纖維

直徑與傳導速度	神經纖維種類		數值分類
由大至小			有髓鞘包覆
	A Alpha	軀體運動 本體感覺 肌梭 高爾基腱器	Ia Ib
	A Beta	感覺，壓力	II
	A Gamma	運動神經至肌梭	
	A Delta	疼痛，冷，觸覺	III
	B	節前交感神經	
	C	角，疼痛，熱 其他機械性受器 節後交感神經	IV 無髓鞘包覆

圖2.1 神經纖維

人體是由眾多的傳入神經纖維所組成，這些傳入神經負責將外界的訊息傳入中樞神經系統以供解讀。不同的神經纖維在構造上略有差異，包含其直徑或髓鞘的包覆程度差異等，這裡所提到的髓鞘，其功能是隔絕與保護神經。

依據傳入神經纖維的不同，由於神經纖維在尺寸與隔絕程度的差異，訊息由周邊傳遞到中樞神經系統的速度也就不同。這也就表示不同的訊息被傳遞至中樞神經系統的時間點亦有差異。

理論是最早期的疼痛理論之一。疼痛特異理論認為,每個疼痛受器都會傳遞訊號到大腦特定的疼痛中心,疼痛中心再將指令回傳,並針對疼痛產生適當的動作反應,例如將手快速從滾燙的熱鍋上移開。[29]疼痛特異理論建立的基礎是假設人體有特定的疼痛系統。

雖然這個簡易的概念容易被人接受,但疼痛特異理論目前已經被推翻,因為大腦中並沒有明確的疼痛中心。再者,疼痛特異理論並沒有將心理對疼痛感知的影響納入考量,它也忽略個人的過去經驗可能會使人們對不同的疼痛刺激出現過度敏感的現象。

疼痛形式理論

一九二〇年代晚期到一九三〇年代初期,John Paul Nafe和Johannes Scheider提出了不同的見解[30],他們認為人體並沒有專門用來感知疼痛和回應疼痛的系統,疼痛受器與人體其他的系統是共用的。在疼痛形式理論的概念中,只有當特定組合與累加的刺激在脊髓處生成時,大腦才會接收到疼痛的訊號,產生反應。

疼痛形式理論的其中一個問題是低估了腦部所扮演的角色,僅將其視為接收由受器傳遞的訊息的角色。然而,我們現在已經知道大腦在人體應對疼痛時其實扮演了更複雜且動態的要角。

門閥控制理論

下一個我們要討論的是門閥控制理論,它是個以門閥控制概念為基礎的理論,由Ronald Melzack和Patrick Wall於一九六五年提出。門閥控制理論認為,當你的手指被門夾到時,你會自然地用另一手握著疼痛的手指,把手指放到口中,輕揉它或是做任何可以減輕疼痛的動作。[31]

所有的周邊感覺,包含熱、冷、觸、痛和振動等感覺輸入,都是由周邊神經系統負責傳遞。這些神經刺激會傳遞至脊髓，此時，若是接收到的刺激夠強，訊息就會被上傳至大腦做後續的處理。

痛覺是由疼痛神經纖維傳遞，這種疼痛神經纖維又被稱為A-Delta神經纖維和C神經纖維。這些疼痛的訊號首先向上傳遞並且經過脊髓背角，刺激第二級神經元，接著訊號會沿著外側束被傳遞到大腦進行後續的解讀。若是此時加入「觸覺」的刺激，A-Beta神經纖維也將會被刺激活化。此觸覺訊號會藉由A-Beta神經纖維向上傳遞到脊髓，然後刺激在脊髓背角的抑制性中間神經元，進而減弱由A-Delta和C神經纖維往上傳遞到大腦的疼痛訊號。因此，我們會感覺好像比較不那麼痛了。

回到一開始舉的例子，這就是為什麼當我們的手被門夾到時，會快速抓緊或輕揉手指，因為這樣做可以減少大腦接收到的疼痛訊號。

的確，在許多情境下門閥控制理論很合理，但它無法解釋為什麼當痛覺受器沒有受到刺激時，人們卻依舊會感受到疼痛的原因。

條件化疼痛調節理論

條件化疼痛調節理論解釋了[32]過去你被哥哥或姐姐欺負時可能有過的經驗。你可能記得在你小時候曾經因為手很痛而掉眼淚，這時你哥哥打了你的另一隻手，然後說：「感覺好一點了嗎？現在你不會再去想剛剛在痛的那隻手了吧！」

上述的情境總結了條件化疼痛調節理論中「以疼痛抑制疼痛」的核心概念。當同時出現兩個疼痛刺激，而且第二個疼痛刺激與第一個疼痛刺激落在鄰近但不同的位置時，第二個疼痛刺激的訊息會被傳遞至脊髓，脊髓背角會隨即進行訊號處理，進而抑制第一個疼痛刺激的訊號。

條件化疼痛調節理論相當有效，這也可能就是為什麼當我們實施舒緩疼痛的治療時，只要施用在「靠近」疼痛部位周圍，就能與直接施在疼痛部位一樣有效。

痛覺神經矩陣理論

不同於其他疼痛理論強調局部組織與疼痛區域周邊神經的重要性，痛覺神經矩陣理論強調大腦扮演的角色，將重點聚焦在中樞神經。[33]

痛覺神經矩陣理論認為，痛覺實際上是大腦輸出的產物，除了來自周邊神經的疼痛刺激外，其他多種影響疼痛的來源也相當重要。痛覺神經矩陣理論強調大腦是產生痛覺與減少來自周邊組織訊號輸入的主宰。同時，這個理論並沒有否決周邊神經系統的角色。周邊的痛覺刺激對疼痛生成依舊很重要，但是無法讓我們看到全貌。

此理論能更有效地解釋幻肢痛、纖維肌痛、慢性非特異性下背痛和其他無疼痛刺激存在，卻感受到疼痛的慢性疼痛疾病。

疼痛的意義

Lorimer Moseley 在疼痛理論領域深具影響力，我極力推薦你一部他的影片，這部影片的名稱剛好就叫做「疼痛」(Pain)，影片中簡單概述這了疼痛這個相當複雜的主題。Moseley 對疼痛的描述是：疼痛是因人而異的。[34]

即使我們兩人承受類似的疼痛刺激，並且有相同的診斷結果，我所經歷的疼痛與你感受到的並不會相同。相較於生理層面，疼痛的感受更有可能是屬於心理上的。

例如，我們一同在沙灘上行走，然後我們都不小心踩到尖銳的物品。雖然我們倆可能都會痛到不太敢往前踏一大步，但我或許還能繼續走路。

但是，你可能曾經有過腳被劃傷且傷口感染的經驗，而且在那次的經驗中你還因此住院，並且接受兩週的抗生素療程。

因為過去那段痛苦經驗，你可能會要求我背你回車上，或者尋求救援。我們都在沙灘上踩到尖銳物，卻因為我們過去經驗的差異而用不同的方式解讀尖銳物帶給我們的疼痛刺激。

當我們面對有著相同診斷結果的病人時，我們必須謹慎地處理，因為他們對疼痛的感知可能迥然不同。我們不能僅根據客觀的診斷結果來判斷一個人的疼痛程度。有時候，傷者可能明明處在災難性的嚴重傷害中，卻只有感到輕微的疼痛，而另一個人可能只是輕微腿後肌拉傷，卻因為非常不舒服而跛行。疼痛很主觀。我們不能假設接受相同疼痛刺激的兩個人就會有相同的感受或體驗。

臨床錦囊

疼痛是主觀且因人而異的，它也受文化、情境、中樞與周邊神經、意識和情緒的影響。
疼痛是令人不愉快的感受，而且與實際或潛在組織傷害有關。[35]

受傷事件：急性疼痛的兩個階段

受傷時，我們通常只是討論有多痛，但這其實過度簡化了，因為人體的神經系統對刺激的反應並非只有一種。

如果你在穿越馬路，走下街道邊的臺階時沒踩好而扭到腳踝，你會立即感到疼痛。這個從接受刺激到感知疼痛的過程，首先會刺激屬於周邊神經系統的 A-Delta 神經纖維，訊號經由背角傳遞至脊髓，然後將訊號傳遞至大腦，於大腦輸出動作訊號,產生反應。

在我們感受到立即的劇烈疼痛後,疼痛的感覺會快速發生變化,它會轉變成鈍痛且抽痛的感覺。此時,C 神經纖維會以它較細且沒有髓鞘包覆的「線路」傳送較慢的訊息,這會導致周邊疼痛受器在解讀訊息上產生延遲。

感覺神經系統會對有害或可能有害的刺激訊號做出反應,警示身體某些地方出錯了,這會反過來使中樞神經系統對這些警訊做出反應。依據傷害的狀況會立即開始連鎖的生理反應,試圖控制損傷加劇。初級與次級凝血機制隨之發生,然後在受傷部位出現與凝血階段重疊的發炎期。[36]但是,有些情況並沒有明確導致疼痛的刺激存在,疼痛受器也沒有被活化。幻肢痛就是個最極端的例子。截肢者感受到疼痛,而且疼痛似乎是源自於那已經不存在的肢段。

雖然我們尚未完全瞭解幻肢痛,目前人們相信烙印在短期記憶中的疼痛是被截肢者對被截肢肢段的最後感覺,這種感覺非常強烈,以至於讓疼痛成為大腦唯一一個與受傷部位產生連結的感受。[37]這之中也可能有情緒的因素存在,因為導致截肢的受傷事件可能是極大的創傷。其他狀況例如慢性非特異性下背痛、纖維肌痛與普遍的慢性疼痛都是在沒有疼痛刺激的狀態下,人們仍有感受到疼痛的例子。

識別疼痛的源頭

鑑別診斷的技巧是一項需要長時間鑽研的藝術,這項技能可以區分「不錯的」臨床工作者與「優秀的」臨床工作者。只要你具備一套有效率且具一致性的評估系統來評估哪裡為有問題的組織,那麼你是遵循什麼方法、學派或哪一位專家的做法並不重要。

簡單的組織張力測試是用來確認病理類型的方法。有些情況下，運動員的某些組織受傷了，但是這些組織在病人靜止或被動活動時並不會疼痛。然而，當我們加入阻抗式徒手肌力測試時，就有可能發現收縮性組織的傷害。這表示，如果這個客戶是肌肉、肌腱或肌筋膜單位出了問題，他就很有可能在抗阻力的測試時出現疼痛。

我們常利用壓力測試評估非收縮組織，例如韌帶或關節囊。治療師會施予特定方向的力量，拉扯韌帶或部分的關節囊使其產生張力。假若有已經被撕裂的纖維，這類測試會刺激這些受傷的組織，誘發疼痛，或是若損傷到達一定程度，將會在測試時看到韌帶或關節囊鬆弛的狀況。

尋找疼痛的源頭

一般來說，當我們在處理運動傷害時，傷害本身會引起一系列的疼痛反應。多數的狀況下，可以被辨識的傷害與疼痛刺激通常正是導致疼痛或失能的罪魁禍首。因此，尋找疼痛的源頭將是評估、治療及預後的關鍵。

當疼痛的源頭沒有被確認時，臨床工作者會迷失方向，提供的治療就會淪於籠統而無法聚焦。雖然病人或許可以變強壯或更穩定，甚至重新回到運動場或工作職場，但是他可能只能回到傷前百分之八十的水準，有時甚至更差。當疼痛的源頭沒有被正確地確認時，病人可能無法跨越最困難的挑戰，無法完全恢復他們所需要的功能與動作，或者，他們可能無法完全擺脫疼痛。

正如我們無法以不良的姿勢啟動運動模式，同時還期望能夠完成接下來的動作一樣。如果我們在銜接復健與運動表現過程的一開始以錯誤的疼痛根源假設出發，就很難造就一位完全康復的運動員。

　　如果你的工具箱中並沒有評估疼痛的技能，你就不應該執行評估疼痛的工作。然而，你仍然需要瞭解其他專業人員評估後的診斷結果。你需要瞭解有哪些元素可以促進組織癒合或者應該避免，才可以幫助或至少不阻礙初期的復健進程。

治療疼痛的源頭

　　當我們開始檢視疼痛的源頭時，僅治療或管理這些症狀是不夠的，尤其是用處方的止痛藥物來處理疼痛問題，讓疼痛降低到「可以忍受」的程度等做法。除了治療或管理疼痛症狀，我們還必須識別、評估和治療導致這些症狀的原因。

　　現今人們通常將這個與功能性訓練以及功能性評估連結在一起。比方說，以前我在診所與學生一起工作時，診所裡有一位膝關節疼痛的運動員患者。我請這位學生評估運動員，並且請他跟我報告他評估的發現。這位學生回來後告訴我他認為這位運動員有動作失能、髖關節控制不良、核心穩定性差和足部異常等問題。在他的判斷裡，這些都是導致那位選手膝關節疼痛的原因。

　　當我問他：「那他的膝關節呢？」這位學生反問我這是什麼意思。

　　我說：「他是因為膝關節疼痛而前來求助，你有看過他的膝關節了嗎？」

　　學生直視著我，說：「沒有，但膝關節疼痛是起源於他髖關節、軀幹和足部的失能。」

　　這位學生所說的或許都是事實，但我們還是必須直接解決這位運動員膝關節的問題。因為膝關節的疼痛是他之所以走進我們診間的原因。對病人而言，緩解生理上與情緒上的疼痛皆相當重要。

　　當我們嘗試治療疼痛的起因時，有時卻跳過顯而易見應該要處理，或需要被治療的疼痛源頭，讓病人可以更舒服一些。解決疼痛的起因對於問題的長期照護至關重要，但是短期間，緩減疼痛也相當有價值。

疼痛對生物力學的負面影響

　　當身體的一側受傷時，我們通常會傾向使用健側，但這對運動員的復健與重回運動場會造成什麼影響呢？

　　為了代償疼痛，我們會改變動作模式，減輕疼痛部位的負荷，同時我們也會提高對不痛的那一側的需求。我們必須也把這個問題當作復健中需要被處理的一部分。

　　近期的研究指出這種不當適應有時不只是暫時出現，而是在疼痛消失後仍然持續。事實上，當我們成功治療疼痛的源頭之後，可能還需要花很長的時間重新訓練錯誤的動作次序和局部動作鍊的順序。

　　根據Francois Hug和其他五位布里斯本生物醫學科學學院（The School of Biomedical Science in Brisbane）學者的研究[38]結果顯示，受試者疼痛的腳在足部與踝關節蹠曲測試中的力量下降，相反地，沒有疼痛的一側力量反倒變大。[39]

　　實驗結果顯示，雙側運動時，如果允許人們偏重使用健側腳，他們就會這樣做。然而，如果給予他們單側的任務或自由度較低的運動，代償或避免疼痛組織的機會就較少，因此，在做這些任務時，運動員反而可能會進一步傷害到已經疼痛的受傷組織。

當我們將單側或雙側動作加入復健週期時，必須很有計畫。如果還有尚未修復完成的組織，你應該可以預想到在做雙側動作時，會有力量輸出和平衡的落差出現。

一旦疼痛緩解且不再需要保護受傷組的織後，加入兩側都相同的單側運動就可以協助重新修改動作模式，對復健安排產生良好的反應，運動員也將停止偏重使用沒有疼痛那側的代償動作模式。

總結

識別出有問題的組織非常重要。我們必須知道哪些組織有損傷，才能將可能有助於病人組織癒合的徒手治療與儀器治療加入規畫中。我們還必須瞭解組織癒合的進程，才能在促進組織癒合的同時，不會因為安排了不適當的活動或介入，反倒出現阻礙癒合的狀況。

如果無法確認疼痛的源頭，就代表存在了其他問題。在沒有疼痛刺激的狀況下疼痛卻依然存在，此時就需要處理在生物心理模型中的中樞機制源頭。

疼痛是多元的，是主觀的，也受文化、社會、個人、生理和心理影響。由於疼痛感知的廣泛特質影響因素多元，沒有任何一種疼痛管理策略可以面面俱到。運動醫學臨床工作者與運動表現專家們需要理解疼痛管理的複雜性，並且準備好根據對方的個人狀況應對疼痛。在下一個章節中，我們將探討一些改變疼痛感知的方法。

CH3

第三章 | 組織癒合與疼痛感知的變化

疼痛是一種基於個人經歷、情緒、文化與社會影響構成的個人化經驗，所以我們無法使用相同的方式治療每個人的疼痛問題。瞭解疼痛的生理學、心理學和疼痛的個體性差異，可以協助臨床工作者更輕鬆地為他們的運動員選擇合適的方式緩解疼痛。除了瞭解疼痛的概念之外，掌握人體不同組織的癒合特性還可以幫助專業人員計算合理的組織癒合進度。

一旦我們知道受傷後正常的組織癒合過程，我們就有能力在組織癒合不如預期時察覺問題。這樣一來，臨床工作者就可以選擇適當的調節治療。

治療目標與治療性的改善方式

在運動醫學的領域中，我們的目標很簡單，就是將再受傷風險降到最低的前提下，協助運動員盡早返回運動場、工作或日常生活活動中。為了達到這個目標，Gary Delforge 博士提出了臨床工作者需要做到的兩件事。

這些內容都寫在他的著作《骨骼肌肉創傷：運動傷害管理的意義》（*Musculoskeletal Trauma: Implications for Sports Injury Management*）中；以下摘要了 Gary Delforge 博士的建議。第一，我們必須制定短期或長期的治療目標。第二，選擇能夠達成治療目標的調節治療或介入。

Gary Delforge 博士書中的第八頁，治療目標包含：

- 控制出血與腫脹
- 減輕疼痛和肌肉痙攣
- 增強結締組織的修復機制

- 預防攣縮與沾黏
- 強化疤痕組織的機械與結構特性

調節治療指的是任何我們可以用在銜接復健與運動表現的介入方法,目的是用來加速、輔助或是改善治療的目標。調節治療可能包含藥物、儀器治療、徒手治療和運動等,有時候甚至也需要納入心理層面的介入。

如同Delforge博士書中第十頁提到的概念,當我們選擇調節治療時,必須考量它在以下幾個面向的效果如何:

- 在傷口癒合的特定階段中,典型的血管與細胞反應為何?
- 是否存在待改善的特定生理反應或神經反應?
- 該調節治療發揮預期效果的能力,或是該治療介入的適應症為何?
- 該治療介入對正常、受傷或是手術修復後組織的潛在負面影響,或是該治療介入的注意事項或禁忌症

Delforge博士確認治療目標和選擇合適調節治療的概念,協助我在復健過程各階段中為運動員做的每個選擇。每當我選擇用冰來活動或固定患部,或使用儀器如超音波、電刺激等,抑或是乾針或運動處方,我必須考慮藉此輔助的治療目標是什麼,並且判斷我選擇的介入方式是否能產生期望的成效。

接下來,我們將探討會被受傷誘發的生理與神經路徑的自然反應。

臨床錦囊

- 控制大量出血與水腫——控制出血與腫脹
- 減輕疼痛和肌肉痙攣——停止疼痛和肌肉痙攣
- 增強結締組織修復機制——創造癒合的環境
- 預防攣縮和沾黏——預防關節活動度的喪失
- 強化疤痕組織的機械與結構特性——對相應的組織施予應力

受傷的生理反應

　　一旦傷害發生，人體就必須經歷組織癒合的過程。癒合可分成下列三個階段。

- 發炎，也被稱為出血與凝血
- 纖維增生
- 疤痕組織成熟

　　上述的三個過程相當複雜而且有許多細節，我建議你除了要研讀Delforge博士書中的詳細說明，也要參閱基礎骨科學的參考資料，才能對特定組織的組織，包含神經、肌肉、肌腱、韌帶、關節軟骨與纖維軟骨等身體組織的癒合過程有所瞭解。

　　當人體受傷時，受傷的區域會出現立即且短暫的血管收縮。肥大細胞、巨噬細胞與噬中性白血球等吞噬細胞們會移動到受傷的區域。這些細胞的移動是來自血管收縮後立刻隨之而來的血管舒張所增加的血流量。

　　此時，P物質、鈣因釋放肽、緩激肽和其他的發炎反應媒介物被釋出。組織胺使細胞收縮，血管壁間產生間隙，液體於是由血管內溢出，瀰漫在周圍的間質空間中。這些增加的液體會中止受傷區域淋巴系統的正常運作。

　　就如過多的水流入阻塞的水槽一樣，水槽的排水速度無法跟上流入的速度，於是水槽的水就只能滿溢出來。同樣地，淋巴系統無法協助將多餘的水分從受傷部位排除，腫脹便隨之生成。腫脹在傷後初期有其益處，因為身體正處於受傷的狀態。吞噬細胞與白血球可以抑制並控制可能已經入侵受傷區域的病原體。人體「阻擋牆」圍住了受傷區域，以預防感染物質沿著組織擴散。

　　隨後，人體會經歷亞急性期和慢性發炎的過程，直至進入纖維增生階段。在這個階段，纖維母細胞會移動至受傷的區域，並且負責製造膠原蛋白。

纖維母細胞一開始生成第三型膠原蛋白，這是一種比受傷前的第一型膠原蛋白脆弱的膠原蛋白組織。這種較為脆弱的第三型膠原蛋白尺寸較小，氫鍵較弱，而且與原本沒有受傷的健康組織相比，第三型膠原蛋白的排列方式比較不規則。然而，即便第三型膠原蛋白不夠強壯，它已開始為受傷組織傷口癒合提供所需的結構強度與穩定度。

疤痕組織可能需要經過數年才能完全發展成熟。當我們在協助某個受傷的人時，尤其在傷後初期的階段，我們的任務之一是需要謹慎對待生成中的疤痕組織，並且盡可能協助這個過程。起碼，我們必須注意不要因為給予組織過早或過快的負荷，反而破壞了疤痕組織的生長過程。

成熟中的疤痕組織需要藉由漸進增加的張力，幫助那些尚未成熟的氫鍵轉換為較強的共價鍵，並且增進纖維的組織排列與其對張力的耐受度。拉力的刺激還可以幫助第一型膠原蛋白的沉積。

當疤痕組織進入疤痕組織成熟期，我們藉由低且漸進式的負荷與伸展的方式，提升組織對負荷的耐受度。如果在此階段操之過急而發生二度傷害，就會讓病人退回最初的發炎反應期。這將會開啟慢性發炎的循環，進而增加再次傷害的風險。

以上是針對受傷後血管與機械性改變的粗淺描述。建議大家參閱 Gary Delforge 的書以瞭解得更深入。他精采描述了受傷後各種組織會經歷的特定組織癒合過程，你將會在他的書中找到組織癒合相關的優質資訊。

受傷的神經學反應

疼痛受器是種特化的感覺受器，負責偵測有害的（令人不愉悅的）刺激。這些特化的感覺受器名為 A-Delta 和 C 神經纖維，分布於全身的組織例如皮膚、內臟、關節和肌肉等。當這些受器被機械性、熱或是化學性刺激所刺激時，電流訊號會被送入中樞神經以供後續的處理。

組織受傷時，受損的組織會釋放發炎反應媒介物，包含緩激肽、血清素、前列腺素、細胞激素和氫離子，直接刺激疼痛受器。這些發炎反應媒介物也會降低疼痛受器被活化的閾值，使疼痛受器更容易被去極化。

以神經的角度來看，受傷時，A-Delta 和 C 神經纖維疼痛受器被刺激，啟動了上行疼痛通路。屬於第一級神經元的 A-Delta 和 C 神經纖維，其突觸與在脊髓背角的第二級神經元上升路徑相連。在第一級神經元與第二級神經元突觸之間，興奮性神經傳導物質 —— 麩胺酸鹽和 P 物質被釋出，誘發第二級神經元的活化。

如同接下來討論的，傳入神經元、中間神經元及下行性調整路徑間有著相當複雜的交互反應。這些交互反應決定了第二級神經元的活動，也因此決定了什麼訊息將繼續被向上傳遞到大腦進一步處理。

第二級神經元沿著外側束向上傳遞到位於丘腦的核區，可能在此處與第三級神經元連結。外側束還同時具有對導水管周邊灰質、下視丘和邊緣系統投射訊息的功能，其中邊緣系統包含杏仁核、丘腦、下視丘、海馬迴、基底核和扣帶腦迴。這些部位在記憶生成與情緒上都有其獨特的功能。這是長期記憶儲存的區域，也支撐著我們的情緒。

當周邊接收到疼痛刺激時，邊緣系統可能會被外側束和脊髓丘腦束刺激，這也是為什麼「疼痛有其獨特的意義」，而且因人而異。上述這些負責疼痛的情感面向。

抑制疼痛的傳遞

　　抑制疼痛傳遞可藉由兩種機制，一種是脊髓層級，另一種是來自於較高中樞系統的抑制。

疼痛的門閥控制理論

　　前一個章節我們討論了門閥控制理論。此理論描述了脊髓層級的疼痛抑制調節過程。

　　藉由觸覺和非疼痛的刺激活化 A-Beta 神經纖維，而使位於脊髓背角的抑制性中間神經元因此被活化，進而抑制經由 C 神經纖維所傳遞的疼痛訊號。這也是為什麼當我們觸摸疼痛的部位時，給予非疼痛刺激可以減輕痛覺。

下行性疼痛抑制

　　位於中腦的導水管周邊灰質和延腦鼻端腹外側核是腦中參與下行性疼痛抑制調節的兩個區域。這兩個中心富有相當密集的類鴉片受器與內源性類鴉片，能協助解釋為什麼類鴉片具有鎮痛舒緩的功效。

　　下行性路徑延伸至脊髓背角，並且抑制疼痛的傳遞。這些路徑釋放強啡肽、腦內啡和腦啡肽等神經傳導物質，這些神經傳導物質會與脊髓內的受器結合，抑制位在脊髓背角第二級神經元的刺激。在正常運作的狀態下，這些複雜的上行與下行性疼痛路徑是管理每個人內在疼痛感知的內部機制。

　　人體是個相當精妙的機器，它會嘗試控管疼痛與發炎，然而任何事都可以干擾這個自然的控管過程，破壞人體完成這項任務的能力。疾病、營養不良、心理創傷、吸菸或糖尿病所導致的血液循環不良等都可能加速或延遲自我控管疼痛與發炎的過程。這也是調節治療和介入有用武之地的地方。

受傷後的生理與神經性反應足以單獨用一本書來介紹。傷害一旦發生，我們的身體也會同時經歷許多隨之而來的過程。

雖然我們已經討論了幾個重要的概念，但明白這些過程是相當複雜的也非常重要。我鼓勵你持續深入鑽研受傷的生理與神經反應，我也要在此感謝 Brian Hortz 協助審閱這個段落。

本章我們將會深入探討受傷後常用來緩解疼痛的治療選項。從本章後面介紹拔罐的部分開始，我們將繼續延伸至組織癒合與血管重建的應用。

處方疼痛緩解藥物

絕大多數的健康照護專業人員都相當清楚，現今正是美國處方止痛藥和類鴉片藥物濫用的歷史高點。多數深受疼痛所苦的人們希望疼痛消失，而且是快速消失。其中部分藥物的問題是，雖然它們能有效阻斷疼痛，但也很容易成癮，使患者對藥物產生強大的依賴性。

教育運動員讓他們知道有其他更安全、可取代處方止痛藥的選擇是現下疼痛管理極度迫切的事。美國醫師學院（The American College of Physicians）在二〇一七年四月提出一份臨床工作指南，其中概述了他們對於急性、亞急性與慢性下背痛的建議。[40]他們系統性回顧了二〇一六年十一月以前發表過的研究，並根據回顧的結果，針對急性和亞急性下背痛患者提出最佳的治療建議，例如使用淺層熱療、按摩、針灸或脊椎徒手推拿來處理。如果有使用藥物的需求，他們建議服用非類固醇消炎藥或肌肉鬆弛劑。

　　而慢性下背痛的患者應該接受運動處方、多類型的復健、以減輕壓力為目標的靜觀訓練、放鬆技巧指導、太極和瑜伽、低能量雷射治療和脊椎徒手推拿等。若有使用藥物的需求，建議和急性與亞急性下背痛患者一樣，先使用非類固醇消炎藥，下一階段再使用調節神經疼痛和抗憂鬱藥物。類鴉片藥物只能在上述辦法都無效，或是權衡後利大於弊的狀況下才能使用。

　　我們一直以來都很清楚：在使用高成癮藥物之前，有許多緩解疼痛的方法可以選擇。而這些更好的選擇是由具備這些概念，並且能藉由徒手治療、運動和其他儀器應用這些概念的專業人員所掌握。

　　接下來，讓我們一起探索在運動醫學中時常用來協助疼痛控制的儀器與介入。

重新思考RICE

　　二〇一四年，發展出急性期恢復「休息、冰敷、壓迫與抬高」理論的 Gabe Mirkin 博士反駁了 RICE 理論的某些部分，特別是當運動員發生軟組織傷害時，立即使用冰敷對抗發炎反應的做法。[41]人們於是擺盪到與過去概念對立的一方，因為認為冰敷會延遲組織癒合的進程，而開始反對冰敷。

　　接下來，我們將會逐一探討休息、冰敷、壓迫與抬高四個要素，並進行嚴格的評估，因為它們每一項都與急性傷害管理密切相關。[42]

R = REST 休息

　　我們知道在急性傷害後，可能會立即影響動作能力。但在某些狀況下，「休息」很遺憾地成為了「固定」的同義詞。

有時候因嚴重傷害本身的複雜性，固定或許是必要的。然而通常就長遠來看，許多時候「固定」對軟組織反倒是弊大於利。

固定受傷部位對韌帶的機械與結構特性有負面的影響，會引起關節僵硬或纖維化。過去的研究發現固定後組織能承載的負荷失效率顯著地下降，吸收能量的能力降低，拉伸強度也較低。[43]研究證實，受傷後固定肌肉將使健康的肌肉纖維萎縮，反之，研究顯示早期活動可以增加受傷肌肉細胞的微血管生長，促進肌肉纖維的再生與重新排列，並且能更快恢復組織的生物力學強度。[44]

過去認為限制病人活動或至少固定受傷區域，能防止進一步的損傷。當運動防護師、緊急救護人員或其他醫療專業人員懷疑病人有脊椎、腦部創傷，或涉及一處或多處骨折的嚴重傷害時，固定絕對是必要的。然而，只有少數的運動傷害屬於這類嚴重傷害的範疇。雖然在急性傷害緊急處理階段我們必須將**不造成傷害**（Do no harm）的原則牢記在心，即便如此，完全中止受傷運動員的活動很可能弊大於利。

如果身體的主要系統要保持最佳運作，人體就需要活動。缺乏活動可能產生與久坐時血液循環不良類似的影響。停止活動或限制活動可能也會降低淋巴系統排除受傷後水分淤積的運作。[45]這個休息的階段該做什麼取決於病人的狀態，有些人會生成很多疤痕組織，這表示你需要容許他們有更多的活動，而且這些活動必須及早開始。有些人產生疤痕的速度很慢，你可能就得放慢速度，讓疤痕組織有足夠的時間被建構，給組織更多穩定度。

受傷時的出血量會決定初期的治療。在 A.T. Still University 時，和我一起教授骨科基礎科學課程的 Eric Sauers 總是說：「血液是黏著劑」。將血液比喻為黏著劑是個相當深刻的描繪。若傷害相當嚴重，而且在受傷區域有很多內出血（非外出血），我們可以將血液想像為膠水，你就能瞭解為什麼受傷的關節在受傷區域的狀況穩定後，會需要及早且積極地活動。

　　這也說明為什麼在復健初期有好的臨床工作者在側，對整個組織癒合過程而言非常重要。這位臨床工作者必須依據組織癒合的特性與基礎生理學，知道什麼時候需要採用較為積極的處理方式，何時又需要踩剎車。

　　除了遇到災難性的嚴重傷害之外，與受傷後採取嚴格固定的處理方式相比，進行不會導致進一步傷害的低負荷活動，可能對整體的組織癒合更有幫助。上述提到的及早活動並不代表我們應該在傷後立刻就讓病人重新開始比賽或訓練，但我們應該嘗試讓病人以不會引起疼痛或使受傷部位進一步承擔損傷風險的方式，協助病人開始活動。

　　採取動態恢復時，藉由將活動維持在安全且被保護的關節活動範圍之內，可以重新啟動組織修復過程中所需之血液循環、運動力學、淋巴和其他系統最佳的運作，並有望能縮短重新回到運動表現所需的時間。[46]

I = ICE 冰敷

　　創傷之後，神經系統扮演著示警的重要角色。一旦受器偵測到損傷，它們就會藉由有高度髓鞘包覆的神經路徑向腦部傳送訊息。你可以將這些路徑想像成一條高速的網路連結，當腦部接受到訊息之後，會判斷下一步該如何反應，並且回傳訊息——更多內容請參閱本章前面，針對疼痛的神經反應的探討。

　　當我們在人體的某個區域冰敷時，是藉由刺激接收觸覺和溫度的機械性受器，來阻斷受傷後立即出現的警報訊息。這些由觸覺與溫度等機械性受器所傳遞的訊息會刺激脊髓背角的抑制性神經元，進而消減被傳遞至腦部的疼痛訊號。上述的過程又被稱為疼痛門閥控制理論[47]，也是絕大多數治療疼痛的介入方式所依據的基礎原理。疼痛門閥控制理論在本書第二章有更詳細的探討。

　　冰敷提供的止痛效果，有助於減輕疼痛的感覺[48]，但是冰敷對於發炎和控制腫脹的成效，目前尚缺乏可支持的研究證據。

　　雖然使用冰敷來保護傷處周圍組織的科學理論似乎很值得

期待，但冰敷實際上可能並不如我們所想的那麼有價值。[49]過去人們認為，冰敷可以降低受傷區域周圍的細胞代謝率，因此能保護周圍的細胞，並減少任何因受傷後額外的細胞死亡所產生的續發性傷害。然而，當我們重新檢視這些因為缺氧造成的續發性傷害，研究證據卻指出續發性傷害可能是因為缺血——缺乏血液供應——而不是缺氧造成的（組織缺乏足夠的氧氣供應）。[50]

研究還發現，若要達到預防續發性傷害的目的，溫度需要降低至攝氏五到十五度。[51]然而，過去的相關研究報告顯示，人體組織能達到的最低溫度為攝氏二十一度。[52]這表示使用冰敷預防續發性傷害只是理論上的概念，並不符合實際狀況。

雖然冰敷的應用可能無法有效幫助組織癒合，而且用冰敷來管理發炎狀況也還值得商榷，但是冰敷的確有助於調節疼痛。[53]從處理客戶與病人傷害的經驗中，我們都瞭解冰敷對於減輕急性疼痛相當有幫助。

使用冰敷來管理疼痛對我們的病人來說深具價值，但是在受傷初期使用冰敷來控制疼痛也可能會付出一些代價，但那些代價究竟是什麼我們目前並不清楚。

C = COMPRESSION 壓迫和
E = ELEVATION 抬高

壓迫與抬高對於控制因為受傷而導致的細胞膜破裂和出血所積累的多餘液體有加乘的功效。

請再次將血液想像成受傷期間的「黏著劑」。內出血愈多，就表示受傷的區域有愈多的「黏著劑」。我們能夠透過控制活動，壓迫受傷部位與抬高患部等方式，控制受傷區域「黏著劑」的量。壓迫合併抬高減少了空間的體積，因而減少了腫脹的情況。不幸的是，一旦將受傷部位擺位在相對低的姿勢，這些正面的效果可能在五分鐘後就會消失。[54]使用某些加壓型的裝備，可能也會減少腫脹，值得在受傷後用來做腫脹控制。

整體而言，我們不僅應該重新思考急性傷害後 RICE 的應用，也需要審視使用這些治療背後的原因。目前，研究結果多半是指引我們及早開始漸進和保護性的關節活動，並且使用冰敷來管理疼痛，壓迫與抬高則對腫脹有短期與長期的效益。

乾針

談到疼痛管理，乾針在我的實務工作中是另一個管理疼痛的核心工具。有些人將乾針視作西方醫學的針灸，若你想瞭解針灸與乾針如何在醫學模型中共存，請參閱參考資料清單中 Kehua Zhou 所寫的文章。[56]

乾針的應用有許多不同的類型，其中包含激痛點乾針、肌內電刺激、周邊神經調節、表淺和神經周圍乾針等。

在眾多西方醫學期刊中，首份有關乾針應用成效的文章正是由那位與布拉格學院（Prague School）的 Vaclav Vojta 與 Vladimir Janda 共事的 Karel Lewi 所發表的。他創立了動態神經肌肉穩定術[56]，更多關於該技術的內容將會在本書第五章有更詳細的介紹。

研究顯示，乾針治療可以藉由改變上傳至系統的訊息來刺激周邊與中樞神經，進而減輕疼痛。[57]當我們用針穿過皮膚並且在皮膚下方的軟組織內施行乾針治療時，你製造了一個在可控制範圍內的傷害。這個傷害會誘發局部、部分肢段和系統性的止痛與抗發炎反應。[58]此時，負責傳遞觸覺到中樞神經系統的 A-Beta 神經纖維也被刺激活化，藉由疼痛管理中的門閥控制理論，抑制傳遞到中樞神經系統的疼痛訊號。[59]

另一個可能與門閥控制理論一同產生止痛效果的疼痛理論為條件化疼痛調節理論。[60,61]條件化疼痛調節理論認為，疼痛能夠抑制疼痛，這表示若是在已經有疼痛的部位附近給予疼痛刺激，第二個出現的疼痛刺激將能抑制第一個疼痛刺激。這兩個疼痛調節理論是為什麼乾針治療對於疼痛控制有效果的可能原因。

此外，接受乾針治療後，人體壓力賀爾蒙的濃度會減少，例如皮質醇。[62]研究也顯示，乾針治療能夠有效降低肌筋膜疼痛症候群的影響。[63]

除了減輕特定受傷區域疼痛的效果之外，乾針治療還有更多其他的助益。比方說，如果病人目前有肘關節疼痛的困擾，而且關節活動受限，我們可以先用乾針著手治療關節周圍的組織。接著，如果時間允許，我們或許也可以順勢往下處理前臂、腕關節和手部，以及往上治療肩關節、頸椎和胸椎附近的脊椎。

此時的目的不僅是要解決局部的疼痛問題，也包含處理筋膜與神經組織等可能是導致疼痛的來源。除此之外，刺激受傷部位近端與遠端動作鍊上的局部肌肉與筋膜，也能改善功能受限的狀況，增加關節活動度與動作控制。[64]

關於使用乾針來增進運動表現的研究證據已經愈來愈多。一篇近期發表於《國際運動物理治療期刊》(International Journal of Sports Physical Therapy)[65]的研究顯示，在單次的腓腸肌乾針治療後，垂直跳的表現有立即性的提升。

另一個由 Haser 等人完成的研究發現[66]，健康的足球運動

照片 3.1
乾針

乾針是一種需要由健康照護專業人員施行的技術性介入。乾針技術使用細針穿透皮膚，在受傷組織區域製造組織癒合的反應。乾針可以用來處理發生神經肌肉骨骼疾病的身體組織。

有疼痛症候群、動作功能障礙和神經肌肉骨骼障礙的病人皆可受惠於乾針治療。

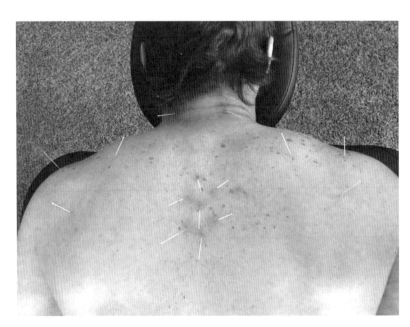

員在接受股四頭肌與腿後肌的乾針治療後，肌耐力和髖關節屈曲的關節活動度都有增加，膝關節伸肌產生的最大肌力也有顯著提升。除了上述的發現之外，與對照組相比，接受乾針治療的實驗組在賽季中的肌肉傷害也較少。

乾針的爭議主要在那些沒有經過傳統訓練成為針灸師的健康照護臨床工作人員是否能使用乾針的這個問題上。不過，由物理治療師資格管理委員會（Federation of State Boards of Physical Therapy）完成的綜合性研究發現[67]，物理治療師在學時，對乾針治療所需的瞭解已經達到八成，剩下的兩成可以輕鬆地利用其他額外的教育機會補足。

沒有任何一個專業應該獨占某種工具或方法。想像一下，如果緊急救護技術員是唯一能夠實施心肺復甦術的專業人員會發生什麼狀況。再想想按摩的應用，脊骨神經整脊師、骨療醫師、物理治療師、按摩治療師和其他許多專業人員的實務工作中，都會使用到按摩這項技術。當我們是依據以運動員為中心的模型運作時，這些爭議就不會存在。

我曾經與針灸師以互相協助與專業的方式共事過。我們尊重彼此，也理解我們曾受過不同的專業訓練，讓我們都成為獨特且優秀的臨床工作者，並且能以病人的最大利益為目標共同合作。再次強調，這是當我們以運動員的最佳利益為考量時，團隊應該具備的功能。

然而，並非每一個人都適用乾針治療。乾針治療有許多禁忌症與注意事項，這些資訊並不在本書涵蓋的範圍內。乾針與所有儀器的使用原則相同，如果這項工具是被一位未曾受過訓練，或是訓練不足的從業人員使用，乾針治療所導致的傷害可以比它能帶來的助益更多。當使用這項技術的是受過良好訓練的臨床工作者時，雖然風險較低，但仍舊存在。為了確保安全和有效的介入成果，乾針技術的應用需要進階的訓練與技巧。

雖然對於乾針如何影響人體，我們還有許多事情有待瞭解，但目前已有研究證據顯示，乾針對血管、化學物質和賀爾蒙的改變有正面的效益。[69]有些研究結果證實乾針治療能增加血流量，促進新的血管生成，並且可以提升葡萄糖的新陳代謝，這些都能加速復健的進程。毫無疑問地，不久後我們將會看到更多有關這項工具的研究發表和應用。你可以在 www.structureandfunction.net 的網站上找到更多乾針的相關資訊。

超音波、電刺激、肌能貼布與其他

超音波與電刺激

超音波和電刺激等傳統儀器已經被使用多年，這些儀器被廣泛地研究，並且已經不再受傳統的物理治療與運動防護模型所青睞。

超音波與電刺激儀器是全球許多診所或運動防護室裡的基本配備。研究證明這些儀器對某些特定的復健和恢復狀況有效。研究證實電刺激利用門閥控制理論，有助於控制疼痛。[70]許多我們用來管理病人疼痛的介入方式所依據的機轉都可以用在數十年前被發展出來的門閥控制理論來解釋。門閥控制理論在本書第二章中有詳盡的討論。

研究顯示，與安慰劑（譯註：指實際上無輸出電刺激治療）經皮神經電刺激相比，常規的經皮神經電刺激設定在頻率一百赫茲，脈波長五十至一百毫秒，強度定在舒適的範圍下，經皮神經電刺激治療能有效減緩複雜性局部疼痛症候群患者神經病變疼痛的症狀。[71]上述的儀器治療設定的效果在研究中已經多次被證實，也在臨床上廣泛地用於疼痛控制。

超音波是另一個常被用來管理疼痛的儀器。[72]用於產生熱並加溫組織的熱效應超音波相當常見，可為肌肉僵直和肌肉痙攣相關疼痛的患者提供放鬆和緩解疼痛的功效。

　　機械式超音波（譯註：非熱效應超音波）應用了脈衝聲波在組織間造成氣泡的膨脹與收縮，因而產生了微小的震動與機械性傳導進入被治療的組織中。這能協助改善疼痛，尤其是那些因為疤痕組織或腫脹導致的疼痛類型。

　　請不要將上述提及的超音波治療與在本章前面拔罐章節中提到能夠產生影像的診斷型超音波混淆。診斷型超音波並沒有治療的功效。

肌能貼布

　　肌能貼布的應用目前相當流行，尤其在二〇一六年夏季奧林匹克運動會上，我們看到許多沙灘排球運動員身上五顏六色且多種樣式的肌能貼布後，便開始蔚為風潮。肌能貼布的擁戴者因為各式各樣的理由，認為什麼都能應用肌能貼布來處理。反之，反對者們則表示科學研究無法證明肌能貼布有益。

　　然而，反對者的觀點並非完全正確。因為每個研究肌能貼布的實驗設置有所差異，所以很難將這些研究放在一起比較。我們擁有許多肌能貼布相關的研究資料，但是這些研究難以相互比較，因而很難提供我們臨床可應用的指引。

　　如果我們透過不同疼痛理論的視角探究肌能貼布，我們對於肌能貼布為什麼能夠緩解疼痛的可能機制就會有不同的想法。擁護門閥控制理論的人們相信，使用肌能貼布能夠刺激毛囊、皮膚神經末梢和其他的皮膚受器，因而能降低疼痛的感覺。

　　倡導循環理論的人則認為肌能貼布的黏著力會產生微小快速地震動將皮膚微微抬起，製造通道，促進血流並減輕皮膚下方的壓力。

　　而堅持肌肉活化理論的人們提出可以藉由改變肌能貼布實

施的方向 —— 由肌肉起點貼到終點，或是由肌肉終點貼到起點 —— 我們將可以活化或放鬆肌肉。直至今日，以上提到的都還只停留在理論的階段。

由於不同的研究有不同的取樣群體、實驗控制和貼布貼法，加上不明確的介入內容和其他無法比較的變化，讓研究證據難以被解讀。雖然許多肌能貼布聲稱的效果仍在爭論當中，但大多數研究中皆顯示，肌能貼布對疼痛有顯著的幫助。

二〇一五年，Phil Page 對近期的研究做大量的探討。他總結，緩解疼痛是肌能貼布最穩定且一致的功效。[73] 另一個有趣的近期發現為 Craighead 等人在二〇一五年的研究結果。他們表示，不管實施肌能貼布的張力為何，肌能貼布都能增加皮膚的血流，而且皮膚血液循環的功效能夠延續至貼上貼布後的三天。[74]

我開始教授乾針和拔罐治療時，我第一堂課的學生們是一群能夠針對課程內容與流暢度給我誠實回饋的好友與同事。

使用許多肌能貼布的 Gregg Doer 是其中一位參與者，同時他也是在課程一開始時就被貼上肌能貼布的人。當我們進入學

照片 3.2a 和 3.2b
肌能貼布

雖然目前對於肌能貼布是否有效仍存在爭議，但在過去的相關研究中持續發現，肌能貼布具有協助病人緩解疼痛感知的效果。

到目前為止，除了施用肌能貼布時的給予的張力之外，尚未有一致的研究表示不同的應用方式，對於病人的癒後表現會產生不同的影響。過去的研究顯示，百分之二十五的張力能夠提供正面的成效。

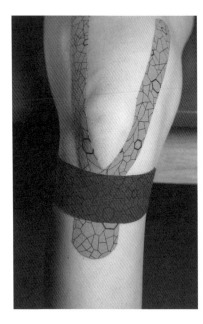
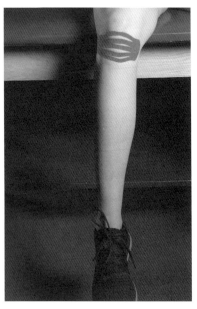

習拔罐的單元時，我們將他身上的肌能貼布移除，然後實施拔罐。

隔天，當我們檢視拔罐後的瘀傷時，與沒有在拔罐前接受肌能貼布的人相比，Gregg 的瘀血型式相當不同，而且很有趣。值得注意的是，Gregg 並不是在拔罐後才貼肌能貼布的，而是在拔罐前。我們可以看到，在他左背上側的兩個拔罐痕跡，與在拔罐前使用肌能貼布的區域出現不同的瘀血模式。

在照片 3.3 中，你可以看到他拔罐後留下的瘀血。這次的發現讓我第一次認為或許我可以將肌能貼布加入自己的臨床應用中。

施用貼布的張力是另一個肌能貼布應用的有趣環節。根據 Lim 和 Tay（2015）的研究顯示，張力的多寡將預測介入是否能成功。[75] 他們的研究結果與多數專業人士應用在他們運動員的做法背道而馳，他們發現，較大的張力反而與較弱的效果量（effect size）相關（譯註：施用張力較大，效果較小）。

Page 於二〇一五的回顧性分析中指出，百分之二十五的貼布張力與正向且顯著的成果相關。根據目前的研究資料，將肌能貼布盡可能地拉到最大張力再貼在皮膚上，可能不是最佳的做法。

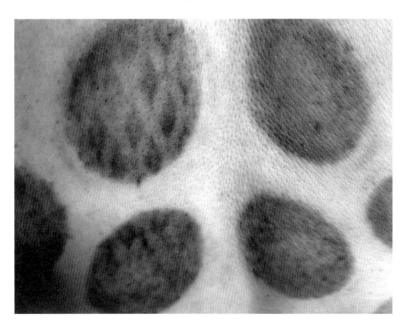

照片 3.3
貼肌能貼布後實施拔罐

圖中的例子是在拔罐之前貼了肌能貼布。第二天檢視拔罐後瘀血模式時，我們發現左側的圖樣。

需要注意的重點是，肌能貼布是在拔罐之前實施的，而不是在拔罐之後。這個結果可能可以被解釋為，Craighead 等人發現肌能貼布具有能增加皮膚血流的功能，且效果持續至使用貼布後三天。

總結，若你現在有對你的運動員使用肌能貼布，就繼續使用吧！因為對一部分的人來說，肌能貼布可能可以緩解疼痛和促進血液循環。即便它對其他人沒有效，肌能貼布肯定不會妨礙運動表現或導致疼痛，而最糟的副作用不過是黏著劑導致的輕微局部皮膚刺激。

抗刺激劑

當我們在電視機前看職業運動比賽時，幾乎都會看到涼感或熱感噴劑的廣告，或是在明星運動員身上有此類商品的廣告標章。我們將這類的產品和其他像是薄荷醇和虎標萬金油等歸類為抗刺激劑。

這些公司聲稱抗刺激劑產品有效果的理由與其他門閥控制理論的應用相似：當我們刺激 A-Beta 神經纖維時，將會刺激脊髓中能夠降低傳遞至腦部疼痛感覺的抑制性中間神經元。因此，大腦會解讀為周邊神經系統送來疼痛訊息較少。

A-Delta 神經纖維和 C 神經纖維不只是負責傳遞疼痛訊號，它們也傳遞與溫度有關的訊息。A-Delta 神經纖維傳遞有關冷的訊號，而 C 神經纖維則負責傳遞熱的感知。若是我們使用讓皮膚感覺熱或是冷的藥膏、藥布或噴劑，原本的疼痛將會被熱或冷的感受取代，或至少疼痛的感覺會減輕一些。

我們雖然很容易輕視抗刺激劑產品，或將它們視為偽科學，但在每個職業運動隊的選手休習室或練習場中，你都會看到數個運動員在他們不舒服的手肘、膝蓋或是肩膀上大量塗抹抗刺激劑類型的產品。這些運動員有著數百萬美元合約的身價，其中有許多人覺得他們必須在疼痛的狀況下持續參與比賽。我們不應該忽視他們在真實世界中測試抗刺激劑是否有效的試驗，即便這些抗刺激劑類型的產品所帶來的益處多半是來自心理層面的影響。

　　事實上，有些研究證據顯示，抗刺激劑對於短期的疼痛控制與緩解有些許益處。一份賓州州立大學（Penn State University）於二〇一六年發表的研究指出，使用薄荷醇可以增加血流量。[76]二〇一二年，Johar比較冰敷與薄荷醇對治療延遲性肌肉痠痛的效果，結果顯示薄荷醇有較多的正面效益。[77]

　　與肌能貼布相同，如果你的運動員想要使用薄荷醇或其他抗刺激劑作為他疼痛緩解或控制的一部分，這些產品可能可以提供些許助益。

精油

　　讀到使用精油來控制疼痛時，有些人可能已經開始翻白眼了。雖然許多西方運動醫學工作者對於替代性治療仍持有高度的懷疑態度，但在東方文化中，將精油應用在非藥物管理疼痛的策略，早已有數世紀的歷史。

　　支持芳香療法的證據並非只是傳聞。在二〇一四年由Stea等人發表的回顧研究中發現甜橙精油和生薑精油有止痛的功效，而聞薰衣草精油可以降低術後病人對止痛藥物的需求。[78]

　　Jun等人在二〇一三年測試聞尤加利樹精油對兩組近期剛經歷膝關節置換手術的病人的效用。他們發現，有聞尤加利樹油的病人，有顯著較低的VAS疼痛評估量表分數 —— VAS疼痛評估量表為以視覺或圖像類比的疼痛評估量表。而且，使用芳香療法組別的血壓也比較低。[79]

　　雖然只用芳香療法治療疼痛並不是聰明的選擇，但在臨床工作中，加入某些嗅吸式或塗抹式的精油，可能還是會有正面的幫助。

臨床錦囊

緩解疼痛的工具（但不限於以下工具）

- 受控、保護的且漸進式的關節活動
- 冰敷
- 電刺激
- 乾針
- 肌能貼布
- 拔罐
- 精油

總結

　　疼痛是受傷後相當棘手的環節。如同我們之前所討論的，疼痛是個人化、主觀且具有文化特性的。

　　它因人們的記憶不同而異。它會根據任務而有不同的情境，並且在腦中也沒有專屬管理疼痛的中心。有時候，即便沒有周邊的疼痛刺激，疼痛的感受仍會存在。在這個以功能性復健為主流的時代，臨床工作者有時會低估了管理病人疼痛的重要性。

　　但是，在有疼痛的狀況下，身體動作會產生變化。[80]因此，當我們治療病人時，疼痛管理應該是我們優先處理的重點之一。本章節提到了一些常見和相對不常見的疼痛管理技術。

　　若有些技術超過了你專業實務操作的範疇，請與能夠協助你判斷這些技術是否適合你客戶的健康照護專業人員建立良好關係。

CH4

第四章 | 局部的動作鍊

一旦我們確認疼痛真正的源頭後，就該聚焦在受傷或失能的區域，著手治療患處或重建功能。重建受傷部位局部的動作鍊讓我們得以將受傷部位與身體其他部位「重新連結」起來。舉例來說，當我們在治療某個膝前疼痛的病人時，雖然處理的症狀可能是疼痛、腫脹和受限的膝關節活動度，但造成上述症狀最根本的原因，很可能並非來自膝關節前側。

病人的症狀可能來自明確造成疼痛的病灶，但也可能不是。若是你的病人疼痛的成因很明確，例如髕骨軟骨軟化或髕腱發炎，那麼造成疼痛的原因可能來自足、踝、髖其中一個關節的生物力學結構失能，也或許是以上三個關節失能綜合起來的問題。相對於處理病灶時著眼於症狀部位，解決局部動作鍊的問題將能針對症狀潛在的成因處理。

為了重建局部的動作鍊以便進一步整合成更進階的人體功能性動作，首先我們必須確認導致症狀的原因，處理症狀的源頭，並且利用矯正運動整合整個動作鍊。症狀成因（動作鍊）的重要性，就跟我們稱之為「疼痛源頭」的症狀來源一樣重要。

每當我發表演說或撰寫文章討論局部動作鍊的重要性時，有時候會聽到一些反對的聲音，比如「你必須宏觀地看待人體」或者「你不能片面地看待運動員的動作」。我並不是禁不起批評，我也認同當運動員受傷後要回到競技運動場上，我們必須把運動員的健康視為一個整體，從比較全面的角度看待他的健康。

儘管如此，當我協助一位經歷肘關節手術，準備返回球場的棒球選手，但是他的肘關節伸展角度卻只達百分之六十時，此時的重點就必須以恢復肘關節和周邊組織結構該有的活動度與動作功能為優先。雖然這位棒球選手腰椎與骨盆間的關係在我們思考整個動作的脈絡上也相當重要，但在處理的優先順序上，這並不是當前最重要的目標。

循序漸進的好處之一就是能在照顧運動員的過程中，以運動員為核心，掌握治療的藍圖，並且在藍圖中鎖定最重要的關鍵。當我們能夠具備更宏觀的視角全面看待一個人的心理和生理時，我們就是真正的專業人員，實質地在照顧我們的客戶。

客觀來說，即便一次只照顧一位運動員，我們也很難有足夠的時間解決他們從頭到腳所有的問題，遑論同時要面對很多位客戶的情況。

若是工作團隊的成員也能以本書的概念為基礎，用共同的理念面對客戶的問題，那麼作為一個治療師，我就能將重心放在當下最需要被處理的身體區域。以先前提到的棒球選手例子來說，最需要優先處理的就是肘關節。除了肘關節的問題外，我的夥伴們能另外找時間協助這位選手恢復腰椎—骨盆—髖關節的動作協調。這個專業團隊就能以運動員的最佳利益出發，將每個專業的強項放在最適合的位置上。

局部動作鍊的概念很廣，我們對局部動作鍊的定義是在整合成完整的動力鍊或人體動作前，必須優先檢查的局部身體結構。因此，並不單指上半身或下半身，局部的動作鍊可以橫跨整個身體。

在某些有著特定失能問題的人身上，即便兩個人在醫學上的診斷相同，需要處理的局部動作鍊問題也不盡然一樣。局部的動作鍊有許多不同的定義，可以是筋膜線、排列在一條線上的多個身體部位，可以單指上肢或下肢，也可以是脊柱等。

如果說在銜接復健與運動表現的模型概念中，處理疼痛的源頭是解決症狀來源（source），那麼處理局部動作鍊則是解決症狀的成因（cause）。由於我們會在其他部分說明症狀的成因，因此在這裡我們將聚焦在受傷後限制動作模式的其他因素。

若在受傷後你只關心身體宏觀的問題，便可能忽略受傷部位附近的重要細節，而這些被忽略的細節可能會影響該部位的功能，進而影響整體的動作效率。我們需要在局部的動作鍊花一些時間，以免人體在動作階段出現代償，使用這些代償動作短時間內可能不會有什麼問題，但長期下來可能發展成不良的代償模式。

幾年前我合作的一個棒球選手手肘脫臼，需要手術治療。術後，我們隨即開始控制腫脹，管理疼痛和關節活動度。雖然他的肘關節活動度逐漸恢復，但是他受傷的那隻手卻沒有辦法適當地跟身體其他部位協調地活動。他習慣將手收在身體一側，只有在明確給他指示時，他才會屈伸手肘或旋轉他的手。當我們要求他伸手拿取身體前方或身旁的東西時，他卻沒有辦法完成動作。

顯然這個選手後續復健最主要的問題並不是手肘，那只是疼痛的源頭。當前更大的問題出在局部的動作鍊上，因為他無法做出手臂離開身體的動作。他的肩關節很快就會成為最大的問題。在這個案例中，他的上肢關節就是局部的動作鍊，我們有個更大的問題該解決。當他延伸手臂時，沒有使用整個局部的動作鍊來完成動作，最終他的肩關節就會開始僵硬，而實際上這也是他後來的狀況。

雖然本章會繼續探究局部解剖學上的問題將如何牽一髮而動全身地影響其他部位，但最重要的是找到你客戶有根本問題的局部動作鍊。局部動作鍊必須處在正常的運作下才能適當地與全身的動作整合在一起。在上述的例子中，如果這個運動員連把手伸出去拿起他晨間咖啡的能力都沒有，他就絕對不可能用他的上肢完成揮棒動作。隨著本書的章節鋪陳，我們將會為讀者的評估添加更多全身性以及生理—心理的元素。

局部的症狀並不代表
這只是局部的問題

看看下面這個故事，一位因為投球慣用手肩盂唇撕裂而傷停的棒球選手經過我們保守治療的復健後，仍然沒有完全恢復功能，並且持續在投球的過程中感到疼痛。這樣的情況下，看起來手術是勢在必行。

有一天，我在運動防護室裡看到他坐在一張桌上剪腳趾甲。他的右腳大腳趾有嚴重的趾甲內嵌，正好和他投球受傷的右側肩關節同一邊。

接下來請讀者耐心看我如何將這些線索連結起來。這個選手因為腳趾甲內嵌的問題已經疼痛了好幾個禮拜，症狀甚至比肩關節的問題更早開始。想像一下如果他在投球的過程中，大腳趾推蹬地面時就會產生疼痛，他就必須稍微改變動作來閃避。為了代償疼痛的大腳趾，在投球過程中，他不自覺地將右腳的足掌外旋。

這個些微的右足掌外旋可以讓他的足踝增加一些空間，在推蹬的過程中，身體的重心轉移到到中足的位置，減輕了施予在疼痛大腳趾處的壓力。然而，為了讓足掌外旋，他必須連帶做出髖關節外旋的動作，而這個動作使他在投球的過程必須將腰椎骨盆髖關節複合體打開。由於下半身向外旋轉，他的手臂因此稍微滯留在身體後方，使他在投擲的揮臂晚期出現不該有的肩關節水平外展角度。當他以這個不良的姿勢投球，在從揮臂晚期到加速期的過程中，他的上肢肌肉必須要有強大的離心收縮力量來協助手臂減速。

有沒有可能是揮臂晚期出現的過度肩關節水平外展角度和不良姿勢導致可能早已撕裂，卻尚未出現症狀的盂唇開始疼痛，而使它需要進一步的手術治療呢？很有可能。

當然，這個選手的肩關節之所以開始出現症狀肯定有很多原因。然而，這個看似是「逐步發生的肩關節疼痛」，卻讓他的肩關節在沒有原因的狀況下受傷了。

當時，他的投球課表並沒有改變，也沒有練習新的投球動作，訓練上也沒有太大的變化。是否有可能是看似無害的趾甲發炎問題最終引起或導致更為嚴重的肩關節傷害呢？上述提到因腳趾甲發炎導致的下肢問題可能形成一連串動作失能的骨牌效應，而當新的動作模式成為投球的代償動作時，便導致了上肢的傷害。

動作評估是個可以在失能的代償動作形成更大的問題前，讓我們先檢視這些動作上問題的好工具。我們將會在下個段落討論一些動作評估的方式。

動作評估

　　動作評估是一個很廣的主題，根據目前的資料，沒有哪一個動作評估系統已被證明比其他的評估系統好或差。評估的結果需要依賴臨床工作者和肌力與體能教練在評估方面的經驗，也需要將動作評估的藝術層面和科學層面（譯註：主觀與客觀的面向）納入考量。

　　現在有很多方法可以評估或篩檢動作，有些系統相對於其他系統來說屬於比較客觀的評估方式。以下提到的僅是一些我會使用的評估技巧，但並不是我日常工作會用到的所有工具，也不是目前在動作評估領域中所有的評估系統。

　　當你閱讀這個章節時，你可以想想你是如何評估動作的，並且思考是不是有什麼方法可以改良它。

功能性動作篩檢 (FMS) 與精選功能性動作評估 (SFMA)

　　當我們嘗試辨識錯誤的動作模式以及背後可能的限制因素時，可能會不知從何處著手。幸運的是，Gary Cook、Lee Burton 和他們的功能性動作團隊已經為我們建立了一套客觀的測驗，可以用來評估動作品質。FMS 藉由七個簡單的測試，用簡易的方法和最少的器材來評估動作。

　　SFMA則以FMS的評估動作為基礎，進一步將每個功能性的動作模式拆解成更小的動作元素。這能夠幫助臨床工作者從更小的動作元素來推敲更深入的問題。

　　我曾參與第二屆的SFMA課程，並且持續將SFMA和FMS整合到我的臨床工作中。不論你面對的是職業運動員、假日型選手、沒有經過運動訓練，或久沒運動的一般人，這些評估和動作篩檢的方法都很簡單、有效而且皆可通用。若你需要一套快速、標準化且有重複性的方法來確認究竟是局部動作鍊上的什麼問題影響了你的客戶，阻撓運動員重新回到運動場上，使用FMS和SFMA會是個很好的開始。

　　除了找到受限的動作模式外，FMS和SFMA也可以幫助你發現身體的弱環節、不平衡和不對稱的狀況，這些都是如果放著不管，很有可能會增加受傷風險並且使運動表現受限的原因。[81]

　　所有的動作評估系統都有其各自的限制，FMS和SFMA也不例外。[82,83,84]然而，當我們設定動作評估的目標，就可以比較該客戶在不同的時間點的差異。

　　許多單位苦於蒐集、解讀與利用數據，這些資料就像「最佳指標」，能夠預測哪位運動員會受傷，哪位不會，這是每一個職業運動團隊和大專層級的運動團隊殷切想要瞭解的事情。然而，在缺乏大數據的情況下，我們通常只能比較運動員個人的數據。對運動員來說，任何巨大的數據變化都是警訊，不論這個變化在一開始看起來是正面或負面，都需要被注意。例如，若是在賽季和賽季間，關節活動度大幅改變就是個警訊；年度與年度間身體組成劇烈地變化也是警訊。

　　警訊最終可能會成為問題，也可能不會，但我會將這些改變記錄下來，監控每一件可能會發生在運動員身上的事。最起碼，動作評估為我們提供每一位運動員受傷前的基準線作為監控標準，並且能夠在必要的時候做適當的處理。在下一章，我們會根據FMS和SFMA的討論基礎，繼續談談心理動作控制。

揚達療法

Vladimir Janda 是一名捷克的醫師，因為感染小兒麻痺病毒，一生飽受小兒麻痺後遺症之苦。他畢生致力於疼痛、移動能力、肌肉測試和肌肉功能等的研究。同時，他也是提出上交叉症候群和下交叉症候群概念的人。你可以在附錄四找到關於交叉症候群更詳細的描述。

Janda 提出人體六大基礎動作模式理論，用來定義人所有的動作控制。[85] 這六大分別是髖伸展、髖外展、軀幹捲曲、頸椎屈曲、肩外展和伏地挺身。

他認為在動作的過程中，肌肉收縮的順序以及代償模式在臨床上都有重要的價值。這個部分我們會在第五章心理動作控制的部分做更多討論。Janda 也認為，一個人是否能以良好的姿勢啟動這六大基礎動作，也能提供給臨床工作者解讀病人動作控制的資訊。

除此之外，Janda 也是呼吸評估的擁護者——當一個人吸氣和吐氣時，呼吸評估著重在檢視呼吸的附屬肌群是否出現協同肌主導的代償。

他的其他評估考量還包含肌肉長度測試，用來辨別肌肉是傾向緊繃或是無力，這奠定了上交叉症候群和下交叉症候群理論的基礎概念。他還認為藉由觸診所做的軟組織評估是檢查一個人的動作品質的重要憑據。

在附錄四你可以找到 Janda 評估的表格，其中囊括了六大動作檢測、姿勢評估和呼吸評估的內容。本書提供這份評估表是為了讓讀者能更方便地實施 Janda 評估。

翻身能力評估

　　當我們在評估成人的動作時，檢視翻身、爬行這些人類在動作發展上的指標，可能會是有用的資訊，但也可能沒有太大意義。然而，當我們在訓練運動專項是以旋轉動作模式為主的運動員，比如高爾夫球選手、棒球選手或網球選手時，評估能力可以給我們一些很有價值的訊息。

　　評估翻身動作可以讓動作學家更瞭解一個人是不是有能力在動作的過程中，協調地運用上肢、軀幹和下肢。[86]然而，雙側翻身能力的問題比較多代表的是一個人在動態神經肌肉控制順序的異常，而不是真的有哪裡太弱。雖然這項動作評估工具的效度、對施測者的再測信度，以及在預測傷害發生的應用目前仍不清楚，但是這個測驗可能可以針對不同程度的活動度、神經肌肉控制和旋轉動作啟動順序提供有效的訊息。

姿勢評估

　　許多人可能不會將靜態姿勢評估當作動作評估的一種，但我認為靜態姿勢評估與動作評估可以被歸類在同一種分類裡。舉例來說，若有朋友這樣問你：「我要怎麼走才可以到達機場？」你會先反問他：「那你現在身在何處呢？」因為，若是不知道你的朋友目前處於哪裡，你便無法知道要給他什麼指引。上述的例子就是姿勢跟動作之間的相對關係，靜態姿勢是所有動態動作的起點。

　　評估姿勢的方式很多，簡易的方式包含利用牆上的格線和鉛直線來檢視靜態姿勢，另外 X 光或 3D 分析這類高科技的儀器也可以用來做姿勢評估。[87] 每一種評估的方法當然也有各自的限制，包含費用、需耗費的時間，甚至是輻射的曝光量等缺點。而這些評估方法的效度目前都還尚未被驗證，而且針對評估結果做有意義的資料解讀也多半是留給臨床工作者自己決定。

如上所述，Vladimir Janda 提出的交叉症候群理論可能可以協助臨床工作者由姿勢評估，判斷出其中有哪些有意義的資訊。[88]

肌力測試

現今健康照護人員所使用的徒手肌力分級方式是由 Florence Kendall（一九一〇年～二〇〇六年）所提出的。在她出版的《肌肉：不同姿勢與疼痛下的肌力測驗與功能》（*Muscles: Testing and Function with Posture and Pain*）一書[89]（共有五版）中，Kendall 概述了肌力測試的重要性，並且描述了該如何針對不同的成因改善肌肉無力的問題。她為眾多的臨床工作者提供了客觀的方法來測試肌力，並將測試結果分級。她知道，若是一個人的肌肉沒有正常的肌力表現，就不可能完成正常的動作。

Kendall 提出的徒手肌力測試的細節相當複雜，我建議讀者可以閱讀她的著作以進一步瞭解其中的概念。不過，簡單來說，就是以零到五分為肌肉力量評分。

肌肉可以在抵抗重力或不抵抗重力的情況下收縮。如果肌肉收縮所產生的力量不足以抵抗重力，最多能在徒手肌力測試中得到兩分，這在 Kendall 的肌力分級上是很差的分數。若一個人在不抵抗重力的情況下仍無法做出沿著水平面上的動作，但臨床工作者可以觀察到肌腱的凸起（譯註：表示肌肉有收縮）或是透過觸診可以摸到肌肉收縮，在徒手肌力測試中是一分，定義成「微動」。若藉由觀察或是觸診都完全感受不到肌肉收縮，徒手肌力測試的分數就是零分。

　　肌力與體能教練可能會覺得這些分級的方式很難以置信，但是對於處在疼痛狀態、剛受傷或剛經過手術的人來說，他們大部分的時候在都處在這種肌肉無法正常收縮的狀態。

　　若一個人可以在沒有其他阻力的情況下抵抗重力完成測驗動作，則得三分。若這個人具備完整的活動度，並且可以抵抗部分阻力則得到四分，表示肌力「良好」。若能在抵抗很強的阻力下收縮肌肉，並且維持測驗的姿勢不動，這就是俗稱的「臨界施力測試」，可以得到五分，代表肌力「正常」。

　　我們會優先處理受傷部位局部的肌力問題，一旦安全考量許可，才會在受傷後整合整個局部的動作鍊。這類的肌力測試和肌力訓練是為了能夠重新恢復日常的生活功能，與運動表現沒有什麼關係。當一個人無法在抵抗地心引力的狀況下移動肢體（譯註：意指連肢段的重量都無法承擔），那他肯定沒有辦法完成任何類型的基礎運動動作。從運動表現的觀點來看，每一條肌肉都具備適當的肌力是全身性強壯的先決條件。我們將會在第九章討論更進階的肌力表現。

　　這裡列出的動作評估只是一些讓專業人員能夠量化動作品質的範本，但這些數據能提供多少有意義的資訊，目前還欠缺足夠的研究數據，目前還沒有一種「正確」的動作評估方式。

　　你的經驗和學習背景對你如何評估動作有很大的影響。由於現在人們仍持續嘗試定義何謂「有效率的」動作，因此這些透過動作評估得到的數據應該如何解讀仍有待研究。你將會在在第七章體感控制的章節找到更多與此主題相關的詳細內容。

　　每個動作評估的發現都應該與有意義的功能限制、改善的目標和有針對性的治療連結。若是我們能夠做到這一點，便能讓我們的評估更有條理，並且讓治療更精準。

　　為此，我整理了一些我從物理治療學系畢業後持續使用的評估表作為範例，這些範例收錄在附錄二。利用這個表格可以確保我在評估過程中每一個客觀的發現都能對患者的生活有特定功能性的幫助，滿足我們嘗試達到的目標，並且確保這些介入的方法能夠實現這些目標。在協助每一位患者時，用這些表格確保做到上述提到的步驟，可以避免我實施不必要的治療介入，並且讓我和病患都能專注在治療的結果上。

徒手治療

　　一旦確認了需要處理的局部動作鍊後，利用徒手治療的技巧處理與之相鄰的局部動作鍊，長期來看可能對復健是有幫助的。徒手治療的選擇有很多，如果是由有經驗的專業人員操作，並且以恢復功能為目標，就沒有所謂「好」或「差」的技術，或是與其他任何一種技術相比「較差」的選擇。

　　從臨床工作者的角度來說，這都取決於哪一個技巧與你的評估和治療哲學能產生共鳴。Brian Mulligan[90]的徒手治療技巧並沒有比 Stanley Paris[91]的好，而 Stanley Paris 也沒有優於 Ola Grimsby。[92]這些人都是優秀的徒手治療師，各自發展出系統化的評估系統和治療骨骼肌肉問題的方法。

　　其他的臨床工作者可能會依據自己的理念選擇能引起他們共鳴的學派，或是選擇更適合應用在客戶身上的方法，而因此花更多時間鑽研該學派的徒手治療內容。然而，只要使用得當，這些都是很有效果的技術。

　　若你的工具百寶袋裡沒有徒手治療這個選項，那麼就去結交一個能夠幫助你解決客戶問題的徒手治療師朋友，如此就能在需要時將你的客戶轉介過去。雖說為了能專注在病人身上，我們都需要把自己的專業頭銜放在一邊，但上述的情況下，尋求擁有臨床骨科徒手治療認證（Clinical Orthopedic Manual Therapy, COMT）和美國骨科徒手物理治療師學院院士（Fellow of the American Academy of Orthopedic Physical Therapist, FAAOMPT）頭銜的專業人員可能會很有幫助。這些認證表示臨

床工作者在徒手治療的領域累積了大量時間的訓練，因此可能
會對你和你的客戶更有幫助。在需要徒手治療的階段，有執照
的按摩治療師也是值得尋求幫助的對象。

筋膜調理和內臟按摩

當你在思考如何處理局部動作鍊的問題時，也可以考慮使
用筋膜調理或內臟按摩。筋膜評估是個新興的研究領域，且應
該將其納入你未來的學習計畫之中。

筋膜是一層網狀的結締組織，包覆並交織在各器官、骨骼、
肌肉和血管之間。不同於固定在局部如韌帶和肌腱的結締組織
結構，筋膜橫跨多個局部動作鍊，並且在全身各層的組織間盤
根錯節。

筋膜是典型的結締組織，將我們的身體連結起來。下面是
三種主要的筋膜類型，由於它們在皮膚下深度的不同，因此經
常以不同的按摩技巧和工具來處理：

- 淺層筋膜
- 深層筋膜
- 漿膜下筋膜

淺層筋膜

人體的皮膚下覆蓋著一層淺層的脂肪組織，其下接著深層
的脂肪組織，而隔開深淺層脂肪組織的就是淺層筋膜。淺層筋
膜由膠原蛋白和彈性纖維不規則地排列所構成。年輕時，這層
筋膜富有彈性，而隨著我們年齡漸長會逐漸失去彈性，這就是

我們會長皺紋的原因。

淺層筋膜支撐著皮膚，筋膜中有許多血管，並且把肌肉和皮膚分離開來，確保在動作的過程中，肌肉和皮膚之間能適當地滑動。[93] 它是由膠原蛋白和彈性纖維所構成，足夠的彈性纖維能夠避免筋膜成為傳遞力量的角色。然而，淺層筋膜是由神經所支配，這表示淺層筋膜可能成為疼痛的源頭！[94]

每一條皮下神經和感覺神經都必須穿過深層和淺層筋膜到達皮膚。若淺層筋膜變得僵硬，神經可能就會被卡住而受限，接著在動作的過程中被刺激。

神經的疼痛會被動作誘發，但是在核磁共振、神經傳導檢查和肌電圖的檢查中會呈現陰性反應，因為這些診斷檢查無法辨識筋膜的緊繃。病患會被告知他們「很好」，而且所有的檢查結果都是陰性的，不過若是我們檢查淺層筋膜，就可能可以找到這些病患疼痛的原因。

圖4.1
淺層筋膜

淺層筋膜是由膠原蛋白和彈性纖維構成的，彼此以不規則的方式排列，將肌肉與皮膚分離開來，並且讓肌肉和皮膚之間能夠滑動。淺層筋膜由神經支配，這表示淺層筋膜可能成為疼痛的源頭。

每一條皮下神經都必須穿過淺層筋膜連接到皮膚，因此僵硬的淺層筋膜可能會造成神經疼痛。

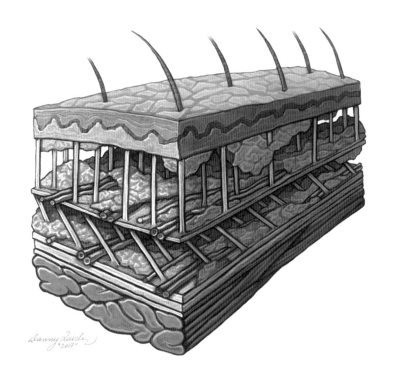

深層筋膜

　　深層筋膜比淺層筋膜更加緻密，有更多的纖維組織，排列更加規則，並且與骨骼肌肉系統直接連結。在身體的某些部位，深層筋膜和較深的淺層筋膜是連在一起的，比如骨頭的骨突點，以及手掌和足底的腱膜。這就是為什麼很難用手指把這些區域的組織「提」起來的原因。

　　深層筋膜在肌肉收縮的過程中能夠協助力量傳導，並且可以分成兩個不同的類型：腱膜化的筋膜（例如胸腰筋膜）和外漿膜筋膜。外漿膜筋膜和肌肉緊密連結在一起，例如軀幹的深層肌肉，並且幫助協同作用肌間力量的傳遞。[95]

　　瞭解深層筋膜可以傳遞力量後，將會挑戰我們過去對傳統肌力訓練和動作的理解。筋膜不只可以藉由同樣的運動單元傳遞力量，還可以跨越協同作用肌[96]，對「全身性的動作」而言扮演了關鍵的角色。

　　肌肉的肌束膜似乎是肌腱的延伸，進一步促進了深層筋膜力量的傳導。[97]瞭解深層筋膜在力量傳導上扮演重要的角色是我們在規畫運動表現計畫中重要的躍進。

漿膜下筋膜

　　第三種筋膜類型是介於深層筋膜的內層和漿膜之間，這些漿膜排列在身體的腔體周圍，包裹著器官並且提供支撐。[98]我們會在接下來談到內臟按摩的段落中，對這類型的筋膜做更詳細的討論。

　　隨著我們不斷探究人體以及人體如何以整體來運作，單一結構的概念正逐漸消失，而在解剖學上，認為人體的結構實際上是串連整個身體的想法逐漸興起。根據這種相鄰區域互相依賴的觀點，所有的組織間都應該是以最小的阻力相對滑動。這些解剖構造除了應該要能適當運作，還應該與動作鍊周圍以及沿線往上、往下的結構一起發揮功能。

　　從先前提到的膝關節疼痛案例來看，若筋膜或任何膝關節前後的軟組織在滑動時受到干擾，比如股四頭肌或是腿後肌，都有可能牽引到膝關節其他的結構，進而導致疼痛。

同樣的道理，過於緊繃僵硬的腓腸肌和比目魚肌，以及任何一條位於小腿的韌帶和肌腱都是一樣的。這個結構鍊可以一路延伸到足部，過緊的足底筋膜也可能是造成膝痛的原因，而沿著結構鍊往上到屈髖肌和臀肌也是可能是造成膝痛的原因。

對於覆蓋在膝關節上下，或側面局部動作鍊的肌肉、肌腱和韌帶外層的筋膜層的限制也是如此。我們不能只看局部的疼痛或症狀來幫病人解決問題或恢復完整的功能。我們只能藉由在整個系統中找到軟組織和筋膜的異常，才能根據最新的研究發現解決特定問題，並且改善組織健康與整體的功能表現。

解決軟組織的限制、沾黏和疤痕組織的問題有很多種方法。沒有哪一種方法是絕對正確或錯誤，只要該技術是臨床工作人員的專長且受過應有的教育訓練，所有技術都可以是合適的選擇。

當你在復健到運動表現的過程中，開始把你自身的介入方法分類到這個過程的某個類別時，你也許會發現自己的專業領域在這個過程中能扮演重要角色的位置。接著，你就會發現有些地方你需要累積更多經驗，或是哪些地方需要與具備這些專業能力的同儕搭建起合作關係。若徒手治療的技巧不在你的專業範疇中，為了對你的客戶更有幫助，結交一個具備這種能力的專家吧！

接下來討論的內容並不是解決軟組織問題的所有方法，我只是列舉幾個我自己在臨床上經常使用的技巧。

筋膜

筋膜的調理不只會被我們給予在這個特定組織上的外力所

影響，還與筋膜和肌肉間的關係有關。調整筋膜的方式有很多，有些調理的方法會比其他方法更讓人覺得舒服，但目前由於幾乎沒有證據顯示這些方法對患者和功能改善的結果有什麼不同，因此無法判斷哪一種方式最有效果。

由於筋膜集結在皮膚底下，並且直接和肌肉連結在一起，因此有些人認為任何的人體動作都是筋膜的動作。

臨床工作者和運動表現教練等專業人員都已經搭上 Thomas Myer 的《解剖列車》(*Anatomy Trains*) 行列。Thomas Myer 是最早開始談「筋膜列車」概念的人之一。透過他提出的概念，我們已經能夠更加自在地討論與處理骨骼肌肉系統的筋膜問題。我們將會在本章「解剖列車」的小節探討更多相關的概念。

更深入一些：內臟按摩

內臟按摩是其中一種筋膜調整的特殊形式。為了能徹底瞭解內臟按摩，我們需要重新思考人體的器官是如何懸掛在軀幹之中，以及如何附著在我們一直談論和研究的這些結構上。

你聽過十二指腸懸肌 (ligament of Treitz) 嗎？在十二指腸和空腸的交接處，有一條束狀的平滑肌延伸到橫膈腳。這就是十二指腸懸肌，其功能就如同懸韌帶。右側的橫膈腳中間有食道穿過，而這條十二指腸懸肌也間接與食道相關。

快速複習一下相關的解剖構造：

- **左邊和右邊的橫膈腳分別向下延伸至第二與第三腰椎，有些人甚至認為它們延伸連結到更下段的腰椎。**
- **腰肌向上延伸至第一腰椎，橫膈肌也附著於腰肌上。**

屈髖肌群附著於下背和橫膈肌，而且橫膈肌連接在背部，並且藉由十二指腸懸肌連接在小腸上。

既然知道軟組織與內臟筋膜在許多位置都相互連結，我們為何仍然把我們的思考單一地局限在肌肉上呢？當我們在檢視髖關節和下背的問題時，為何不處理這條韌帶或小腸呢？我們為何沒有將消化系統的問題和身體的問題連結起來呢？

我認為是因為這些牽涉到內臟，對大部分主要處理骨骼肌肉系統的治療師和肌力與體能教練而言，內臟相關的問題是很令人畏懼的。上面提到的只是其中一個內臟與骨骼肌肉系統相互連結的例子，如果我們打算全面地瞭解骨骼肌肉系統，就必須理解筋膜對人體動作的重要性，以及筋膜和內臟的關係。

當我們處理筋膜時，除了去瞭解這個組織是如何與人體器官相互作用之外，沒有其他更好的方法了。與運動醫學領域相比，醫學中的其他領域相對可以從容應付器官、內臟、軟組織和其他功能障礙引發的症狀。尤其是在處理身體疼痛的時候。舉例來說，在內科領域，我們知道腸胃失能或是像胃食道逆流這樣發炎的狀況會導致食道疼痛。同樣地，腎結石也會以下背痛的方式呈現症狀。在心臟病學方面，胸口和左肩疼痛是心臟

圖 4.2

十二指腸懸肌

這條韌帶是說明器官是如何懸掛在人體之中，並且連接在其他體組織上的其中一個例子。

瞭解人體有一條韌帶直接將小腸和橫膈肌相連在一起這件事，拓展了我們的認知。十年前，我們將關注放在腰椎的穩定性，然後我們發現胸椎與髖關節的活動度與腰椎的穩定性息息相關。

接著我們明白因為解剖構造相互連結的關係，呼吸對胸椎和腰肌有深遠的影響。現在，我們知道橫膈肌是直接藉由韌帶和其他器官連結在一起。

這只是眾多案例中的其中一個，讓我們瞭解內臟器官活動度的好壞對骨骼肌肉的結構有直接的影響，反之亦然。

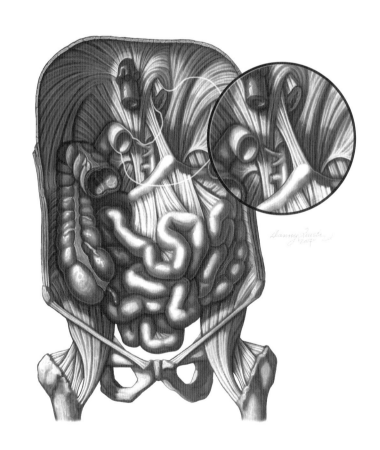

病發作其中一個常見的指標。當我們在治療生理上的問題時，需要以類似的全面性思考來理解身體不同系統間的關係。

其中一個讓我對內臟按摩印象最深刻的頓悟時刻，是在我和一個早年曾經做過椎間盤退化修復手術的朋友一起去上課的時候發生的。雖然在手術過後她逐漸恢復，但當時她大概只恢復了八成，並且她的下背和腹股溝常出現隨機、中等程度的疼痛。

在課程其中一次分組練習時，我們在彼此的身上操作了乙狀結腸的處理技巧。當我開始處理老師強調的部位時，很明顯地，我無意中發現了朋友疼痛的根源。

經過幾次內臟按摩專家的治療後，她重新找回了更多的功能，並且不再疼痛，這是傳統療法三年以來始終沒有辦法做到的事。這次的經驗向我直接展示了當我們在處理局部的動作鍊問題與疼痛時，針對內臟著手可能會帶來很大的不同。

許多研究都證明了這個關聯性。[99] 在處理慢性的腰椎不適時，只著眼於髖關節的活動度、神經的問題和核心穩定有時候可能是不足的。你不需要知道如何評估或治療內臟和筋膜的問題，你也不需要理解它們兩者之間和它們與其他軟組織間的關係。因為這牽涉到非常專業的評估和處理技巧，所以你只需要去認識一個懂這項專業的人就可以了。

你的轉介可能可以確認內臟和筋膜是否是導致某個足球選手的運動員疝氣或某個高爾夫球選手下背痛的原因。我們要記得去治療那個引起症狀的來源，同時也要處理造成這些症狀的源頭。

在筋膜研究的領域有幾位領航的拓荒者。若你從沒聽過下列的任何一個人，或從未讀過他們的作品，請把他們的著作排進你的閱讀清單中。這些都是非常有影響力的人，除了在筋膜的研究上，他們也在協助我們瞭解如何將這些研究結果應用在臨床上有相當程度的貢獻。

STECCOS 家族

義大利的物理治療師 Luigi Stecco 在過去數十年來一直是筋膜解剖研究的先驅。近幾年，他同為醫師的女兒 Carla 和兒子Antonio持續在這個領域傳承他的研究。Stecco學派的創新發現和近期的研究都顯示，肌肉收縮所產生的力量不僅會分布在這些收縮的肌肉上，力量同時也會沿著筋膜線分布。[100]

Steccos學派將人體分成不同的區段，而這些區段都有各自不同的肌筋膜單位。肌筋膜的動作向量在每個肢段會聚合在一起，組成肌筋膜單元，形成Steccos學派中所謂的協調中心。[101]

從復健的觀點來看，協調中心是相當有趣的概念。因為這些協調中心與肌筋膜的激痛點以及針灸穴位的位置吻合。[102]這也提醒了我們，當來自不同歷史背景的訓練學派帶著不同的觀點卻同時證實了這些區域的重要性時，這些區域可能真的有相當的影響力。這些肌筋膜線貫穿全身，證明了筋膜調理和治療不能僅止於局部的動作鍊，而需要以宏觀的視野看待。[103]

Stecco另一個關鍵的成就聚焦在造成筋膜緊繃的原因。研究已經證實玻尿酸是由位在深層筋膜內層的筋膜細胞所製造。[104]玻尿酸位於深層筋膜和底下肌肉之間的間隙，同時也遍布在肌肉周圍的結締組織和個別的肌纖維之中。深層筋膜層的玻尿酸確保了這些相鄰的組織彼此之間能夠順暢地滑動。當玻尿酸的密度發生變化，組織間的滑動就會改變，並且可能會導致肌筋膜的疼痛和失能。[105,106]

沾黏、硬化和疤痕組織這三者之間有很大的不同。沾黏指的是兩個平面彼此無法適當地滑動，而硬化指的是深層筋膜間結締組織的黏彈性出現變化。疤痕組織則是一種因為受傷後，膠原纖維為了填補傷口而形成的實質改變。在發炎反應的過程中，第三型膠原蛋白在受傷的區域生成。如同前文談到的，與受傷前軟組織內的第一型膠原蛋白相比，第三型膠原蛋白的共價鍵較弱、纖維較小，並且以較為不規則方式的排列。[107]

結論是，在實施處理軟組織的技術時，藉由輔助工具做的軟組織鬆動術和按摩可能並不會「破壞任何組織」，而是提高玻尿酸的溫度，改善了組織間潤滑液的密度，降低組織的僵硬程度，進而改善活動度。[108]

雖然目前有很多不同的理論可以解釋為什麼任何一種以工

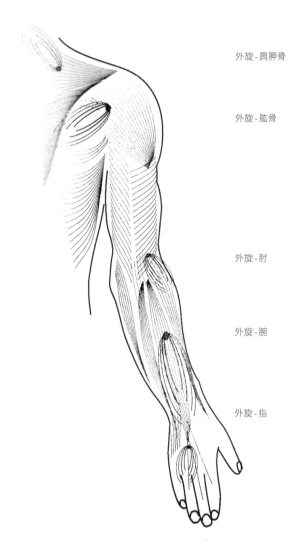

外旋 - 肩胛骨

外旋 - 肱骨

外旋 - 肘

外旋 - 腕

外旋 - 指

圖4.3
Stecco 的分類模式
Luigi Stecco 及其學派定義
的筋膜動作向量。

具來輔助軟組織鬆動的方法都有效果,不過如同隨後於「工具
輔助軟組織鬆動術」的小節所闡述的,單純將組織溫度升高,
可能就是減輕病人疼痛和改善功能所需要的了。

　　當我們使用按摩技巧或是輔助鬆動軟組織的工具時,能讓
玻尿酸潤滑劑的溫度升高,改善它的黏彈性,進而促進筋膜層
與肌纖維之間的滑動。當組織能夠更順暢地滑動,就可以降低
病人主觀「僵硬」的感受。

　　提升筋膜溫度可以改善深層筋膜的黏彈性,並且改善深層
筋膜對伸展的回饋和回彈能力。[109]這樣的回饋,可能可以降低

遲滯現象,降低組織在承受負荷週期間所流失的能量。如果我們能夠降低負荷週期的能量流失,便可以讓動作更有效率。單從組織溫度的角度來看,這就可以說明活動前「熱身」的必要性。

在肌肉與筋膜間和在深層筋膜內的玻尿酸黏彈性,對組織的彈性和剛性有很大的影響。若組織間的液體保有正常的黏彈性,這些液體便能在肌肉上順暢地滑動,並且讓肌肉在不造成疼痛的情況下發揮最大潛能的收縮。不過,若是這些液體的黏彈性出現變化,筋膜將會阻礙肌肉收縮,影響力量輸出和阻礙動作,有時還會造成疼痛。[110]

對治療師而言,最主要的意義是當我們在做筋膜調理時,實際上是在處理造成活動度受限的軟組織沾黏,以及改變決定筋膜彈性的液體黏彈性。

解剖列車

Thomas Myers 集結他的作品,出版了開創性的著作《解剖列車》。Myers 最具影響力的貢獻是致力於打破「人體組織是獨立運作」這個迷思。他提出的概念推廣了過去沒有被承認的觀點,亦即筋膜建構了一個相互交織、遍布全身的網絡,並且對人體的動作品質和功能有重要的影響。

相較於把人體看成各別獨立的腔室單位,Myers 認為我們應該是由不同的肌筋膜鍊所組成的。他將啟發他研究的功勞歸於魯爾夫治療法(Rolfing)的創始人愛達‧魯爾夫(Ida Rolf)說過的一句話:「人體是靠筋膜連結起來的。」

若筋膜正確地滑動而且具有正常的彈性,肌筋膜的力量就能夠沿著筋膜線發揮它最大的潛能。然而,若是在筋膜線上有任何一個部位無法正常滑動,或不具備良好的反應,該處就會影響力量的傳遞。只要有一個地方是僵硬的,就會向上、向下影響到整條筋膜線。

動作肌筋膜整合模型(Kinesis Myofascial Integration Model),是一套包含十二種深度漸進的動作教育與徒手治療的治療方案,它就是 Myers 筋膜線和結構整合理論最實際的應用。[111]

Krause等人[112]曾經做了一個系統性的回顧文獻,希望可以從力量傳遞的觀點找到支持筋膜鍊的研究證據。雖然有中等的證據力顯示,在淺背線、前側功能線和背側功能線三個過渡區域有力量的傳遞,但由於這些研究中力量傳遞的方法與對結果的測量方式並不相同,因此各個研究所提供的證據很難被放在一起比較。未來我們需要更多的人體研究,來確認這些「解剖列車」力量傳遞的理論在解剖學上的正確性。

筋膜健康 (FASCIAL FITNESS)

Robert Schleip是德國烏姆大學 (Ulm University) 筋膜研究計畫的主任,同時也是歐洲羅爾夫協會 (European Rolfing Association) 的研究主任。Schleip是另一個在筋膜解剖領域有重要貢獻的人,尤其著重在瞭解筋膜的活動度、收縮能力、彈性和含水量如何影響人類的動作及運動表現這些方面。

除了研究筋膜的生理層面之外,Schleip和他的研究團隊持續在探索筋膜的物理特性和神經系統之間的關係。他們發現筋膜和自主神經系統的關係密切,這表示刺激感覺受器會影響組織的張力。在當我們在治療運動員時,需要非常留意我們試圖恢復功能的組織與神經子系統之間的筋膜。[113]此外,許多研究者都認同筋膜內有大量的感覺神經[114,115],使其成為一個非常重要的感覺器官,能夠傳遞牽張、剪力、張力以及本體感覺。

另一個由Schleip提出概念中得到的訊息是他和Divo Muller、Thomas Myers和Kinesis團隊一起合作的筋膜健康合作案。這個合作案應用了最新的筋膜研究,以更仔細且全面的方式訓練,且其重點不只是在肌肉的刺激和回饋上。

根據筋膜健康訓練的方法,筋膜具備儲存能量和釋放能量的能力,使其對整個骨骼肌肉系統的活動度和穩定性來說是個至關重要且動態的結構。考量到筋膜包覆著肌肉,且其中的個別纖維都是由肌外膜、肌內膜和肌束膜組成的,那麼深層筋膜之所以能夠扮演力量傳遞的角色就說得通了。[116]

若訓練負荷適當而且有給予足夠的恢復,筋膜對訓練的適應反應就跟肌肉、肌腱和韌帶很像，會在適當的訓練下變得更強健、更有彈性，並且更有力量。但是，若是訓練負荷太強、恢復不足，訓練的變化性又太低，筋膜就會產生受限、沾黏而且失去彈性的狀況。這意味著它不再能夠傳遞肌肉收縮產生的力量，因而降低了肌力增加帶來的效益。

為了幫助教練、治療師以及他們的運動員，筋膜健康針對如何改善筋膜的水合狀態、可塑性、協調性和恢復能力提供了一份指南。這份指南同時也提供了一些可以用來改善幾乎任何類型的運動模式中筋膜功能的運動。[117]

胸椎、腸道和自律神經系統的平衡

當我們在處理特定局部動作鍊的失能問題時，某些特定部位跟神經子系統之間的連結是另一個需要考慮的因素。舉例來說，胸椎和腸道自律神經系統的平衡有著內部的關聯。

過去我對每個有胸椎旋轉、伸展不足的客戶都使用激烈的胸椎鬆動手法來幫助他們解決問題。但當我對於胸椎和自律神經功能之間的關係有更多的瞭解時，我發現過度刺激或者過度鬆動胸椎可能會誘發戰或逃（fight-or-flight）反應而使問題變得更糟。在這種情況下，鬆動胸椎可能有助於改善胸椎的活動度，但得付出讓交感神經系統被過度刺激的代價。

比較好的做法應該是讓客戶專注在橫膈呼吸這個較為緩和的脊椎運動，因為這些緩和的運動能讓人更容易做出旋轉的動作。這會舒緩那些可能影響脊椎和肩部力學的緊繃感，而且不會反覆觸發交感神經的「開關」。

以呼吸為主軸的胸椎運動同時也能讓我們解除身體其他部

位的限制，例如肋骨、頸部、前鋸肌、後鋸肌和闊背肌。控制良好的呼吸能促進副交感神經的「休息和恢復」反應，可以幫助減緩因為疼痛造成的肌肉張力。

腸道是另一個與交感神經、副交感神經平衡密切相關的部位。Yoga Tune Up 的 Jill Miller 將腹部按摩和倡導以腹部按摩刺激迷走神經，及其這對副交感神經反應的重要性推廣出去。

迷走神經是人體最長的腦神經，從腦部一路延伸到腸道。[118] 它同時具有內臟纖維和體神經纖維，這表示迷走神經會影響肌肉和器官。

Jill 的「腸道碾壓（gut smashing）」技術可以舒緩緊繃的肌肉和筋膜內的硬化情況，同時也對內臟和副交感神經有正面的影響。由於腰肌附著在這個區域，因此對那些下背痛的人來說，腹部按摩可以得到意想不到的舒緩效果。腹部按摩甚至可以幫助排除淋巴管裡那些可能會影響免疫系統功能的阻塞。[119]

工具輔助
軟組織鬆動術

工具輔助軟組織鬆動術（Instrument-assisted soft-tissue mobilization, IASTM）是另一個愈來愈流行的徒手治療概念，可以用來解決一些棘手的局部動作鍊問題。雖然這個技術源自中國的刮痧，但當代在美國的工具輔助軟組織鬆動術卻是因為 Dave Graston 才開始蔚為流行。

工具輔助軟組織鬆動術使用一種材質為金屬、塑膠或是陶瓷的器具，其堅硬的邊緣給予軟組織剪力，以促進組織癒合。在使用的過程中，工具跟皮膚間的接觸面很小，在接觸面會使用潤滑劑以利器具順暢地滑動，因此多數時候運動員感覺舒

照片 4.1
HawkGrips 工具

工具輔助軟組織鬆動術是一種
進階的肌筋膜鬆動術，類似深
層組織的按摩。

藉由這個設計特殊的工具滑過
病人的皮膚時產生的震動，讓
臨床工作者能夠確認定位在軟組
織內的沾黏和筋膜的限制。

藉由用工具實施特定的治療手
法，可以協助病人恢復理想的
身體功能。

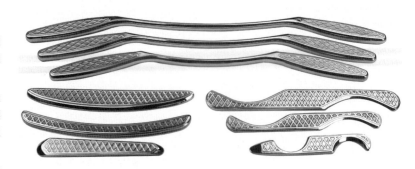

服。如果當這個工具在滑過局部動作鍊的過程中，有發現任何
增生的纖維，這會給臨床工作者一個警示，表示有一些不平整
的軟組織需要被處理。[120]

　　工具輔助軟組織鬆動術可以提供許多改善活動度的助益，
包含關節角度和動作控制層面。從生理學的角度，使用這些工
具誘發的微創傷，藉由刺激纖維母細胞 —— 負責生成膠原纖
維和彈性纖維的細胞，以及其他在軟組織修復過程參與的結
構 —— 可以重啟傷後身體初始的發炎反應。[121]

　　根據力學傳導理論，工具輔助軟組織鬆動術能夠促使第三
型膠原蛋白轉換成第一型膠原蛋白，藉此改善肌肉和筋膜的彈
性。[122] 有個研究發現，以工具輔助增加活動度的技術同時也加
快膝關節受損韌帶的組織癒合速度。[123]

　　從力學的角度而言，工具輔助的方法可以讓修復中的膠原
組織重新排列，藉此改善軟組織的限制和沾黏。[124] 從筋膜的角
度來看，組織溫度上升，可以影響玻尿酸的黏彈性。

　　此外，還有人認為工具輔助的軟組織鬆動術能讓循環和血
管得到一些益處，包括降低腫脹和增加血管的擴張，讓血液更
容易流到有狀況的局部動作鍊區域，好的血液循環不僅能帶來
養分，還能將受傷部位的廢物與毒素帶走。[125] 工具輔助軟組織
鬆動術也可以移除代謝廢物，並且為軟組織補充水分。[126]

　　除了這些正面的生理效益外，工具輔助軟組織鬆動術也被
認為有許多神經學上的益處。刺激肌筋膜纖維似乎能夠降低過

度緊繃的肌肉張力，同時也能改善與本體感覺和疼痛有關的周邊神經系統的力學傳導。[127]

　　利用工具鬆動軟組織也可能可以造成神經系統過度刺激，鼓勵神經系統恢復其正常的功能。[128]自從Don Chu在二〇〇四年向我介紹了這個概念後，工具輔助軟組織鬆動術已經是我工作中重要的一部分了。在那之後，我成功地駕馭了這項技術，特別是用在處理慢性傷害和反覆的肌肉、肌腱損傷問題。

拔罐與拔罐的好處

　　在沒有任何人向你解釋的情況下，如果你只是看到拔罐後留下的印子，可能會以為病人接受了不適當的按摩導致哪裡出了錯。雖然皮膚上鮮明的紫色瘀血可能會嚇跑醫療人員和外行人，不過這個東方的醫療技術可以有相當非凡的好處。

　　幾乎所有用來處理軟組織的治療法都是靠壓力的原理來改變組織癒合中第一型與第三型膠原蛋白沉積的方式。例如徒手治療是藉由壓力來還原內臟的運動性和活動性，並且增加關節內液體以及深層筋膜內玻尿酸的黏彈性。

　　拔罐則完全不同。不像其他以壓力為基礎的手法，拔罐實際上是利用負壓將皮膚和軟組織拉抬進入塑膠製或玻璃製的罐狀容器中——至少在罐體的中央。雖然在罐緣之下確實出現了壓迫力，但在罐體中央下方產生的卻是牽張力。

　　拔罐可以使用玻璃罐來操作，在罐內壁擦上酒精，再置入一顆點燃的酒精棉球為罐體加溫，製造負壓。或者，也可以使用塑膠罐搭配手動的抽氣筒和罐頂的壓力閥來拔罐，這兩種方式都可以在罐內創造負壓。

　　Huber等人[129]發現利用玻璃罐加上酒精的方法可以在罐

照片 4.2
拔罐的類型與機器

拔罐的類型和機器有很多種。但它們的作用原理是相同的：利用負壓拉抬位於下方的組織，降低作用區域的壓力。

雖然使用酒精和火焰被證實能夠讓罐內產生最大的負壓，但機械式的抽氣筒已被證實是最穩定的拔罐方式。機械式的拔罐機也被用於將治療兼施予的負壓標準化。

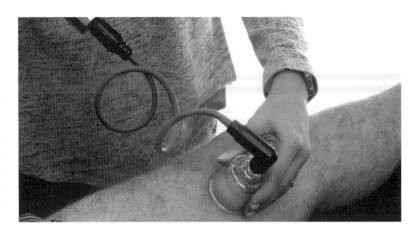

內製造最大的負壓，但是利用抽氣筒則是最穩定的方法。他們也發現使用抽氣的拔罐方式在使用者之間的信度很高（譯註：使用者間的操作穩定度較高）。對初學者來說，大概重複練習操作拔罐二十次，就可以和專業的拔罐人員操作起來無異，這表示這個技巧很容易學習。

雖然拔罐的機械性效果很主觀——人們通常在被拔罐後感覺比較舒服——但是拔罐之所以有效的原因目前還是未知。然而，拔罐確實對舒緩肌筋膜疼痛，改善受傷部位（反覆傷害或慢性傷害）的局部循環和增加軟組織的活動度有效果。

傳統中醫的醫者施行拔罐這個技藝已經超過兩千年，人們相信拔罐可以改善阻滯的「氣」，並且使這個提供生命力的能量不受阻礙地暢行全身。[130]

雖然西方針對拔罐的研究很少，但目前已經有幾篇研究提供了拔罐如何作用的資料。[131,132,133,134,135,136]

針對拔罐的效用有兩個理論：一個是生物力學的理論，另一個是循環的理論。Tham 的生物力學模型研究表明，在罐體內部中心點的位置組織張力最高，並且會延伸到罐體直徑零點四倍的位置，而罐緣下方是壓力所在的位置。[137] 以上這些資訊都還需要在人體試驗中被檢視。

這個由壓力轉變成張力的變化仍需要研究來檢驗在皮膚與拔罐器的交界是否有足夠的作用力，使沾黏或疤痕組織被破壞

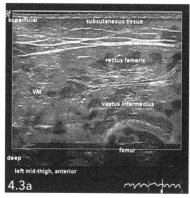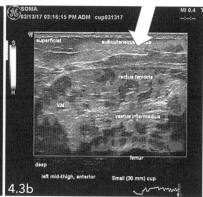

照片 4.3a 和 4.3b
骨骼肌肉彈性造影

骨骼肌肉彈性造影利用骨骼肌肉超音波的技術，偵測人體組織僵硬的程度。

如圖所示是骨骼肌肉彈性造影的範例，顯示在拔罐治療前後組織彈性的差異。

第二張照片中，你可以看見皮下的區域有比較多暗色的區塊，表示組織僵硬的程度下降。

這種軟組織僵硬的變化可以持續多久，或是這個改變在臨床上的意義有多大還有待觀察。藉由偵測組織的僵硬程度，可以讓我們對軟組織整體的健康狀況有一些瞭解。未來，彈性造影將會給我們更多有關軟組織治療的資訊。

或重塑。除了罐體中心的牽張力，由壓迫力轉換到牽張力的轉換區域，以及拔罐與其他徒手療法和 IASTM 造成的直接壓迫力的比較，都還有許多資訊有待研究驗證。

　　骨骼肌肉彈性造影發現，在拔罐期間和拔罐後的組織僵硬程度下降，同時也發現股四頭肌在拔罐期間和拔罐後組織的壓力較小。

　　骨骼肌肉彈性造影利用超音波偵測軟組織僵硬的程度。在照片 4.3，你可以發現在拔罐期間和拔罐治療前僵硬程度的變化。

組織癒合與血管再生

　　微血管循環的問題已經被研究證實是引起多數慢性疾病的原因。[138,139]「微血管循環」指的是介於小動脈、微血管和小靜脈之間的循環，是人體最小的血管。

　　當微血管循環因為疤痕組織生成而被破壞時，組織可能就無法得到足夠的血流來幫助組織癒合與營養物質的傳遞。同時，也會影響微淋巴管的代謝，讓組織間隙的液體滯留在受傷部位，可能造成周圍組織的續發性傷害。[140]

　　肌肉是透過再生和修復兩個綜合的機制來癒合。肌纖維的再生是藉由將衛星細胞分裂成肌原細胞，形成新的肌小管與受傷的肌纖維融合在一起。在受傷後，疤痕組織也會因為這個修補的過程而形成。上述的兩個過程必須取得平衡，肌肉才能夠有適當的組織癒合。[141]

受傷後，藉由血管新生的過程在受傷部位長出新的血管，這個組織的血管再生對組織癒合非常關鍵。若是沒有足夠的血管再生，癒合就會受到影響，而且可能會導致慢性、反覆的肌肉拉傷。[142]

當我們在某個區域拔罐時，血液會被集中到罐體下方的位置。一旦我們移除拔罐所製造的負壓後，健康的組織在有理想的微血管循環代謝下，聚積的血液會自然消散。然而，若是沒有好的微血管循環，因為負壓而聚積的血液就會停留在原處，於是我們會看見瘀血。

理論上，在拔罐之後，身體會對治療產生反應，藉由血管新生，生成新的小動脈、小靜脈和微血管來排除因為拔罐聚積的血液。身體需要多少時間代謝瘀血，取決於血管新生排除瘀血這個過程需要的時間。同時，人體會透過自溶（autolysis）的過程代謝任何受損、廢用並且會在受傷肌肉中限制血流輸送的血管。

拔罐還可以藉由增加拔罐部位的血流來稀釋發炎物質。此外，一篇研究高血壓患者的南韓研究發現，拔罐比藥物更能改

照片 4.4
拔罐治療的充血效益

拔罐的效果可以讓組織從皮膚呈粉色的微量出血到明顯瘀血。粉色的膚色變化通常是來自刺激皮膚時，局部釋放的組織胺所致。

拔罐時負壓會將血液帶往受傷的區域，瘀血因而產生。人體沒有內在的機制可以代謝這種血液淤積，因此血液停留在原地，於是可以看到局部的瘀血出現。

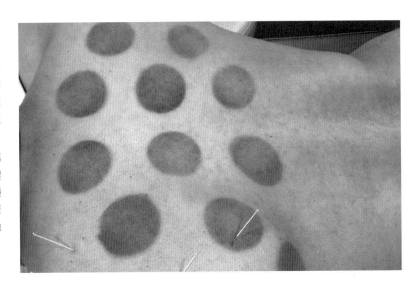

善血管血液回填。[143]

在缺乏研究支持和科學證據的情況下，有時我們只能尋求科學原則的概念來指引選擇治療的方向。雖然血管新生的理論以及血管新生和拔罐之間的關聯性在研究上還未被證實，但在科學的角度來說這絕對是站得住腳的。

拔罐和止痛

在疼痛理論的角度，拔罐可能可以藉由門閥控制理論來降低疼痛。近期Walker等人的研究針對一項觸覺敏感的神經纖維的新發現做討論，此觸覺敏感的神經纖維名為「C觸覺傳入神經纖維」。[144]

C觸覺傳入神經纖維會被慢速、力量輕微的觸摸所誘發，而且誘發此神經實際上可以抑制疼痛，和眾所周知負責傳遞痛覺的C神經纖維剛好相反。刺激這條神經纖維可能同時也會刺激催產素的分泌，這是一種能讓你「感覺良好」的荷爾蒙。上述提到的可能機制，將在未來讓拔罐、徒手治療和疼痛控制的研究成為一個很有趣的領域。

拔罐可能可以正面地影響一些身體的小系統。首先，拔罐可以刺激周邊神經系統。有時候，在一些誘發高度疼痛的創傷之後，感覺神經接受器會失常。此時，拔罐給予身體的刺激或許可以是個系統重置的按鈕，重新校正疼痛受器，因此能夠降低持續性的疼痛感受。[145]拔罐也可以藉由刺激中樞神經系統來降低疼痛。拔罐療法帶來稱為充血的大量血流，被認為可以誘發大腦釋放阻斷疼痛的神經傳導物質。[146]

恢復的時間進程

一般而言，拔罐造成的瘀血大約需要三到十天的時間才會消散。理論上，恢復期的長短是根據每個人整體的健康水準而定，這個水準說明了自我療癒的能力。

事實上，我們可以利用恢復的時間當作預測運動員健康狀態的方法。當拔罐的瘀血在三天內就消退時，這告訴我們這個人整體的代謝系統應該是運作良好的，而整體的健康狀態也不錯。然而，若是拔罐的瘀血花了超過十天以上的時間才消退，則可能表示這個人在恢復上大概需要更長的時間。若真是如此，我們可能要進一步詢問他的活動、營養、睡眠和補水情形，以及是否有抽菸習慣，這些都有可能會影響人體癒合的能力。

當我們用拔罐給予外來刺激時，人體也可能會無法將血液帶到某個區域。在照片 4.5 中，可以看到在四個罐體中有三個出現紅印，有一個罐體的內部卻是白的。

就理論而言，這個區域的局部循環太差，以至於即使給予外部刺激，人體仍然無法將血流帶到拔罐部位。這可能是比拔罐後瘀血更糟的狀況。這種情況下，拔罐後仍然泛白的區域就會和運動員的疼痛有所關聯。

拔罐技巧

我會根據運動員的需求、限制、拔罐經驗以及傷害類型或傷害具體的情況使用三種主要的拔罐方式。

當然，在你操作任何技巧之前，你必須完成適當的訓練，

照片 4.5
拔罐後呈現的循環不良

當循環極端不良時，我們可能會看到罐內的膚色呈現白色而不是紅色，如圖所示。

儘管處在負壓之下，圖中左下角的罐體內部並沒有血液聚集。理論上，這表示該區域的微血管循環嚴重不良，並且顯示該區的癒合能力沒有適當的微血管血液回填且供血不佳。

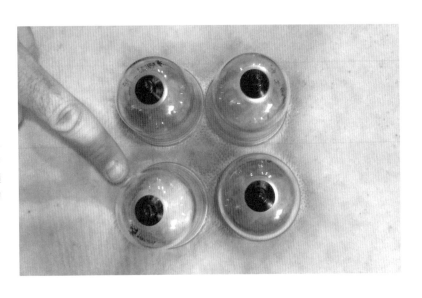

以讓自己有能力操作這些漸進的拔罐技術。不要做出超出自己專業範疇的事。

- 留罐法
- 滑罐法
- 動態留罐法

留罐法 —— 罐不動，人不動

當我們對客戶的生理機能有一些擔憂時，第一種拔罐的形式是個不錯的選擇。我們希望能夠刺激那些原本組織內的微血管生成有問題的部位再生血管。

使用留罐法時，讓運動員躺下，並且維持緩慢且有控制吸氣和呼氣的腹式呼吸。接著，在需要處理的部位上拔一個或多個罐，靜置大約五分鐘。同時，觀察罐內皮膚顏色的變化，或者任何不良的反應，例如出血或是從皮膚溢出分泌物。若有任何異常的徵兆，立刻移除罐體。

在實驗室裡，我們做了幾個預實驗來研究拔罐對軟組織和微循環系統做了什麼事情。照片 4.6a 和 4.6b 是一位二十五歲的纖瘦女性，我們並沒有測量她的身體組成測量與體重。

照片 4.6a 與 4.6b
骨骼肌肉超音波造影

如圖是在年輕女性大腿上使用留罐法的骨骼肌肉超音波造影（musculoskeletal ultrasound, MSK US）。MSK US 顯示在利用 30 毫米的拔罐杯拔罐前與拔罐時，肌肉與皮下組織之間的距離。

你可以看到右圖最深層的股中間肌增加了 0.2 毫米、中層的股直肌增加了 0.13 毫米，皮下的筋膜層則有 0.18 毫米的改變。

但還需要更多的研究確認這些改變是否顯著？在臨床上又有什麼意義？以及這些組織的改變能夠維持多久的時間？

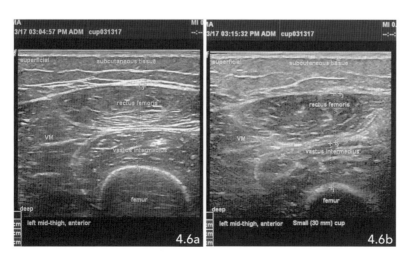

照片 4.7a
留罐法（罐不動，人不動）

通常當一個人有生理上的疑慮時，會使用留罐法。你希望將血液帶到拔罐的區域，以刺激血管新生和促進組織癒合。

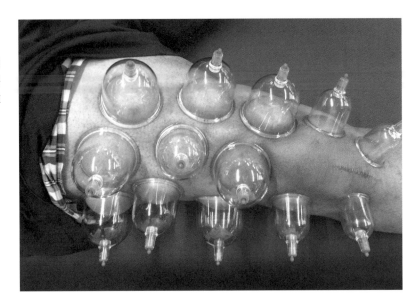

在這個使用留罐法的案例中，使用三十毫米的罐體，深度四公分，我們可以看到局部組織減壓的狀況。

我們需要更多研究來確認身體每個部位理想的作用深度、身體組成如何影響減壓的效果，以及性別或其他因素對拔罐造成什麼影響。

滑罐法——罐動，人不動

若我們擔心的問題是在特定的局部動作鍊上的筋膜或軟組織，可能就會選擇使用滑罐法。從筋膜專家的研究中，我們知道軟組織的限制有時候並不只源自於某個特定肌肉，而可能由筋膜線上任何一處的沾黏所造成。藉由移動罐體，我們可以針對筋膜沿線上不同的地方處理，不只改善局部循環，還能夠釋放筋膜張力，並且可能可以藉由增加液體的黏彈性來改善筋膜的彈性。[148]

在滑罐法的技術中，於治療區域塗抹乳液或乳霜有助於罐體滑動，避免刺激皮膚。接著，放置一個罐，置留幾秒鐘，然後沿著筋膜線滑動。操作這個技巧時，被操作的人應該是靜止

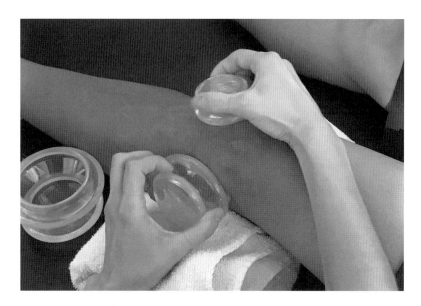

照片 4.7b
滑罐法（罐動，人不動）

滑罐法可作為切分處理軟組織治療的方式。藉由使用滑罐這種降低組織的壓力方式，你可以用它與壓迫型的軟組織治療技巧交替使用。

不動的。這個技巧在我的臨床工作中占重要的角色，對我來說，這是一種可以將軟組織分開的方式。

我們知道人體通常喜歡週期性的變化 —— 我們有賽季期和非賽季期、上肢的訓練日和下肢的訓練日、拉的訓練和推的訓練。我們每天會做不一樣的訓練，吃不同的食物，因為人體會適應刺激的改變。

若你每天都做一樣的訓練、吃一樣的食物，最終你會發現身體組成不再有變化，而且很有可能運動表現會慢慢變差。不過即便知道這個道理，我們卻用一樣的方法面對軟組織，日復一日。

泡沫滾筒、按摩棒、軟組織鬆動術和 IASTM 都是同樣利用壓迫力原理來處理軟組織的介入方式。如果你不知道為什麼要把拔罐加入你的臨床工作裡，這將是一個很好的理由，因為拔罐可以為你處理軟組織的方式帶來一些變化。

照片 4.3a 和 4.3b 是我們用超音波影像檢查的圖片，我們可以看到在操作滑罐法期間，組織的僵硬程度下降。

彈性造影利用骨骼肌肉超音波來檢查，藉由讓軟組織形變，可以給我們更多關於軟組織品質的訊息。[149]

動態留罐法 ── 罐不動，人動

這種方式的拔罐法需要在某個身體的部位放置一個或多個罐體，然後讓患者執行某個動作或是在動作間轉換。

當我們擔心關節活動度喪失或嘗試著要恢復正常功能時，通常會用留罐法搭配動態動作的方式。舉例來說，若你在幫助一位運動員治療下背的傷害，你可以在疼痛的部位放置數個罐，然後請運動員做四足跪姿的動作。

在這個姿勢下完成幾個控制良好的腹式呼吸之後，你可以讓這個選手由四足跪姿轉換到瑜伽動作裡的嬰兒式，然後重複這個循環數次。

接著，你可以增加幾個新的動作或運動，或者微幅調整罐放置的位置，又或者同時調整動作和罐的位置。

照片 4.7c
動態留罐法 (罐不動，人動)

這是一個以留罐法搭配主動動作的範例。操作這種方法時，罐體會放置在身體的某個區域不動，病人主動移動身體或在施術者的協助下做動作。這種方法通常是當病人在某個部位的關節活動度受限時使用。

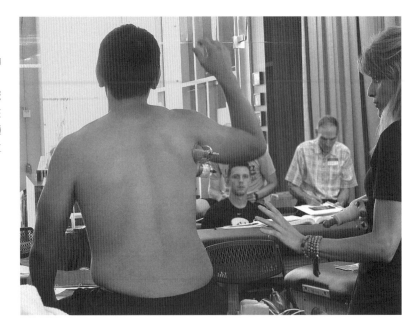

總結

　　定義、評估和治療局部的動作鍊有很多不同的方法。你用什麼方式來定義這個動作鍊，可能會因為不同的客戶而有不同。當我們處理受傷的問題時，需要著手處理造成疼痛的來源和疼痛的成因。

　　疼痛的成因通常會在患者主訴的症狀附近。優秀的臨床工作者需要確認疼痛潛在的影響因子，然後找出最好的方式處理它們。

　　若有處理問題需要用到的技術超出你的專業範疇，就去結交一個可以幫助你，讓你的運動員往感覺舒適的道路前進的專業夥伴吧！

臨床錦囊

我們應該如何使用拔罐技術

- 罐不動，人不動──留罐法
  當我們對組織的癒合能力有疑慮時，使用留罐法。
- 罐動，人不動──滑罐法
  當我們想要將軟組織分開時，使用滑罐法。
- 罐不動，人動──動態留罐法
  當患者有關節活動度不足的問題時，使用動態留罐法。

CH5

骨骼肌是人體組成相當重要的一部分。這些肌肉可以很強壯，但若是肌肉沒有在對的時間按照正確的順序活化，有再好的肌肉力量也是徒勞無功 —— 若肌肉沒有被正確的使用，徒有肌力也是枉然。

你可能擁有相當強壯的臀肌，但是如果你無法用做髖關節伸展的動作，當你開始跑步時，就必須使用背部與腿後肌來伸展髖關節。就算某些部位在生物力學的某些面向上是強壯的，並不表示在神經力學上人體就會偏好使用這些部位。這便是動作控制重要的功能所在。

當局部的動作鍊共同合作產生動作時，若是要讓動作持久且有效率，其中所需要的每塊肌肉都得各自負責它們的任務。主作用肌群必須維持它作為主作用肌群的工作任務，協同肌群需要繼續扮演好協同肌群的角色，而穩定肌群也必須維持穩定肌群的功能。

當應該擔任穩定肌群的肌肉變成協同肌 —— 例如下背肌群協助伸展髖關節，或是像腿後肌這樣的協同肌變成主作用肌，又或者像臀部肌肉這樣的主作用肌，因為其他的部位搶了它原本應該做的工作，使得臀肌這個原本應是主作用肌的活動降低 —— 當上述的狀況發生時，疼痛常會接續而來。上述提到的狀況，不僅僅會對長期的動作產生負面影響，還會導致關節受力異常，長此以往，就有可能導致傷害發生。

神經肌肉控制是確保人體維持正確姿勢和動作的微調機制。人體很善於代償，並且會根據人所需要的功能與姿勢調節並適應。想像一個情境，如果你跑得不夠快，就會有人把你攔下來阻止你前進，所以你需要在運動場上盡你最快的速度奔馳。此時，你的身體會設法找出如何將這項任務成功完成的方法。為了避免你在場上被對手攔下來，你的身體會想盡辦法徵召所有你可以徵召的肌肉，幫助你用最快的速度奔跑。

大多數的狀況下，你的身體並不會因這些代償而出現問題。在真正的傷害發生之前，你或許可以使用錯誤的動作模式一次，或者上千次。每個人的代償方式都不同。然而，即便人們對不良生物力學的耐受程度有個體差異，不良的生物力學最終還是會產生問題。長久下來，代償會導致動作改變、運動表現下降、柔軟度與肌力的不對稱，並且會進一步使問題加劇。

想想疊疊樂的遊戲，人們逐將積木一塊塊地抽走，接著原本排列整齊的積木塔就會開始搖晃和歪斜。有時候，當玩家踏出冒險的一步，積木塔就此崩垮，這場疊疊樂遊戲就很快地劃下句點。

反之，有時候遊戲會一輪又一輪地持續著，你心想，這個積木塔歪斜成這樣，怎麼還能屹立不搖。最終，當某個人抽出一塊積木時，整個積木塔便崩塌了。

無論這場疊疊樂是持續幾秒鐘或數分鐘，遊戲最終的結果永遠都是一樣的：積木塔終會倒塌。我們的身體也是依循一樣的道理。

有些運動員在他們的職業生涯中，每個賽季都會受傷。反之，其他運動員可能打很多年，持續以不良的人體運作方式做動作，因為某種原因而戰勝了傷害的機率。但是到頭來，無論運動員的身體有多麼強韌，身體都會崩壞。錯誤的姿勢或動作最終會導致傷害發生，即便這個反撲是在運動生涯的後期才發生。

我們的任務便是協助人們做出好的動作，所以事情不會走到崩壞的那一步。若是我們注意到錯誤的動作模式，就必須提供替代方案，替代方案不僅可以在短期內矯治運動力學，還可以提高長期的續航力。

我們必須給身體足夠的時間適應任何我們所建議的改變。如果你協助的是正處在賽季中的運動員，此時可能並不是嘗試改變人體運作方式的好時機。一旦人們已經發展出一套代償的動作模式，他們其實可以有效率的使用該代償動作模式。當我們嘗試移除既有的代償模式時，會擾亂這個系統並且使動作效率變差。因此，當我們處理的是屬於心理運動方面的問題時，必須給身體適應的時間。這表示可能會需要重複練習數百次或數千次，以根植新的動作模式。考量評估與實施治療的時機相當重要。

俗話說：「老狗變不出新把戲」，這句話並不完全正確，但很接近現實。學習新的技能是有意識的學習行為。當我們學習一項新技能時，我們必須專注在每一件必須做的事情上。每一次我們執行新的技能時，新的動作模式就會逐漸固化，在神經元間產生突觸連結，讓這項新的動作模式更自動化。最終，這個動作模式會自動化且不人需要經過意識思考就能夠執行。

然而，在學習用新的方式完成舊有的技能時，神經系統在嘗試建構新的神經路徑前必須先打破舊有的神經路徑。這個過程需要花費的時間更多，而且需要更多次的練習。

運動員的動作控制問題最好等到神經系統有時間適應的非賽季期再處理。如果是為了讓身體可以更有效率並且降低未來可能發生的傷害，而選擇在競技賽季中試圖改變動作程式的運作模式，實際上可能會產生反效果。

但是如果我們的客戶受傷了，就必須介入來協助他們重拾關節活動度與動作控制的能力。同時，我們也需要注意那些可能使問題加劇，導致後續其他問題的代償動作模式。疼痛會改變計畫。

肌肉從不會
「開機」或「關機」

我們時常會聽到實務工作者說「你的臀部肌肉沒有活化」或「我們必須要把你的上斜方肌活化關掉」之類的說法。這些說法，意味著肌肉能夠在特定時間被任意地開機或關機。

這種說法其實並不正確——肌肉從不會被開啟或關閉。事實上，如果我們真的必須在開機或關機之間選擇，那答案將是肌肉永遠都處在開機的狀態，隨時準備被活化，迎戰立即性的動作需求。這樣的狀態稱之為肌肉的「靜息張力」。

肌肉能被開啟或關閉的說法，若以教育病人的角度出發可能無傷大雅。在衛教的情境下,我們必須將事情簡化,別人才可以理解我們在說什麼。就像當我將車子開到車廠時,技師需要將事情簡單化一樣,因為我不太清楚車子的哪些零件應該放在哪裡或修理汽車相關的專業術語。即使車子的問題本身可能比技師描述的複雜得多,但技師得替我將說明轉化成直接且淺顯的訊息。

人體和教育病人也是如此。我們必須將想傳達的事情變得非常簡單,我們的客戶才能對當前發生的事以及我們計畫如何處理這個問題有一些瞭解。但是當我們習慣性地在同事間的專業對話中使用簡化的句子時,問題就來了。當衛教病人的內容成為我們的專業對話時,有些細節就會在對話的過程中消失。

我們會開始在腦中簡化這個過程,然後漸漸相信肌肉真的會「關機」,但如果我們對持續提升專業和保有專業間對話有所期待,就必須回到現實,使用以科學為基礎的對話溝通。

實際上
到底發生什麼事?

如果肌肉過度活化或活化不足,會發生什麼事呢?

讓我們一起來看看一個例子。你肯定遇過客戶抱怨他的上斜方肌很緊繃,或是有頸部疼痛的情況。在你幫這個病人檢查時,或許會觸診緊繃的肌肉,然後說:「你的上斜方肌確實處在相當活化的狀態。我們必須降低你上斜方肌的活化,讓你的下斜方肌更活化一些。」接著,你開始使用按摩棒進行按摩,使用超音波或做其他治療介入,目的是要「關閉上斜方肌」,然後用運動來「啟動下斜方肌」。

首先,我們知道在神經學上,斜方肌是由第十一對腦神經──副神經所支配。斜方肌的每一個區塊都是被相同神經所支配，因此要斜方肌只活化某一部分而不是活化整塊肌肉，以神經學的角度來看是不可能的。

但是，若以運動力學的角度切入，回顧入門的肌肉解剖學和圖 5.1 中肌肉纖維的內部就會發現並非如此。

我們擁有位在肌梭內的梭內肌纖維，其功能負責偵測肌肉的長度變化。當肌肉被拉長時，梭內肌纖維會藉由感覺神經傳送訊號至脊髓。然後，脊髓將會傳送訊號至 γ 運動神經元和 α 運動神經元。γ 運動神經元支配梭內肌纖維的尾端，告訴它們要收縮；α 運動神經元則是使肌梭本身（梭外肌纖維收縮，也被稱為肌動蛋白和肌凝蛋白）收縮。如果梭內肌纖維的感覺神經元持續傳送訊號讓脊髓活化 γ 和 α 運動神經元，肌肉的「張力」就會因為肌肉持續活化而提高。

然後，因為身體不斷經歷膠原蛋白轉換的平衡（意指膠原蛋白的生成與分解），新生成的膠原蛋白開始根據施加在組織上的力逐漸沉積下來。如果新的膠原蛋白是在不良姿勢導致肌肉被拉

圖 5.1
肌肉纖維

肌梭中包含負責偵測肌肉長度的梭內肌纖維和保持整體肌肉內適當張力的梭外纖維。

這樣的「預張力」（pre-tension）讓身體隨時保持在為動作做準備的狀態。

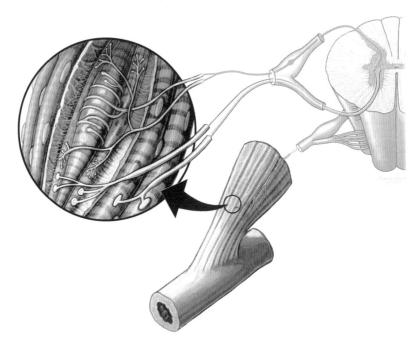

長的狀態下生成，就會有過多的膠原蛋白沉積在被拉長的組織上，使肌肉組織變得僵硬。

上斜方肌的肌肉纖維因為來自梭內肌纖維的感覺輸入，使之產生慢性的肌肉張力，肌肉也因為上述的膠原蛋白轉換過程而變得僵硬。若是我們有感覺上的問題，就需要藉由改變姿勢和減少傳入脊髓的感覺輸入來解決。同時我們也需要在新的姿勢下處理膠原蛋白的狀態，進而降低組織僵硬的情況。

「肌肉在關機狀態」或「肌肉在開機狀態」，這樣的主張背後有著相當大的學問。若只是在對病人做衛教時使用這樣的陳述方式，或許不會有什麼問題，但是請更深入地去探究這些說法背後的意涵。

如同本章的章名「心理動作控制」，我們無法只從生理的觀點去探究動作控制。大腦也會接收感覺輸入資訊，然後判斷要使用何種動作「軟體」來應對。為了協助我們的客戶完整地恢復，我們還必須重新訓練他們的思考與神經系統。以下會介紹一些能用來再教育的技術。

本體感覺神經
肌肉促進術
(Proprioceptive Neuromuscular Facilitation)

心理動作控制領域近期的進展是建構在神經生理學家先驅 Herman Kabat 於一九四〇年至一九五〇年代的成就上。Kabat 利用英國生理學家 Charles Sherrington 的放射定律（Law of Irradiation），為因疾病而使心理動作控制受到影響的小兒麻痺患者創造一個協助他們重拾功能的新方法。放射定律指出，當某一肌肉收縮時，會徵召周圍的肌肉，增強力量。Kabat也應用了Sherrington補充的觀點，認為主作用肌和拮抗肌會共同收縮。[150]當我串聯起部分的概念時，我想瞭解這是不是深層筋膜和神經系統傳遞力量的早期科學證據。

Kabat與助手Margaret Knott和Dorothy Voss發展出一套專注於重新訓練病人腦部與身體的神經復健系統，用來強化動作控制，並且增進肌肉收縮的力量。[151]這套復健系統關鍵在於利用口頭、本體感覺、觸覺與其他感覺的引導，鼓勵病人的肌肉在特定關節活動角度收縮或放鬆，通常輔助者也會施予適當的阻力。

除了使用Sherrington的定律之外，Kabat、Knott和Voss還進一步探討如何將其他現有的生理學原理應用到神經動作訓練上。其中一個可以應用的原則是肌肉牽張反射的概念，也就是當肌肉被快速拉長時會隨之產生收縮。而另一個原則是逆牽張反射，當某一肌腱被牽張時，會導致連接到該肌腱的肌肉或肌群放鬆。

在本質上，Kabat試圖重新教育病人的大腦，藉由結合主作用肌和拮抗肌的活化與停止活化的動作順序，配合不同的運動平面，病人至少可以恢復部分的動作控制、關節活動度與收縮能力。除了在一般復健中占大宗的上─下或前─後平面，這種再教育的技術也涵蓋了所有不同的運動平面，包含螺旋和對角線的動作。這項技術被稱為本體感覺神經肌肉促進術。

雖然Kabat的方法一開始只在小兒麻痺、腦性麻痺和因中風而癱瘓病人的復健中是創新的變革，但後來他的助手們將本體感覺神經肌肉促進術推廣給社會大眾。在一九四〇年至一九五〇年代間，Knott和Voss將Kabat的本體感覺神經肌肉促進術系統結合澳洲護理師Elizabeth Kenney修女的貢獻，應用於其他類型的復健當中。也因為大學教育開始將本體感覺神經肌肉促進術納入運動防護、肌力與體能訓練及物理治療的教學大綱中，讓這項技術逐漸在這些專業的社群中占有一席之地。

將本體感覺神經肌肉促進術和其延伸應用納入運動員照護策略的心理動作控制的主要原因之一，是為了協助運動員重拾在動作模式中，活動度和穩定度之間的平衡。這樣的平衡關係常在受傷後喪失，實際上，活動度與穩定度之間的失衡可能是初始問題的導火線。[152]

　　我經常告訴運動員，他們必須「主動贏得」活動度。如果他們只是躺下來，接受被動伸展，當下感覺或許很不錯，但如果他們沒有學習如何在直立的姿勢下控制新的關節活動度，麻煩很快就會找上他們。

　　被伸展的肌肉與它的拮抗肌必須學習如何在新的活動範圍內收縮活化。如果這個過程沒有適當地推進，我們給予客戶的活動反而會使他不知如何使用或無法掌控，傷害就很容易發生。

　　本體感覺神經肌肉促進術同時也可以幫助增進協調性，以及恢復可能因為手術或受傷等創傷對關節和肌肉控制的負面影響。本體感覺神經肌肉促進術也是最經得起時間考驗的方法之一，協助客戶有意識地將大腦帶入訓練中，思考今天身體如何動作，而明天又該如何動作。[153]

肌肉活化技術
(Muscle Activation Technique)

　　當我們嘗試協助受傷運動員重回備戰狀態時，也需要考慮到 Greg Roskopf 的貢獻 —— 肌肉活化技術（MAT®），其網站 www.muscleactivation.com 完整體現了 Roskopf 的原則：「柔軟度是肌力的衍生物，而肌肉緊繃則是來自肌肉無力。」

　　Roskopf 構思肌肉活化技術系統是為了刺激肌肉，使肌肉能在最高效能的狀況下運作。肌肉活化技術的第一步是評估肌肉收縮的能力，若肌肉收縮能力因為某些因素而受到影響，就會使關節活動度受限，進而降低運動表現。

在肌肉活化技術系統中，肌肉健康與否取決於肌肉是否能有效率地收縮，而這項能力對於維持正常動作相當重要。喪失任何的肌肉收縮效率都可能以活動度受限的方式呈現，進而導致生理運動表現低落與發展出不平衡和不對稱，進一步則影響運動力學功能。上述問題可能引發病人主觀的抱怨，如肌肉疼痛或緊繃，也會讓身體功能下降。

肌肉活化技術是透過多種應用力量的技術重建肌肉的收縮能力，讓無力的肌肉變得更強壯，並且增進關節活動度與動作控制。這項技術不僅針對肌肉骨骼，也著重於神經肌肉的問題，並且設法「再次連結」神經和肌肉之間的交流，來改善神經肌肉問題。[154]

這不禁讓人想起「先有雞還是先有蛋」的因果爭論：是肌肉無力影響了活動度？還是應該反過來說才成立？

Roskopf為「肌肉無力是否影響活動度？」提出了有力的論述。他以「柔軟度來自肌力」為前提，探索「如何處理使肌肉緊繃的因子」。

傳統上，解決緊繃肌肉的方法向來是伸展或是活動那些短縮或僵硬的肌肉。在這樣的情況下，若你的客戶向你抱怨他的腿後肌很緊繃，你可能會去活動他的腿後肌肉。如果你要採取更全面的處理方式，除了腿後肌，你可能還會處理他整個後側鍊。但是，假如這個策略有效，為什麼客戶會在兩天後又帶著相同的問題回來找我們呢？肌肉活化技術系統的概念認為，由於其他肌群力量不足，導致腿後肌做太多穩定肌或是作用肌的工作，才是真正的問題所在。

另一個可能是，大腦已經停止告訴正確的肌肉要在正確的時間點活化，而其他肌肉——在這個例子中是腿後肌——則被叫來執行任務。這改變了其他肌肉在局部動作鍊中的角色，主作用肌變成了穩定肌群，而穩定肌群變成了協同肌群。

身體會在缺乏穩定性之處尋求穩定，此時增加肌群的張力是創造假性穩定度的好方法。如果我們只是伸展緊繃的肌肉，可能會將這個有效提供假性穩定性的錯誤機制移除，但由穩定性的觀點去看，客戶並沒有獲得改善。

　　相較於以伸展的方式改善喪失的關節活動度或舒緩病人主觀覺得緊繃的主作用肌群，活化緊繃肌肉或該肌群的拮抗肌群很重要。這可能是克服慢性肌肉僵硬比較有效的方法，能夠處理肌肉過度活化與活化不足之間的關係也能解決主作用肌和拮抗肌群間不平衡的強弱關係。

　　如果你能夠讓運動員活化股四頭肌和腹部肌肉，病人或許就可以不再「拘泥」於他的腿後肌上，而使肌肉釋出一些過多的張力。

　　再次強調，肌肉活化技術主張我們的生理結構不是自主活動的，而是仰賴大腦和神經輸出提供指引（而神經輸出則會被感覺輸入所影響），告訴我們該做什麼、何時做，以及依照什麼順序做。

　　當我們協助運動員重建他們受傷的身體時，我們也需要協助他們重建可能因為受傷而受到影響的神經連結。而 Greg Roskopf 建立的肌肉活化技術即是可以實現這個目標的其中一種方法。

功能性活動範圍調節®

（Functional Range Conditioning®）

　　功能性活動範圍調節是由 Andreo Spina 博士所創建的訓練系統。這個訓練系統是透過改善身體控制來提升功能性活動度和關節的健康。其關鍵概念為改善身體來掌握動作，而非改善動作本身。

　　我們將會在本書第七章探討動態系統理論的概念。在動態系統理論中，我們看到生物需要盡可能有愈多的自由度，才能展現動作模式。

　　健康的身體系統會有較多的自由度來執行動作，這是功能性活動範圍調節的基礎概念。如果我們可以提升身體處理多種變化的能力，並且增加身體以更多元的方式動作的能力，就能夠改善動作。透過改變動作的難度，所有關節將能做出完整活動範圍的動作，包含被伸長或縮短的關節活動範圍。

當身體的各個部位都能達到完整、主動且有效的關節活動度時，便可以恢復關節的健康，也能降低關節退化的狀況。動作與隨之而來的功能將獲得改善，疼痛也會緩解。

功能性活動範圍調節是全面性的動作介入。其概念相當適合應用在銜接復健與運動表現模型中局部動作鍊和心理動作控制的部分。提升並且維持關節的健康是長遠緩解疼痛的關鍵。

姿勢矯治術

(The Postural Restoration Institution®)

由 Ron Hruska 所創建的姿勢矯治學院 ® (PRI) 為心理動作控制訓練做了另一項重要的貢獻。這種訓練將重點放在姿勢、不對稱或不平衡的適應，以及肌肉鍊之間的相互連結。

姿勢矯治學院學派的其中一個關鍵基礎概念認為人體在本質上就是不對稱的，且因為這種不對稱的設計，人體可能會發展出有單側偏移傾向的姿勢與表現。

體內器官的位置與各種系統的設置 —— 包含神經、呼吸和循環系統 —— 皆不對稱且左右兩側不同。因此身體左側與右側都會因為不同的姿勢、擺位和功能性需求而受到影響。人體的軀幹內只有一顆心臟，因此心臟所在的左側胸腔和周圍的軟組織與硬結構會與右側有所差異。這顯示了人體的解剖構造在某種程度上對功能有一定的影響力。

橫膈肌的位置是有關運動表現、傷害和復健的其中一個例子。與左側的橫膈肌相比，右橫膈肌的圓頂較大，也有較大、較厚實且較長的橫膈腳。右側橫膈肌所連接的腰椎順時鐘旋轉角度較大，造成右側腰椎骨盆微幅旋轉，並且為了在身體往前移動時仍可以維持身體直立的姿勢，胸椎需要逆時鐘旋轉，同時增加了左側胸部的擴張。左側橫膈肌錯誤的位置與左胸壁中過多的氣體會更進一步造成整個身體系統往右側偏移。

　　由於多數的我們都擁有上述的解剖構造，自然偏向一側乃是人類正常的姿勢。只要我們可以自由或在沒有錯誤代償動作的狀況下做出上述的姿勢，也可以由這個姿勢移動到別的姿勢，就沒有什麼問題。然而，當我們「卡在」某個模式而且無法自在地變換動作模式時，問題便會產生。

　　某些特定的運動或是該運動中的某個位置，可以反轉上述的「中立」姿勢。一位反覆往單一方向投球無數次的棒球投手，最終可能會發展出與順時鐘旋轉相當或更強大的逆時鐘旋轉能

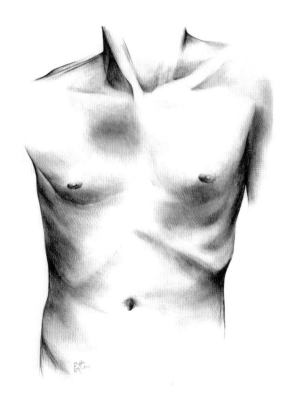

圖5.2
以姿勢矯治術看橫膈肌

人體內部本來就不對稱。即便外表看起來左右相同，但內臟器官卻是單一存在，而且所在位置也不對稱。

不對稱的內臟位置和整體設計，使得人們自然地傾向將重心放在右側下肢，將左半部的骨盆朝前，左下肋骨張開，與其他代償。

當人們無法隨心所欲地變換姿勢，這些代償姿勢就可能失去功能。功能失調的人們無法將橫膈肌向左重新定位，無法反轉骨盆的旋轉，或者無法將他們的重心適當地移轉到身體的左半邊。

力。然後，他的腰椎也隨之交互旋轉，因而克服人體天生的功能性相互關係。

在從事單側運動的族群中，自然偏移的中立姿勢對腰椎和胸椎區域的穩定度與活動度有深遠的影響。這影響也有助於腰椎—骨盆區和肩胛—肩關節區之間關係的肌肉與筋膜。[155]

姿勢矯治學院學派將視角放在「人體系統自然的不對稱」與「不對稱系統如何影響人體整體的動作或傷害」之間交互關係的重要性。

讓介入的訓練採取新穎的多重系統策略來改變姿勢，能顧及所有人體系統往側邊偏移的慣性，並且對身體的各個部位都有功能性的影響。他們也建議從事一些運動和訓練動作，可以矯正危害到運動表現和組織健康的潛在限制或不良適應。

姿勢矯治學院中探討的概念相當全面且複雜。在此感謝Ron Hruska 和 James Anderson 協助審閱此段落。我推薦你參閱以下的網站www.posturalrestoration.com，以獲得更多資訊。

動態神經肌肉穩定術
(Dynamic Neuromuscular Stabilization)

根據人類發展的基本原則，我們知道當小孩子三歲時，通常已經擁有行走、拿東西、爬行與攀爬的能力，然而當幼兒具備控制精細動作技巧的能力時，他們的發展模式還沒有被不良的教練與從一年級開始就每日坐八小時的生活方式所影響。請參閱凱利・史達雷（Kelly Starrett）的《久坐人靈活解方》（Deskbound），能瞭解更多關於在年幼時期開始因為久坐的生活所導致的骨科問題。

一旦人們進入中學或大學，他們的身體通常已經處於較差的運動力學狀態下許多年。每天的日常生活——包含運動、坐姿和站立的姿勢因素——都會開始重新塑造結構，而使功能與結構上，成為我們現在所見到的樣貌。結構上的改變最後將反過來影響心理動作控制，尤其影響我們在空間中移動或從事運動競賽時所需的穩定能力。

穩定的能力是動態神經肌肉穩定術的核心。以 Frantisek Vele、Karel Lewit、Vaclav Vojta 和 Vladimir Janda 等人創建的 Prague School of Rehabilitation 為基礎，Pavel Kolar 整理出一系列用來改善局部動作鍊功能的動作，這些動作將神經系統方面的穩定一併納入考量。這些技術包含反射刺激的徒手治療、以發展人體運動學為基底的三維穩定和肌力訓練運動。

動態神經肌肉穩定術強化了 Kolar 與他同事們所稱的「整合穩定系統」。脊柱周圍是由許多肌肉和結締組織所構成，這些周圍的組織包括骨盆底肌群、腹壁、橫膈肌、脊柱節間肌群和深層頸部屈肌等。在動作開始前的那一瞬間，這些組織都必須以協調的方式活化，才能提供局部與整體的穩定度。

如果功能單位內有一個以上的要素未能活化，不僅會使人們在運動時承擔較高的風險，也會對坐姿或站姿時的靜態負荷產生負面影響。

當一塊肌肉無法正常勝任它的工作，整個穩定系統就會變得較沒有效率，進而降低動作品質。除了這些負面影響之外，為了增加穩定度，身體會過度徵召其他組織，導致後續過度使用的問題。以脊柱穩定的例子來說，上述的負面影響可能會造成椎間盤或是脊椎關節的損害。

為了預防上述問題，動態神經肌肉穩定術的測試會檢視穩定度的品質，試著找出穩定度功能障礙根源較弱的環節。在這個測試中，成人的功能與嬰兒的「正常」發育功能將被拿來相互比較。

這個發展運動學隨後被應用於矯治運動，著重於整合穩定系統。為了讓大腦參與其中，當身體處於原始發育位置時，整合穩定系統會被刺激與活化。[156]

　　一開始，臨床工作者需要提供較多的協助，但是隨著治療週期的推進，客戶將逐漸對動作模式有更多的掌握權。剛開始時，這需要刻意為之，但是一旦心理動作控制逐漸進步，啟動整合穩定系統就會進入自動化和潛意識的層次。這個階段最好能與運動員重回完整運動訓練和比賽的時間點同步。[157]

　　學習動態神經肌肉穩定術系統可以讓專家們藉由識別與處理整個神經肌肉系統，找到動作問題的根源。

　　我們在這些介入中不斷地看到這個共通的主題概念：如果你改變了感覺輸入（傳入），便將改變動作輸出（傳出）。當你嘗試改善動作品質時，如果你持續嘗試改變動作輸出的部分，卻沒有考量到傳入系統中的感覺輸入訊號，你將無法達到期待看到的成果。

Shirley Sahrmann 的動作系統障礙症候群

（Shirley Sahrmann Movement System Impairment Syndrome）

　　華盛頓大學的物理治療學系深獲好評。Emerita Shirley Sahrmann 教授與他的同事們率先發展與應用一種相當不同且有效的方式，來探究神經系統在動作失能的角色，她將這種失能命名為：動作系統障礙症候群。

　　「在任何特定的動作下，哪些肌肉或局部動作鍊應該保持活動，哪些又應該保持穩定？」Sahrmann 是第一個將這種評估方法普及化的物理治療師。她也提醒我們結構被要求以代償模式作用的後果，例如穩定肌群變成主要動作肌群時。

Sahrmann動作系統障礙症候群理論主要的概念為，運動力學的失能是由微小的不穩定所導致。如果身體處在不當的排列狀態下，單關節或多關節的附屬運動 —— 例如滾動、轉動或滑動 —— 會在一或多方向上產生過多的運動。這會導致在沒有理想活動的關節內出現剪力與高接觸壓力，並且若是累積一段時間，周圍的軟組織可能會有較嚴重的損害，例如受傷、骨質退化或肌肉、韌帶或肌腱等損傷。

每種特定的動作系統障礙症候群都是以運動員受影響的動作排列或症狀根源的方向來命名，並在矯正後可以去除或減少這些症狀。

Sahrmann動作系統障礙症候群的概念對於心理動作控制相當重要，因為它讓我們得以凸顯以組織和關節為中心的神經肌肉失能所導致的不當排列、微小不穩定或狀況惡化。動作系統障礙症候群提供了治療的指引，將各個局部動作鍊間的相互作用納入考量。[158]

為了評估潛在的動作系統障礙症候群，物理治療師可以感受關節活動的精確度。若動作「不正確」，物理治療師可以用徒手的方式改變它。我們也可以解決日常活動的功能表現，以及由重複性動作或長時間的姿勢所發生的問題。[159]

在她超過五十年的物理治療教育中，Sahrmann另一個重要貢獻是告訴我們人體如何排列與活動很重要，而且每個動作都有其理想的狀態。

她斷言，在發展出例如疼痛或腫脹等症狀之前，通常已經出現生物力學和不精確的關節動作的跡象或徵兆。她在教學中提到，就如同高血壓等生物指標能促使專業人士進行治療介入，這些與動作相關的警訊也應該扮演一樣的角色。

我們可以在日常活動或運動形成適應性改變，並且在導致創傷的錯誤動作模式固化之前，藉由活動度、肌力或再訓練的方式處理這些警訊。在這些症狀發展成慢性問題之前，協助運動員解決急性的症狀是我們的職責。[160]

對於任何健康照護專業人員與運動表現教練來說，將

Sahrmann動作系統障礙症候群的概念融入你原先對於神經肌肉控制和改善動作輸出的理解中都有相當的助益。無論是主作用肌、協同肌或是穩定的肌群，協助每塊肌肉各司其職將可以增進運動系統長遠的持久力。

單一管路的
緊繃與鬆弛

除了提供動作系統障礙症候群的概念外，Sahrmann也是第一位說明相對勁度（relative stiffness）重要性的物理治療師。簡單來說，這表示關節、肌肉或是局部動作鍊的緊繃或鬆弛都會直接影響動力鍊往上或往下的結構張力。[161]

在近期的演講中，我用了由口腔向下延伸至食道、腸道，最後至肛門的「管路」的概念，沿著這條管路，不同的周圍組織會有緊繃或鬆弛。

無法使用橫膈肌呼吸的人，其上段四分之一的身體是收縮緊繃的，導致上斜方肌的慢性痠痛或頸部疼痛；當我們面對胃食道逆流的人，通常不會去思考整個系統的緊繃或鬆弛，反而將重點聚焦在局部的問題與解決方法。然而，根據相對緊繃的理論，當上背部或頸部出現緊繃時，在此系統內的其他部位勢必存在著過度鬆弛的情況。

當我評估在「管路」遠端出現症狀的客戶時，常發現他們無法辦法維持人體最主要的穩定度，且在中心位置的支撐基礎出現過度的鬆弛狀況。如同人體總是尋求穩定度一樣，它會沿著管路往上尋找其他位置——例如頸部就是產生張力常見的位置——讓頸部產生假性的收縮緊繃。[162]

如果我們能幫助人們有意識地重新使用腹部，最終讓他們

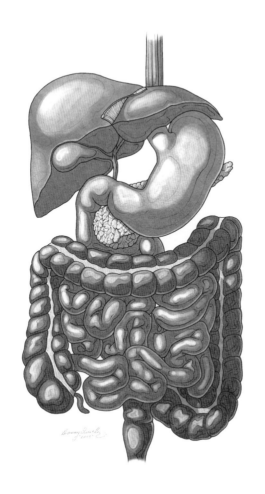

圖5.3
創造動態平衡

人體有條從口腔延伸至肛門的長管路。當這個管子的某一個部分緊繃，就會影響其他部分。當位於管線上半部的「頸部緊繃」時，為了要維持這個管線的動態平衡，人體就必須放鬆此管線上的某些部分——「核心」——因此核心的區域會變得鬆弛。

然而，我們通常將注意力聚焦在嘗試減輕頸部的張力，卻沒有嘗試提升核心的張力。我們必須把這個區域當成一個整體來看待。

的身體自動產生穩定度，其他部位的緊繃狀況就可以得到緩解，並且有可能改善症狀。

　　另一個探究此議題的方式是以活動度的視角切入。增加髖關節活動度讓我們得以在深蹲時蹲得更低，而且在日常生活中，無論是如廁、從事園藝或是做瑜伽，都能維持這個動作位置。

　　當我們蹲得很低的時候，大腿會往腹部的方向頂，而腹部也會往背部的方向收，因而產生腹內壓。此時，我們正在軀幹的區域創造剛性或穩定度。如果我們能夠製造軀幹的穩定度，上斜方肌或頸部的區域便可以放鬆，因為「管路」會尋求整體的張力平衡。簡單來說，改善髖關節的活動度可能可以幫助我們減少頸部的緊繃。

這是大腦告訴身體如何找到最佳擺位的另一個例子。這也證明當我們嘗試在恢復的過程中尋求突破多數人都會遇到的棘手關卡時，就不能只將注意力放在客戶有症狀的單一局部動作鍊上。

臨床錦囊

如果系統的一端是緊繃的，另一端就會鬆弛。你無法在沒有「穩定」一端的狀況下「放鬆」另一端。減輕頸部張力與核心穩定度密不可分。

功能性動作檢測和精選功能性動作評估

在本章與前一章中納入功能性動作檢測和精選功能性動作評估的其中一項原因是 Gray Cook 與其公司認為人體的功能，也就是「動作」，是跟隨心理精神層面「心理」所帶領。如同 Cook 提到的「你的大腦太聰明了，所以它不會允許身體在不佳的身體姿勢下發揮完整的馬力。這被稱之為「肌肉抑制」。

在動作管理模式選擇與品質的三個階段 —— 傳入、處理和輸出 —— 我們常常忽略動作控制和活動度的問題有可能是因為大腦「處理」錯誤所導致的。

功能性動作檢測和精選功能性動作評估提供我們一個相對簡單且標準化的方法來找尋錯誤的輸出，以回頭解決出現在處理階段和傳入訊號中的錯誤。

一旦功能性動作檢測或精選功能性動作評估揪出了運動員

的弱環節，我們就可以利用矯治運動來協助動作表現。這些將範圍限縮的運動是設計來降低代償出現的機會。這種簡化難度的運動將動作分解成基礎的元件，重新連接大腦如何選擇、排序和協調運動模式的線路。

　　如果運動員在復健時出現心理動作問題，導致上半身與下半身動作產生協調障礙，你或許可以安排爬行、半跪姿和四足跪姿的活動，重新建構由地面開始往上發展的動作模式。如果客戶在做負重槓鈴深蹲時遇到問題，你可以先移除負荷，然後由負荷身體重量或空蹲開始，或者從上到下，或下到上的姿勢位置開始。[163]

　　當你協助運動員改善他的動作控制和活動度時，你也可以使用器材，例如用增強式訓練的箱子提供箱上蹲（box squat）來增加變化。當這位運動員能執行無負荷且最基礎的動作之後，你便可以開始增加負荷、速度或單側平衡等系統性刺激，單側平衡的例子包含單腳深蹲稱手槍式單腳深蹲等運動。

　　有時候，單純對某個動作模式提高負荷可以協助改善錯誤。讓運動員從雙側運動轉換成單側運動，拿掉他在執行雙側運動時做出代償動作的能力，可以使他的身體使用需要強化的局部動作鍊。運動介入中的漸進與倒退並不總是非黑即白，也不是沿著線性發展的。

　　根據不同的動作模式、個人需求，以及對口頭或觸覺提示的反應，對某個運動員來說屬於漸進難度的運動，可能對另一個運動員反而是倒退難度的運動。如果你無法達到你所期待的動作模式，就必須改變給予的刺激。

皮拉提斯 (Pilates)

　　以皮拉提斯為基礎的運動和理論，對於臨床工作者或運動

表現教練來說，是個相當有幫助的技術，尤其當你正試著幫助運動員重建由復健銜接到運動表現的心理動作控制時。

雖然你不會用皮拉提斯來建構爆發力，如同用奧林匹克舉重或增強式訓練來訓練爆發力那樣，Joseph Pilates 的系統仍在復健的光譜上占有其一席之地，尤其是當復健目的為增強心理動作控制方面的能力時。[164]

Pilates 在一九二五年由德國移民到美國，並且在他位於紐約的工作室開始推廣其革命性的訓練方式，當時訓練系統尚未以他的名字命名。一部分是來自於他的謙虛，但比較有可能的解釋是因為 Pilates 認為他的訓練方式應該要用某種更好的方式去描述他所強調的大腦與身體間的連結。這也是為什麼 Pilates 起初將這樣的訓練方式稱為「控制學（contrology）」。這個名稱意即此訓練計畫所培養的更高層級的動作控制是由心理精神層面所引導。Pilates 表示，「心理精神控制人體」是他對德國哲學家席勒說過的一句他很喜歡的話做的另一種詮釋。[165]

另一個皮拉提斯系統之所以對協助客戶重回競賽的準備狀態有效的原因，是因為它可被發展，且具備根據目的調整的空間。當運動員在無負荷的狀態下精熟基本姿勢後，皮拉提斯才會引入某種阻力，藉此挑戰姿勢的完整度。

如果你有正在經歷疼痛或是在某個局部動作鍊出現關節活動度受限的運動員時，皮拉提斯可以在設計運動時，將受限的活動度納入考量，例如利用彈簧的設備來輔助困難的動作模式。一旦逐漸恢復，提供阻力和負荷的設備如 Reformer 就可以加進訓練中，進一步強化心理運動控制。

皮拉提斯另一項值得欣賞的是以脊椎穩定度為優先的概念。正如同他提到的，「一個人的年齡取決於他的脊椎狀態」。如果我們在意運動員的健康——我們應該如此——就必須要考量脊椎之於人體生存的重要性。

就身體姿勢而言，調整軀幹最主要的目的——以及所有我們給客戶做的核心穩定訓練——不是為了訓練而訓練，而是為了保護負責大腦與身體間溝通要道的「脊髓」。

如果運動員在達到並維持軀幹穩定上有困難，那麼以皮拉提斯來改善姿勢將會是個不錯的選擇。[166]這個主要的穩定度將使身體其他局部動作鍊更容易發展出堅實的穩定度。

　　對於任何尋求改善運動員心理動作控制的專業人士而言，呼吸是皮拉提斯運動第三個值得欣賞的優點。皮拉提斯的創始人除了對該運動在神經與身體方面的好處堅信不移，他也對健康生活的基礎必要條件相當清楚，他說：「最重要的是學習如何正確地呼吸。」

　　我們將會在介紹體感控制章節的第七章中討論瑜伽。呼吸與身體控制之間的連結幾乎是瑜伽重點中的重點，但這些其實在皮拉提斯訓練中也一樣重要。這也是你應該將通過認證的皮拉提斯老師納入你專業圈的另一個原因，以讓你的客戶在恢復完整功能的旅程中向前邁進。[167]

總結

心理動作控制強調正確的肌肉需要在正確的時間點活化。它確保了動作時這個系統內的所有元素都各司其職。主作用肌在特定動作時必須擔任主要動作者的角色，拮抗肌則需要抵抗這些動作，而協同肌應該協助這個動作。

　　穩定肌群應該穩定身體，因此力量得以生成，最終讓動作發生。當穩定肌變成了主作用肌，而主作用肌變成協同肌時，身體就會失序，疼痛便隨之而生。

　　對動作而言，神經有著巨大的影響力，我們將會在後面就此主題簡短討論。感覺輸入會影響動作輸出。因此，如果動作輸出有問題，通常需要藉由改變感覺輸入才能解決。

CH6

第六章 | 生物心理因子模型

George Engel是一位在精神醫學方面成就頗受讚譽的精神病學家，尤其是他提出的生物心理因子模型。[168] 這個模型涵蓋了典型的健康照護生物醫學模型，並納入了心理，社會和行為等會顯著影響人體與身體修復能力的要素。

在本書的第二章開始，我們討論了疼痛的特性，這些概念也可以被應用在健康照護的其他面向。舉例來說，身為健康照護和運動表現專業人士，我們相信每個人都期待自己可以感覺更好，改善現狀，然後重新回到運動場上。我無法告訴你曾經有多少人對我說：「哇！你和職業運動員一起工作？能和充滿動力，期盼提升自己的人們一起工作一定是件很棒的事吧！」你可能會這樣想，但現實狀況並非總是如此。

在復健的過程中，心理層面、社會壓力和心理狀態皆扮演了極為重要的角色。如果你沒有監控與處理這些重要的因素，那你由這本書中學到的知識就無法發揮太大的用處。

實際上，如果人們心中認定某些進步並不符合他們的最佳利益（這裡的進步例如讓自己變得更好，擺脫傷害與疼痛和繼續往人生下一個階段邁進等），那麼所有在生理層面的推進就都無法實現。

讓我們用一位受傷的棒球選手為例。他的復健進展順利，已準備好重新回到棒球場上了。但是此時，替補這位選手的球員也表現得相當優異。從粉絲到管理階層的所有人都很肯定這位替補球員的表現與他每天為球場帶來的興奮氣氛。

如果你所照顧的受傷運動員的狀態有所進展，卻無法重新回到球員名單中，那接下來會發生什麼事呢？如果受傷運動員不能出賽的原因不是因為他受傷了，而是因為替補他的新球員比他更厲害，這位受傷運動員又會有什麼樣的感受呢？

自我意識會下意識地介入，告訴我們與其被其它替補球員比下去，維持受傷的狀態可能比較好。如果你受傷了，其他人就無法期待你能參與訓練和比賽。雖然生理層面沒有明確的原因和問題，他的疼痛卻無法完全改善，然後這位受傷的運動員可能就無法達到你預計的恢復時程。這位運動員會一直沒有進展。

擺脫疼痛後會帶來一些成果，但是並非所有的成果都是正面的。當人們有疼痛或受傷時，便無法達到原本他們在生活中需要完成的所有事情。

處在受傷的狀態下，會使照顧家庭、孩子、工作與寵物都變成排山倒海的壓力，而讓尋求他人的幫助變得合情合理。但是，當某個人沒有受傷卻尋求協助時，就可能會被解讀成為一項弱點，表示他無法同時將所有的事都做得盡善盡美。

上述的狀況並不是常態。關鍵是對於病人而言，受傷狀態的好轉本身必須有它的價值。有時候，改善現況所帶來的價值，並不與我們的期待相符。面對上述的心理狀態，你可能覺得不自在，或者你並不認為自己能夠勝任這個處理復健過程中心理層面的工作。你並不需要親自處理這些層面的修復，但是如果你服務的客戶正處在銜接復健與運動表現過程，你就必須意識到心理層面問題的存在，並且建構能夠協助你指引病人的轉介資源。

對於許多健康照護與肌力體能專家來說，將心理因素的議題帶入疼痛與傷害處理可能有一些難度。這是個需要謹慎處理並且有些敏感的議題。

復健時，簡單地問候運動員的狀況或許就可以開啟一場對話。跟他們談談他大致的感覺如何，不只是生理上，而是對整體狀態的感受。或許，這可以催發更深一步的對話。讓運動員知道你也認同復健是個漫長且不容易的過程，然後觀察他們會有什麼回應，這也可以開啟一段討論生理層面之外的話題。

下一個段落描述了在銜接復健與運動表現的過程中，參與其中的專業人員們能夠如何協助運動員解決復健難題中的心理問題。為了支持生理心理因子模型，我們能做的有很多，而且有些跡象與症狀可以協助我們辨識運動員何時可能會需要超過你專業範疇以外的協助。

與職業運動隊伍共事的其中一個好處就是運動員能夠毫不彆扭地尋求各種專業人員的協助。當運動員表現出讓人擔心的跡象與症狀時，運動防護師與物理治療師可以很容易地找到運動心理師進行討論。運動心理師可以立即與運動員對談，以良性的方式提供服務。

當你沒有團隊的幫助時，技巧性地向運動員提出尋求專業協助的建議相當重要。你可以詢問運動員他們的狀況如何，這或許就能創造機會，讓你向他提出「如果你想找別人聊聊，我們其實有這樣的人可以協助你」。

如果運動員表現出讓你擔憂的跡象，最好的方式或許是直接了當地跟他說明你的擔憂，並且告訴他，你希望他能與某人聊聊。別讓自己在心理層面的不自在阻撓了你建議運動員尋求協助的行動。

傷害心理學與心理狀態

受傷後將會伴隨一系列的情緒反應。在過去的研究中發現，憤怒、悲傷、恐懼、易怒、食慾或行為改變等都與傷害有關。[169]這些受傷之後出現的情緒都屬於正常的心理反應，我們應該要認同它們。然而有時候，這些伴隨而來的情緒反應可能會失控，阻礙運動員朝著有效管理傷害階段前進的腳步。

如果你發現受傷運動員出現重大的行為改變，例如極度悲傷或憤怒，顯著的食慾變化，體重劇烈增加或減輕，或是運動員出現類似像暴食和催吐等不健康的行為時，你應該要與專長為處理運動表現或運動傷害相關問題的心理健康專業人士聯繫。

將具備這些專業訓練人員的聯繫方式存在你的快速撥號清單中，這對你為了幫助運動員復健所組織的團隊來說非常重要。

在受傷運動員恢復的過程中，每一位健康照護專業人士與運動表現專家都各司其職。研究指出，運動防護師所設定的短期目標與多樣化復健計畫，能提供運動員在精神層面上的協助。[170]而物理治療師在復健過程中使用如行為結果測量和心像（mental imagery）等的工具，也已經獲得不錯的成果。運動員

喜歡那些願意傾聽，且不給建議或不帶批判的肌力教練們，他們也感謝那些肯定他們在復健過程中努力付出的人。[171,172]

最後，技術與專項運動教練也可以提供許多幫助，例如他們可以幫助運動員持續維持參與運動團隊的活動，協助尋找能夠扮演受傷運動員支持者的人，例如經歷過類似復健過程的運動員就很適合扮演支持者的角色。[173]

在復健的路上，每一位專業人員對復健中運動員的心理健康都可以產生重要的影響。處理或監控運動員的心理健康並不是單一個人的責任。參與銜接復健到運動表現過程的任何一個人，在他本身的專業領域中，可能會注意到其他專業人員沒有看到的細微行為變化。同事間良好的溝通對於協助受傷運動員重回運動場上至關重要。

疼痛引發的情緒與心理負荷

延續上述的思考脈絡，當我們提到疼痛時，通常會考慮生理層面的感受，然而我們無法將身體與大腦切割開來，所以也必須考量受傷與承受疼痛對客戶情緒與心理的影響。

面對一位在運動過程中遭受可被辨識傷害事件（如踝關節扭傷）的運動員，若我們期盼他能重新回到活動良好的狀態，我們不能只是復健他的身體，也需要協助他找回正確的心態。

運動員必須克服再次受傷和對某些特定動作的恐懼感。比方一位曾經因為落板而傷了肩關節盂唇的衝浪選手，即便在生理上已經準備好重新開始從事水中運動，他仍會擔心自己是否會再次被捲入海浪之中。

另一個延遲運動員恢復狀況的因子稱為「動作恐懼症」

（kinesiophobia）──它會使運動員對誘發疼痛的動作產生恐懼。而且不一定要真的去做那些動作，光是在腦中想像，就可能產生足夠的焦慮，讓運動員在重回運動場上的過程中吃足苦頭。

過去的資料顯示，運動員認同運動醫學專業人員在心理層面的付出。這些專業人員提供簡單的服務，例如設定可達成的目標，以確保運動員在復健的過程中對該做的事負責。為了達到這些目標，運動醫學專業人員使用的技巧包含不允許運動員錯過復健訓練，並且在復健的過程中給予運動員小小的鼓勵作為幫助。[174]

運動員也表示在復健的過程中，肌力與體能教練的支持非常重要。這些人傾聽運動員的心聲，且不會給予建議或批判，這種方式稱為「傾聽式支持」。而那些設身處地為運動員著想的人被稱為「實境確認」（reality confirmation），也被證實是重要的心理支持。[175]

其他可以提供協助的方式，包含讚賞運動員，並且在言語上肯定他們的付出與努力，使運動員持續接受挑戰，並且投入在過程當中，確保「這個過程真實且踏實」。上述這些技巧在過去的研究中都被證實對協助病人的復健過程有不錯的成效。[176]

如果這些還不夠，那麼可能是讓運動心理師或心理教練（mental conditioning coach）加入協助運動員行列的時候了。

協助運動員最基本的方式，可以藉由聊天，讓他們說說心中的恐懼，也再一次告訴需要被協助的運動員，他們並不是獨自面對這段旅程。讓運動員感受到自己擁有支持團隊而不是獨自面對，對健康的心理狀態極為重要，也才能進而擁有健康的身體。當受傷運動員正在經歷復健的過程時，只要傾聽他們的恐懼與擔憂，許多時候就能對他們的心理健康產生巨大的影響。

在不承諾運動員的情況下，我們的目標是希望可以協助運動員重新回到比他們受傷前更壯、更快或更強的狀態。我們的目標不該只是著眼於修復傷害本身，還需要協助每位客戶建構比受傷前更好的生物力學狀態。我們可以利用復健時處理長期的運動力學功能障礙，這些問題可能在受傷前就存在，但礙於賽期間時間不足而無法處理。此時便是個好時機，在進行傷害恢復處理的同時，可以著手處理在受傷時可能導致在力學上超過負荷範圍的受傷風險因子。

　　長期飽受疼痛之苦不僅會導致短期的改變，還可能使得腦中許多區域重新連結。一篇發表在神經科學行為回顧（Neuroscience Behavior Review）的研究，作者 Laura Simon、Igor Elman 和 David Borsook 表示，「經歷疼痛會引發一連串的神經變化 —— 初期的感覺 —— 導致下一階段心理狀態的改變。而且先前的心理狀態改變，會因為交叉致敏反應（cross sensitization）等過程，引發慢性疼痛的風險，過去所接觸過的壓力會導致患者對其他看似無相關的刺激有更高的敏感度」。[177]

　　Simon 和她的同事們認為，單一的疼痛事件會改變我們的心理，並在疼痛刺激再次發生時，大腦會使人們產生過度的反應，或是進入慢性疼痛的狀態。此外，疼痛在大腦某一區域引起的變化（例如認知功能），可能會對其他區域產生連鎖的負面影響（例如記憶）。這也是為什麼慢性疼痛在病理上被單獨歸為一類，與傷害可能導致的持續性生理問題不同。

　　在這個研究中，作者發現了數個被慢性疼痛壓力負荷影響的腦部區域，包含小腦、基底核和前額葉皮質等。這些腦部區域與運動皮質是負責選擇與執行動作模式的主要區域。

　　患有慢性疼痛的運動員可能會在上述這些腦部區域的神經迴路出現變化，而這些變化會反過來影響慢性疼痛運動員執行運動技術的能力。這也是為什麼當運動員嘗試重新回到運動場時，可能會需要重新學習一些例如跑步的基礎技能，以及更多與專項運動或專項位置相關的高階技能。[178]

　　那些對恢復正常動作模式感到恐懼的人們，已經發展出一套「恐懼迴避的運動模式」。他們會避免任何讓他們害怕，並且可能進一步造成傷害的動作。即便這種受傷的威脅並不一定真實存在。無論在我們的眼中這種傷害威脅是否存在，對病人來說都是真實的，而且他會不計代價地迴避這些對他而言具有威脅性的動作。

　　建議你可以在 Google 上搜尋和恐懼迴避信念量表（Fear Avoidance Belief Questionnaire）[179] 類似的資源，運用這類工具確認客戶對動作的恐懼程度很有幫助。

病人報告結果測量（patient-reported outcome measure, PROM）是直接來自病人對自己健康狀態的報告，不需要經過臨床工作者的解讀。測量時，病人要填寫問卷，報告他們的感覺如何，是否經歷過功能性測量與治療，以及持續給他們帶來困擾的原因。

病人報告結果測量對於瞭解病人對本身恢復狀態的想法很有意義，而病人對恢復狀態的認知也對幫助他們從受傷中恢復非常重要。病人提供的報告結果相關資訊可以協助我們在復健的過程中應用一些技巧（例如在目標設定上）。你與客戶雙方都知道你們的終極目標是重新建構參與運動需要具備的完整功能。如果你在過程中幫運動員設定較小的漸進式目標，能讓運動員把專注力由他的疼痛處轉移到這些階段性目標上。[180] 當人們積極參與他們所在的照護過程中，並且知道那是為了實現短期目標而設定的時間表時，將有助於他們擺脫因為飽受疼痛之苦而衍生的受害者心態。

冥想

冥想是許多人用來處理受傷與減輕壓力的另一種技巧。人們對冥想有許多不同的定義[181]，因此很難制定出一套針對解決壓力而設計的通用課表。冥想是一種個人化的練習，它涵蓋的範圍從宗教與精神層面到單純用來放鬆都有。

無論你如何幫病人定義冥想，下列幾個具體且容易執行的想法很值得參考。

以呼吸為基礎的冥想已經被證實有許多生理與心理方面的助益[182]，特別是瑜伽式呼吸可能會有很不錯的幫助。深而緩慢且有節奏的呼吸可以紓解壓力與焦慮，也可以協助自律神經系統的平衡。[183] 過去研究也發現，以呼吸為基礎的冥想對調劑生理與情緒的過度負荷有所幫助，並且可能可以幫助人類在急性或慢性壓力下的表現。[184]

　　如果運動員對冥想保有開放的態度，以呼吸為基礎的冥想或許是個不錯的開始，因為它可以將較為抽象的冥想概念和非常具體的呼吸連結。當冥想刺激了自律神經系統，就可以降低憂鬱、壓力和焦慮等經常伴隨受傷而來的影響。[185]

　　你也可以用使用意象作為另一種冥想的類型。你可以請運動員安靜地坐著，然後在腦中想像他期待達到的成果，這樣做能夠帶來正面的助益。

　　使用一些 Jim Afremow 博士在他的著作《冠軍的復出》（*The Champion's Comeback*）中介紹的意象訓練技巧也會有不錯的幫助，書中教導受傷運動員如何在心中排演成功重回運動場上的過程。《冠軍的復出》是本值得你閱讀的好書。

　　意象訓練可以在「想像身體能夠做到的」與「生理實際能夠達成的」之間建立更強的正向連結。這個連結可以幫助運動員用對成功的正向期待，來取代心中與疼痛有關的負面恐懼。[186]

　　要使意象訓練發揮真實效果必須使用五大感官，光是想像可能會發生什麼事可能不夠。請你的運動員也專注在其他的感受──群眾的吵雜聲、草地的氣味、他口中口香糖的味道和感受手中的球棒等──這些細節都可能讓意象更具體，也讓這個意象練習有更好的效果。

恢復與再生策略

　　恢復包括運動員由生理壓力的狀態下復原的過程，以及在不給予系統過多壓力的前提下需要花費的時間。再生策略就如同其他的臨床作為，是我們用來幫助整個恢復過程的方法。

　　再生策略可以是主動或被動，有些策略經歷過較多嘗試和檢驗，但無論是哪一種都值得我們藉由嘗試不同的方法來探索每位運動員最適合的方式。

例如按摩、冷熱交替水療、冷水浴、低溫艙、間歇式幫浦壓迫等技巧都曾經在過去的研究中被使用、檢驗、支持與反駁。首先，這些儀器在使用時不會造成傷害。雖然有些爭議仍在討論這個價值究竟是來自心理或生理層面，但如果在眾多儀器中有一項能讓運動員「感覺好一些」，那麼使用這項工具就有價值。安慰劑有強大的效果，心理上的幫助可能與生理上的幫助一樣有力量。

在恢復與再生過程中，按摩是很重要的環節。有許多資料記載，直接處理身體的軟組織有許多益處。[187,188,189] 依據按摩的類型，處理組織可以是單次長時間，也可以是在不同的日子每天進行十到十五分鐘。

疤痕組織的強化與成熟可能會需要按摩這種物理性的組織處理手法。針對疤痕組織的按摩與放鬆式的按摩完全不同，它可能會很痛。相反地，相對溫和，輕觸軟組織的按摩方式對於壓力管理與放鬆有很好的效果。我們應該看當時運動員需要什麼，來選擇應該使用哪種類型的按摩。

冷熱交替水療是個常用於運動領域的再生技巧。冷水桶與熱水桶設備在世界各地的職業運動、多數的大學，甚至有些中學的運動防護室中都是常見的設備。

在為期一週的訓練中，某些時候我們常會使用冷水或冷熱交替水療。但我們真的清楚瞭解這些水療的功能嗎？由 Breger Stanton 與他的同事在二〇〇九年發表的系統性回顧研究中[190]，探討二十八篇在一九三八年到二〇〇八年間與冷熱交替水療相關研究的文章，他們發現因為各個研究在介入條件與方法上的差異，使得冷熱交替水療在使用上的優劣很難得出結論。雖然有些研究證據顯示，冷熱交替水療可增加皮膚溫度與淺層的血流，但是冷熱交替水療與功能性表現或腫脹控制並無明確的關聯。

Higgins 與同事們[191]發現在介入冷熱交替水療後，運動表現成績的改變有限。雖然在我們的運動文化中，使用冷熱交替水療或冷水浴是相當普遍的做法，但能確認的生理幫助卻相當有限。然而，冷熱交替水療的應用可能有很強的心理效益或是安慰劑效應，這也是促使我們繼續使用這些方法的原因。

間歇式壓迫器材是另一個常用於促進恢復與再生的儀器。雖然有些運動員覺得使用間歇式壓迫器材之後，肌肉痠痛的狀況有減輕，卻沒有太多客觀證據顯示這項儀器能幫助運動表現或恢復。[192,193,194] 考慮到病人在使用間歇式壓迫器材後，主觀的測量結果顯示「感覺更好」，因此即便對運動或恢復缺乏客觀的改善能力，也不需要全面否定間歇式壓迫器材的使用。

低溫艙──全身性冷療──是許多運動表現與恢復中心最新添購的設備。運動員會進入一座由氮氣或以其他機制將溫度冷卻至大約攝氏零下一百四十度左右的低溫艙中，在低溫艙停留三分鐘以內。低溫艙有許多不同的形式，有些可以容納整個人，有的只有身體在艙內，但頭部在艙外。身體質量指數（BMI）會影響低溫艙冷卻組織的能力。

雖然在研究上已經證實使用低溫艙有許多益處──包含核心溫度的改變、新陳代謝的變化、血液學反應、發炎反應標記物、內分泌反應、肌肉、運動表現恢復和疼痛等[195]──全身性冷療還是因為相關的禁忌症和潛在傷害而存在爭議（如果表皮出汗或身體任何部位有水的狀況下）。在復健的用途上，全身性冷療需要謹慎使用，而且只能由經過訓練的專業人員操作。

如果運動員認為他們在接受介入後感覺好一些，那麼繼續在運動表現恢復中使用這些方法就有重要的價值。

在實驗室中或閱讀科學研究時，安慰劑可能不被視為是件好事。然而在臨床上，安慰劑是個很有力量的元素，當談到運動員選擇用什麼來改善他的感受時，在我的觀點中，安慰劑相當有幫助。安慰劑可能在實驗室中沒有統計學上的顯著意義，但在現實生活中，安慰劑卻可以有重要的臨床意義。身為臨床工作者與教練的我們必須認知我們手中器材的極限，我們必須承認這些介入或許有效果，只是產生效果的原因與我們認為的原因不同罷了。

睡眠

睡眠是最強大的恢復策略之一，近幾年開始有較多針對睡眠的討論。缺乏睡眠與各種身體狀況有關，包含肥胖、衝動行為、血壓變動、心臟疾病、情緒混亂、癌症等。

對於正在復健的運動員來說，睡眠就跟其他我們可能使用的治療一樣重要，甚至更重要。如果處在銜接復健與運動表現過程中的運動員沒有優良的睡眠品質，生理過程就會影響身體健康，身體癒合的能力也會受到負面的衝擊。

睡眠正如呼吸一般，至關重要。我在美國職業棒球大聯盟的期間，有幸與 Chris Winter 博士共事，近期也很高興能收到他的新書《睡眠的解決方案》(The Sleep Solution)。我建議你參考這本書，以協助你更完整地認識睡眠這項強大的恢復工具。

如果這不是你的專業領域，現在就開始學習吧！使用像 Winter 博士所寫的相關書籍增進你對睡眠議題的知識吧，並且協助你的運動員實行簡單與有效的策略，協助改善他們的睡眠習慣。

營養

高品質的營養攝取是恢復過程中不容忽視的面向。我一直很幸運，在我的職涯中，營養師一直都在我辦公室徒步可及的距離讓我能尋求協助。事實上，當我還在 EXOS 的時候，我們便發覺營養對復健中的運動員非常重要，所以我們開始安排營養師與每一位前來復健的客戶會面。

　　再生與組織癒合對身體而言並不是件簡單的工作。能量消耗必須由專業人員進行分析與管理，以免在復健過程中出現意外的體重減輕或增加。且關鍵在於限制促進發炎反應的食物，同時增加抗發炎反應食物的攝取。

　　適當的水分補充在細胞癒合過程不可或缺。在銜接復健和運動表現的過程中，協助你的運動員使用簡單的策略，確保他們的水分補充足夠，這對運動員能維持課表良好的配合度相當關鍵。

　　對復健的運動員來說，能與對營養議題有相當瞭解的專業人士共事非常重要。營養是個複雜的主題，超越本書能涵蓋的範圍。如果你想瞭解更多訊息，請參閱附錄七提供的資源，並和能夠指引你瞭解客戶需求的專業人士合作。

再生日

　　當運動員逐漸從光譜復健的一端過渡到運動表現的那一端時，再生日的安排至關重要。運動員無法一瞬間就回到運動場上，反之，他們需要讓身體有足夠的時間適應施加在他們身體系統上的壓力。如果沒有足夠的時間適應，他們的身體就會因為過度負荷而崩壞。這是超補償（super compensation）的概念，將會在本書的第九章中做更詳細的探討。

　　再生日是計畫性的主動休息日。在精神層面上，再生日有助於運動員為接下來的一週做好準備。相較於到運動場後才聽到「今天休息一天」，運動員比較可能在事先知道休息日的情況下，有計畫地安排一天的主動休息。

　　運動員喜歡一切都在掌控之中的感覺，也喜歡對自己的行程安排有所掌握。當他們事先知道計畫好的主動休息日時，他們會有較高的配合度，會知道休息日的安排屬於恢復過程中的一部分,而不是將休息日解讀成你那天不想要協助他們。

主動再生日的內容安排可以有許多不同的形式。它可以是在泳池內的運動,讓在一週中你可以訓練的所有動作都改在水中的無重力狀態下進行。主動再生日的內容也可能是玩飛盤、登山或騎自行車。它可以是任何讓運動員能有一天遠離健身房或診所的活動安排,但讓運動員依舊保持身體活動。

被動的再生日安排可能包含按摩、與家人一起放鬆或看一場電影。被動的再生日涵蓋任何能讓運動員在精神上脫離訓練的事物,協助他們減輕大腦與身體的壓力。

總結

除了本書所探討的生理面向之外,在銜接復健和運動表現的過程中,還有太多需要考量的面向。事實上,心理層面在重回運動場的整個過程中,可能扮演更重要的角色。

瞭解伴隨傷害而來的心理問題至關重要,在你的專業範疇之內做好準備面對這些問題也很重要。在任何需要的時刻將運動員轉介給心理健康照護專業人員,對處在掙扎狀態的運動員來說是獲得成功的關鍵。

我們必須採取良好的恢復與再生策略,才能使運動員適應生理上的壓力。在這個過程中,使用儀器可能有幫助,而睡眠、營養和水分補充,在銜接復健和運度表現的過程中也扮演關鍵的角色。

CH7

第七章 | 體感控制

身為肌力教練、個人運動指導教練和臨床工作者，我們通常比較偏愛和運動系統相關的部分。運動系統能讓我們在人們活動時觀測，也比較能被具體掌握。相較於運動系統，體感控制系統偏向「感覺」的部分，較難處理，因此你無法直接處理平衡或本體感覺，因為它們是比較概念性的。

但是談到恢復與復健時，這些概念的重要性並不亞於骨骼肌肉系統，實際上它們也無法和骨骼肌肉系統切割。除非我們的感覺系統允許我們做某項活動，否則我們無法期待自己能夠有效率或持久地做這項活動。

根據 MD Anderson Cancer Center 的 Dr. Patrick Dougherty 的說法：

「體感系統藉由觸覺（例如皮膚的物理性接觸），告訴我們位於外在環境中的物體，也藉由在肌肉與關節的刺激，讓我們知道自己身體部位的位置與動作為何。」

「體感系統也監控著身體、物體和環境的溫度，並且提供我們疼痛、發癢和搔癢等訊息。[196]」

換句話說，體感系統負責處理感覺動作系統中的感覺部分。感覺動作系統含括了動作時的所有感覺輸入、運動輸出、中樞的處理與這些元素間的整合。[197]

由運動生物力學與動作覺的角度來看，如果沒有感覺系統，我們就無法擁有運動系統。感覺系統提供的感覺輸入使運動輸出得以生成。不良的輸入將等同於不良的輸出。

倘若我們持續將錯誤的指令輸入電腦，我們將會持續得到錯誤的輸出結果。為了使電腦正常運作，我們必須給它正確的指令。同樣地，我們的身體也是如此。當輸入的訊息改變，產生的動作反應就會出錯，或者頂多只是產生的動作比較沒有效率。

因此，當我們在處理體感系統時，需要將平衡、姿勢擺盪和本體感覺等面向都納入考量。

我們可以將體感系統定義為著重在感覺動作系統過程中的感覺輸入。其實，本書所討論的多數內容都是以感覺動作系統為根基，也與之息息相關。感覺輸入會影響動作輸出。

　　我經常借助我在動態神經肌肉穩定術、姿勢矯治學院、瑜伽和皮拉提斯的經驗，協助客戶改善平衡、本體感覺和反射反應。在本章中我們將會探索運動員在重返比賽的這段旅程中，如何透過操作不同的感官（例如視覺與前庭等）來強化他們的體感系統。

動態系統理論

　　動態系統理論為我們提供了一個架構，讓我們可以為客戶評估、治療，並且真正建構「功能性訓練」的計畫。動態系統理論認為人的感覺運動系統取決於以下幾個因子：個體、任務，以及執行任務的環境。

　　上述的三個元素──任務、個體與執行任務的環境──將決定這位病人選擇的動作模式。

　　讓我們逐一深入探究。

個體控制：健康的身體可以運用數個自由度完成任務。

　　功能性變異度的概念告訴我們，達成一個任務的方法應該有很多種。一般來說，感覺動作系統會選擇對神經系統來說最簡單，或是可以保留身體整體能量的方式。

　　舉個例子，現在請將手舉起來，摸摸你的鼻子。你剛剛用的是右手還是左手呢？你是用哪一根手指呢？你剛剛有把你的手臂舉起來，繞過你的脖子嗎？還是你其實是彎曲你的手肘，然後抬起手來摸鼻子？

　　對感覺動作系統來說，要達到「摸鼻子」這個目的，可以通過許多不同的方式。感覺動作系統大概會採用它所知道最簡單的方式：通常是用我們的慣用手與慣用來指東西的食指來完成摸鼻子的任務。感覺動作系統已經發展出一套能夠有效率地達成此類任務的方式。沒有哪一種摸鼻子的方式是「錯誤」的，只是你最有可能用你所知道最簡單且最有效率的方式去完成這個動作。

改變一下場景。如果現在你的慣用手骨折了，受傷的手被固定在護木裡面，因此你無法使用這隻手。你的身體在選擇如何完成這個動作的自由度便會因此減少。此時你只能使用非慣用手。

因為受傷、神經性缺陷或疼痛引發的系統障礙都會使感覺動作系統完成任務所需的自由度變少。在這樣的狀態下，感覺動作系統擁有的功能性變異度也會減少。

當我們在動態系統理論之下控制個體時，可以請他閉上雙眼，將頭轉向某一側，請他追蹤某個移動的目標，請他在做動作時執行認知性任務，或是請他在執行下半身的動作時上半身同時做不相干的活動。藉由改變個體可使用的自由度，可以提供客戶更多的功能性變異度。

大多數運動員在重新回場時皆需要上述的能力，因為他們除了單純的直線跑步之外，還有許多事情需要同時思考。

任務難度控制：我們請當事人執行的任務，可能有不同的困難度。

由復健或運動表現的角度來看，調整任務難度是實務工作者修正課表最常見的方式。例如，當我們請客戶深蹲時，他們可以用許多不一樣的方式完成。他們可以用雙腳蹲、單腳蹲、前蹲舉、後蹲舉、高腳杯深蹲等，而且這個清單可以一直列下去。

調整任務難度是動態系統理論中的重要元素，但是我們也必須記得它只是眾多元素的其中一個。

調整任務難度需要將執行任務者的身體支撐面積與重心納入考量。一般的情況下，我們可以藉由縮小身體的支撐面積來增加任務的難度，例如由雙腳進階到單腳支撐，或是改變重心，例如請他們由身體接近地面的姿勢轉換成站立姿勢，或將東西高舉過頭或往身體前面延伸等。任務的進階或退階通常會將上述的兩種變項納入考量。

環境控制：如果我們請客戶把包裹拿到房間的另外一頭，這可能是件簡單且可以預測結果的任務。

　　這個人可能會拿起這個箱子，轉身，走到房間的另一端，然後將包裹放下。然而如果我們請他再做一次一樣的任務，但這次將音樂轉得很大聲，在路中間放置障礙物，並請其他人在他行經的路線上奔跑。這樣一來，外在環境變得無法預測，感覺動作系統便需要決定如何安全地完成任務。

　　我們可以藉由幾種方式來變化環境，通常第一個會想到的是閉眼和睜眼，但這是屬於個體控制，那麼若是改變光線的強弱呢？想像一下夜間舉行的棒球比賽和白天舉行的球賽。白天時，運動員會受到球場上的陰影影響。雖然球員的眼睛是睜開的，但光線會改變他們看到的東西和看到的時間點。

　　想像一下你在家後院練習打擊，和在有五萬個人歡呼，而且有時是直接對著你大喊的狀態下打擊有何不同。

　　想像一下，在完成任務的過程中有障礙物。由一壘跑到二壘看似非常單純直接，但有時內野手可能會擋在跑壘行進的路上，跑到二壘的任務就會因為環境改變而變得更加困難。

　　想像一下跑馬拉松。如果你在準備比賽期間都在攝氏十五點五度的環境下訓練，也在相同的溫度下比賽，你就會明確地知道需要喝多少水，以及維持什麼樣的補水頻率才能確保身體水分的平衡。你也會知道需要吃什麼來獲得能量，以及做什麼來幫助恢復。

　　但如果你到了比賽現場，比賽的環境是攝氏三十二度，你做的所有訓練可能都變得無用武之地。你的跑步距離可能和訓練時是一樣，路線也相同，但是環境卻非常不同。你完成比賽所需的時間可能比預期的還多，水分補給需求也會改變，而且賽後的恢復也會有很大的差異。環境的改變會使你的任務變得更為困難。

臨床錦囊

動態系統理論是功能性訓練
- 改變個體——增加個體能完成任務的自由度
- 改變任務——操縱身體支撐面積或重心
- 改變環境——改變視覺、聲音或訓練平面

提供功能性訓練的框架

　　你可以看到動態系統理論如何提供「功能性訓練」的架構。對個體的控制會影響執行任務時能夠使用的自由度，而環境限制則會顯著地影響執行任務的方式。我們也可以藉由改變身體支撐面積或重心使得任務變得更困難。使用動態系統理論中的原則可以提供你一個系統性的策略，用來挑戰感覺動作系統。如同上段所討論的，任務控制對實務工作者而言，常常是最簡單且最常用來調整課表難度的方式。然而，如果我們只有改變任務，就會錯過另外兩個動態系統理論中的關鍵元素。下一次當你有機會嘗試設計課表時，試著在兩週內不要改變任務本身，而在第一週時嘗試改變對個體的控制。

　　例如請你的客戶深蹲——深蹲就是任務——你可以請他們在深蹲時往左和往右看，藉此來控制個體。

　　直白地說，這很可能才是他們平常實際執行深蹲這項任務的方式。因為很少人會維持直視前方，以完美的姿勢深蹲。反之，比較有可能出現的狀況是，他們或許正在與某個人說話，然後看著某一個方向深蹲。可能是往下看，蹲下去撿東西，然

後又回到站立姿勢。另一個例子是請他們將鞋子脫掉，赤腳深蹲，或請他們在深蹲時執行認知型的任務 —— 從一、三、五……一直數到九十九。

他們深蹲的動作是否改變了呢？如果是請他們在深蹲時，視線必須跟著擺盪中的球 —— 眼球的動作是否會影響他們正在執行的任務呢？

接著，我們可以改變環境。請當事人在音樂震耳欲聾時執行任務，如果沒有嘈雜的音樂，就改在沒有燈光的環境下（請注意安全）執行任務。又或者在室外、在平衡木上、在軟墊上或在沙子上。

改變環境會如何改變任務的執行情形呢？當你開始改變更多任務以外的條件，你會發現即便不改變運動任務，客戶在一週內的進步也很顯著。

這是「功能性訓練」的架構：在任何特定的環境下，盡可能給予身體執行任何任務最大的自由度。

臨床錦囊

- **功能性訓練——**
  在任何特定的環境下，給予身體最多執行任何任務的自由度。

視覺系統：
你所看到的東西將會
影響你活動的方式

我們的眼睛是運動系統接受回饋的其中一種途徑。雖然我們無法忽視觸覺或聽覺在提供訊息與幫助我們判斷應該使用與部署哪種動作模式的重要性，然而腦中負責觸覺與聽覺的神經元只各占百分之二與百分之八。相較之下，專門負責處理視覺系統輸入訊號的神經元就占了腦部神經元的百分之二十。[109]

以有意義的方式操弄視覺系統是改變個體控制的好方法。當臨床工作者或教練改變視覺系統時，最常使用的方法是請客戶閉上眼睛。閉眼是一個不錯的控制方式，但是這對於運動來說符合現實狀態嗎？在運動環境中，運動員的眼睛通常是睜開的，而且他們的目光也不會盯著前方的定點。

以單腳站立為例。你可以請客戶閉眼單腳站立。或者，你可以請他們單腳站，保持臉部朝前，並且視線跟著垂掛在他們眼前擺盪的球移動。你也可以請他們臉部維持朝前，往上，然後往左或往右看，並執行任務時，將視線專注在他們邊緣視覺所見的東西上，或讓他們戴著限制邊緣視覺的眼鏡。你也可以讓他們只用視線追著移動中的物品，或者是移動頭部跟著物品的移動。

除了讓眼睛張開或閉上，還有許多方式可以用來改變視覺。這些在其他方面的控制，可以更針對運動員在運動場上的任務需求。如果你的運動員在場上運動時有使用太陽眼鏡、頭盔或有色的隱形眼鏡等器材，你可以考慮將這些器材囊括進你的復健課表變化裡。

前庭系統：
在動態中保持平衡

當運動員受傷後再次回到場上，最大的挑戰通常是平衡感與本體感覺，也就是運動員對於感知他們位置與如何在環境中活動的能力。這些受過傷的運動員常會有難以維持平衡的障礙。為了恢復平衡感，過去錯誤的做法是讓運動員在抗力球與平衡板上 —— 我們認為這些不穩定的平面可以協助運動員恢復反應性的平衡能力，但這其實浪費了我們許多時間。

除非我們討論的是水上運動和冬季運動項目，否則多數運動項目的運動員接觸到的地面都不會移動或傾斜。相反地，運動員是在固定不動的地面上移動。地面雖是穩定的平面，卻不平坦，這也是為什麼我們會請運動員在穩定的地面上完成恢復前庭輸入與控制訓練的原因。

TerraSensa® 是個輔助平衡訓練的好工具，特別是在環境不允許我們將運動員帶到戶外的時候。因為這項工具本身凹凸不平，可以模擬不同的地面特性。

讓運動員在不穩定的平面上訓練並不是錯誤的做法，但這僅是我們能操控的本體感覺變項清單中的其中一個選項。不平坦平面與不穩定平面具有一樣的刺激與挑戰性。讓人們在不同的平面上訓練（理想上類似他們未來比賽的地面特性）是改變本體感覺輸入的關鍵元素。

除了需要具備來自視覺系統、觸覺與本體感覺回饋的訊號輸入之外，也需要來自前庭系統的正確資訊。有些訊息來自眼睛，並且與視覺系統相關，但影響我們如何移動的訊息資料 —— 尤其是旋轉和線性活動 —— 是由耳朵中的橢圓囊、球狀囊和半規管所控制。系統蒐集與傳遞資訊的能力可能會因為受傷而受到影響，特別是頭部的創傷。[199]

請運動員在活動時改變頭部的位置也是一個有效的方式，例如向上或向下看。我們通常會請運動員在執行單腳站立平衡的訓練時同步向上、下、左和右看。頭部位置改變會刺激前庭系統中的半規管，並且會讓下肢韌帶與關節的神經肌肉本體感覺受器受到挑戰。

改變頭部位置能模擬運動員在運動場上常做的活動 —— 往一個方向移動的同時，看向另一個方向。想像一下在運動場上跑動的美式足球外接手。他的眼睛沒有閉上，而且他也沒有站在不穩定的平面上。反之，他以線性的方式奔跑，腳下踩的或

照片 7.1
TerraSensa

在執行動作時，同時改變訓練平面是實務工作者經常使用的方式。

典型的漸進過程是讓運動員踩在不穩定的平面上，例如軟墊或半圓平衡球。然而，運動員很少會處在不穩定的平面，而是比較有可能遇到不平坦的地面。

使用像 TerraSensa 的工具可以讓實務工作者在室內模擬實境運動。相較於室外的運動場，這樣的方式可以讓客戶在更安全且受控的情況下接受挑戰。

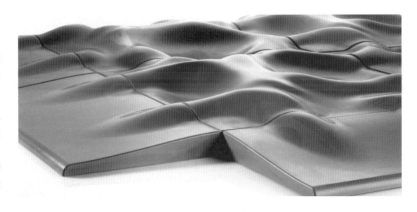

許是不平坦的平面，為了看球，他轉頭向後看，往一個方向跑的同時將他的頭轉向另一個方向。這個動作加上一旁跑在他旁邊或拉扯他的人，與群眾的歡呼聲，選手的感覺運動系統此時正承受著極大的挑戰。

我們可以將這些技巧應用在任何正由受傷中恢復，並且難以重拾平衡和本體感覺的運動員身上。[200]為腦震盪的病人復健時，前庭復健技術是常用的方法，它是種基於特定創傷，高度特殊化的前庭刺激。這類的前庭功能復健雖超過了本書涵蓋的範疇，但認識這些技術很重要。它可以應用在任何受傷後平衡與本體感覺出現障礙的人身上。[201]

動態神經肌肉穩定術與體感系統

如同我們在第五章中提到的，動態神經肌肉穩定術能提升局部動作鍊的功能，並且除了身體的條件之外，它還強調了神經學層面對穩定性的重要性。藉由重新校正常因為傷害而被擾

亂的輸入訊號，動態神經肌肉穩定術也能改善體感控制與動作
輸出的品質。

　　在 Michael Higgins 的書《運動治療：由理論轉換到實務
應用》(Therapeutic Exercise: From Theory to Practice) 中提到，
神經肌肉控制 —— 我們在先前章節中提到的心理動作概念 ——
並不是憑空生成的，而是需要一些前導條件才會出現。其中一
項前導條件是：「神經肌肉控制需要來自體感系統所輸入的訊
號，並且結合隨意肌的活化，以提供關節的動態穩定。」[202]

　　在沒有蒐集到正確訊息的狀況下（這裡的訊息包含自己在環境中
所處的位置、身體如何移動和肌肉產生的張力等），我們就無法期待客戶
具備良好的穩定能力。受傷可能會擾亂所有蒐集到的感覺訊號。

　　動態神經肌肉穩定術是其中一個可以用來改善運動員體
感控制的方法，協助運動員的身體重新學習原始反射。動態
神經肌肉穩定術學派將原始反射分成兩類：翻正反射（righting
reflex）和姿勢反應（postural reaction）。

　　除了人類，我們也能在動物身上看到翻正反射。如果你
將狗翻過來，牠會立刻轉頭，試圖將牠的眼睛回正。當小孩
發展到一定的階段，他們也會有一樣的反射，並且發展出翻
身的能力。

　　人體會不斷嘗試回到恆定狀態。比方我們會將頭部維持在
中立位置，而能運用自己的眼睛來告訴大腦有關位置與環境的
相關資訊。

　　如果你將一個小嬰兒直立抱著，然後將嬰兒的身體向前傾
模擬跌倒，你就能看到姿勢反應。嬰兒的身體會自動將雙腿向後
伸展，將雙臂前伸並將手指張開，以阻止摔倒。這個反射動作又
被稱為「降落傘反射（parachute reflex）」，是嬰兒「正常」發展的
特徵。該反射出現的時間點通常是在嬰兒學會走路之前。[203]

　　這些原始反射與反應出現在嬰兒時期，有的會因為被整
合入更多基本的動作模式中而消失，有的則可能會持續保留
一輩子。

　　姿勢反應和翻正反射在出生後的第一年中便會消失，與其
它基本的動作模式整合在一起，幫助我們完成更高階的動作。

雖然實質的反射不存在了，但是這些反射所協助創造的基本動作模式仍會存在。藉由加入與反射有關的活動，例如在做下肢運動時加入頭部的動作等，我們就能「深掘」潛在的反射能力，協助強化動作控制。

反射與反應有一個共通點：它們都是反射性的，不需要藉由意識思考來產生動作反應。這些反射性的反應屬於低階的動作訊號——想一下脊髓層級的動作反射——它們是由感覺動作系統所產生，而且當人體逐漸成熟時，會由基礎姿勢逐漸轉換成功能性的姿勢。

當感覺動作系統發展出更高階的動作反應之後，原始的反應會和新的模式整合在一起。如果介入包含了刺激相同反應類型的活動，這些原始的反射特性就可以被運用在我們的復健裡。選擇反應技術來協助刺激肌肉活化與參與模式，可能會是個對改善肌肉活化和動作模式相當有效果的技術。雖然重建這些原始的反應可能不是我們最主要的訓練目標，但任何能夠使身體對介入的刺激產生正向反應的運動都能協助改善肌肉活化，並改善動作模式。

一旦運動員受傷，上述的自然反射與反應可能就不再具備其正常的功能。此時，將病人轉介給熟悉動態神經肌肉穩定術的實務工作者或任何瞭解這些概念的專業人員，就可以藉由強化這些基本原始的反射，協助病人重拾體感與神經肌肉路徑。透過改善腦部蒐集與處理有關在空間中身體的位置、平衡與穩定度等的資訊，使恢復的步伐往前邁進。

除了上述介紹到的，費登奎斯（Feldenkrais®）與神經動能療法（Neurokinetic TherapyTM）等類似概念的技術也都值得我們納入考量。

瑜伽——體感控制訓練的起源與當代應用

　　各類型的瑜伽訓練都可助於改善不同的動作失能，在銜接復健與運動表現的過程中占有一席之地。

　　如果你的目的是肌肉發展、建構爆發力或肌肥大，那麼瑜伽訓練並不是一個好的選項。反之，瑜伽非常適合用來強化平衡感、訓練本體感覺和控制個體與任務，並且對在受傷後重新建立局部動作鍊有相當的助益。

　　我第一次參與瑜伽課程是在二〇〇二年。我們在一個安靜的教室裡，每個瑜伽動作都要維持很長的時間。當時，我感覺剎那簡直就是永恆！我並不喜歡，一心只想走出教室，當時我承諾自己，永遠不會再來做瑜伽。

　　五年後，我家附近開了間工作室，而且我的朋友說服我去上課。最後，使我不敵誘惑而答應邀約，純粹只是因為朋友用上課後的早午餐和含羞草雞尾酒收買我。

　　但這次的課與五年前的瑜伽課截然不同。留著捲尾八字鬍和復古狼尾頭，而且聞起來有某種草藥味的瑜伽老師走進教室，他請我們移動到自己瑜伽墊的前端，然後播放著美國嘻哈饒舌歌手 Snoop Dog 的音樂。隨後我們開始經歷我人生中最困難的體育課之一。課程結束時，我的汗不停地滴下來，讓我從此愛上瑜伽。

　　在那之後，我斷斷續續地練習瑜伽，有時候甚至比其他人訓練得還要更多，直到二〇一五年，我達成了兩百小時的瑜伽教師證照要求。直到今天，我最喜愛的瑜伽是流瑜伽（Vinyasa flow）。身上刺青的老師播著好聽的音樂，一面談論著瑜伽對於我們自身、他人和這個地球的助益……好吧，我完全迷上瑜伽了。

瑜伽是於一九三〇年代傳入美國，最初被當作東方哲學的一部分。起初，瑜伽被視為提升健康的運動，當時正是提倡素食主義的時期。而在一九六〇年代，反文化青年運動對來自東方的所有事物都開始產生興趣。幾年之內，一些比較願意接受新事物的醫師們開始將瑜伽納入壓力管理的處方內。從那之後，瑜伽開始走入主流市場，並且成為一門很大的生意，似乎每隔幾個街區就有一間瑜伽工作室，像 Lululemon 和 prAna 這樣的公司也開始走入國際。

然而，東方與西方理論的爭論至今仍持續進行著。西方觀念著重於人體解剖學、生理學與骨骼肌肉、神經、心理和合成藥物等系統。東方哲學則是起源於被多數人認為是替代醫學的陰陽、木、火、土、金、水的五行概念與草藥等。

西方醫學是透過微觀的觀點來探究特定部位或區域的狀況，而東方醫學則是採用更廣泛、全面性與宏觀的策略切入。儘管西方與東方醫學在本質上有一定的差異，我們還是可以結合東西方醫學實踐的元素，協助運動員完整地恢復，並且改善長期的健康狀態。如果你是東方哲學概念的入門者，但對如何將它們整合到你的工作中來改善體感控制有興趣的話，從瑜伽開始會是個不錯的選擇。

瑜伽訓練藉由改變參與者支撐身體底面積與身體姿勢，並且在動作之間進行轉換的同時維持平衡與動作控制，能有效的挑戰前庭與本體感覺系統。[204]瑜伽訓練能夠提升感覺輸出的其中一個原因是它迫使做瑜伽的人，無論是精神與身體，都必須投入其中。瑜伽練習的關鍵之一是創造減少外在刺激與與注意力干擾的內在環境，促進專注力。[205]

臨床錦囊

為什麼做瑜伽？
- 為了讓自己適應不舒服的感受。

瑜伽練習的種類

　　瑜伽的類型非常多種。如果你有興趣嘗試，建議你在像過去的我一樣宣告「我討厭瑜伽」之前，多去嘗試各種不同的類型。你或許會不喜歡某種瑜伽，卻喜歡上另一種。

　　流瑜伽是我最有共鳴的瑜伽類型，呼吸與動作之間的連結是流瑜伽的主軸。所有的動作都和吐氣或吸氣連結在一起。在流瑜伽中，吸氣與吐氣特別被應用在姿勢的加深或延展上。做流瑜伽時，利用呼吸的控制能促進我們在不同姿勢下的穩定度或動作活動度。

　　陰瑜伽（yin yoga）則是一種節奏較為緩慢的瑜伽類型，陰瑜伽的訓練會維持姿勢五分鐘或甚至更久的時間。yinyoga.com 的 Bernie Clark 指出，相較於陽元素強調的積極與多變性，陰瑜伽的練習屬於較柔順、被動且安靜的類型。

　　陰瑜伽被認為對免疫系統、器官健康有所助益，與其他類型的瑜伽一樣，陰瑜伽也被認為可以協助管理壓力。[206] 如果你覺得「緊繃」，陰瑜伽會是個放鬆的好選擇，但不要忘記，在我們運動表現的領域中，緊繃的發生必然事出有因。

　　陰瑜伽可以使人平靜下來，並且幫助我們按照自己的步調慢下步伐。如果運動員處在交感神經作用較強勢且發現自己難以進入副交感神經恢復的狀態下，陰瑜伽就可以提供一些協助。

　　修復瑜伽（restorative yoga）包含主動放鬆，並且通常會使用道具或工具來支撐身體。這類型的瑜伽對於關節活動度和柔軟度受限的人來說是個不錯的選項。在運動表現的世界裡，我們很害怕做靜態的伸展，幾乎捨棄了這項技術。因為許多研究結果顯示，靜態伸展對爆發力有立即與短期的負面影響，因此我們已經完全將靜態伸展這項技術拋出窗外。

　　但是如果是在對的時間點和正確的狀況下使用（例如修復瑜

伽中的伸展技巧），靜態伸展也可以很有益處。靜態伸展似乎對肌肉與肌腱單位的黏彈性能產生立即的影響。然而，當我們規律持續地從事靜態伸展，而且不是在主活動之前操作，組織的黏彈性並不會改變。因此，靜態伸展適合放在訓練休息日或彈震性活動之後執行。[207]

伸展可能誘發的肌肥大或許可以提升肌肉力量的輸出，並且增加肌肉收縮的速度。這些好處已被證實在各個性別、年齡與運動層級皆適用。[208]

雖然靜態伸展不應該取代軟組織的訓練，也不適合安排在訓練前或比賽前，但它可以在非賽日或訓練日結束之後執行，或者作為週期訓練計畫中恢復階段的其中一部分。

銜接復健與運動表現時，修復瑜伽所使用的靜態伸展也可以是個很有用的工具，因為它同時也強調呼吸的控制，能夠進一步協助改善受傷後被中斷的感覺輸入機制。

至此，我們僅提到了幾種瑜伽，但還有更多不同的類型，包含熱瑜伽（Bikram）、阿斯坦加瑜伽（Ashtanga）、哈達瑜伽（Hatha）、艾揚格瑜伽（Iyengar）和愛奴沙拉瑜伽（Anusara）等。請去探索並瞭解，更重要的是，嘗試幾種不同的瑜伽類型，看看哪一種瑜伽與你的專業訓練養成與治療哲學最契合。

瑜伽在銜接復健與運動表現光譜中的臨床應用

目前我們已經看了一些不同類型的瑜伽，接下來讓我們一起探索能如何應用瑜伽，協助運動員增進體感控制。

　　將瑜伽介紹給你的運動員之前,有一些預防措施需要注意。首先,請注意運動員個人的受傷病史可能會如何影響他們做出或維持某些瑜伽姿勢的能力,並與瑜伽老師明確說明。因為讓運動員的恢復進程退步,或使他受傷的部位再次受傷都是你最不希望發生的事。

　　第二,請注意運動員們對熱的耐受程度。如果有潛在的心血管問題,或曾在季前練習或高溫環境下的比賽出現過類似昏厥或其他熱衰竭、脫水的現象,建議你不要選擇在高室溫環境下操作的瑜伽類型,這可能會更進一步使脫水變得嚴重。

　　最後,如同你請運動員在健身房、治療中心或運動場上做的每一項運動一樣,確保他們動作的正確性是最重要的。與其急著進展到更困難的姿勢然後受傷,讓運動員花上幾週的時間充分掌握一些基本動作是比較好的選擇。記得,我們努力追求的是達到更好的身體控制,而不是讓這個能力變得更差。

　　你不需要自己成為瑜伽實作者,但是請你尋找一位值得信任的瑜伽老師,你就可以將瑜伽加入你銜接復健和運動表現過程的工具箱中。有關於瑜伽的延伸閱讀,請參閱網站www.yogaalliance.org 中的 Yoga Alliance。

總結

　　整體而言,體感控制是所有動作的驅動關鍵。感覺的輸入會決定動作的輸出。

　　神經系統能選擇多種不同的方式來執行動作模式,使「較健康的」系統有更多的活動自由度,因此能夠提升對健康活動至關重要的功能性變異度。

　　對執行動作模式來說,沒有哪一個執行方式是完美的。神經系統會根據生物、任務與環境等因素選擇合適的模式。

在設計動作編排的介入方案時，請將觸覺、本體感覺、視
覺、聽覺和前庭的品質納入考量。

CH8

第八章 ｜ 追求理想功能的其他考量要素

幾年前，當Brian Grasso邀請我在國際青少年體能協會(International Youth Conditioning Association)的研討會上發表時，我反問他怎麼會有邀請我演講的想法，因為青少年運動員並不是我照顧的族群。他說他很清楚我照顧的對象主要是職業選手，不過也正因為如此，我必然曾經在職業選手身上察覺到某些理應在青少年時期就被處理的問題。因此他希望我可以分享如何處理那些在拖到大聯盟會變成大問題，而目前還不太嚴重且容易修正的小狀況。

以這個「從小開始」的概念為出發點，不論哪個年齡層和運動專項的運動員，要改善功能表現必須考量一些因子，無論這位投手是在小聯盟、大專或大聯盟棒球隊投球都一樣。重點是，開始學習用好的方式完成動作永遠不嫌早，而開始矯正基礎姿勢與動作問題也永遠不嫌晚。

這個章節談的是我對每個客戶（不論性別、運動專項和專項位置）都會做的評估和嘗試解決的問題及方法。我相信你能夠將這些工具規畫到你銜接復健和運動表現的工作光譜中，但在我心中，以下的這些事情是我評估和治療的基礎。

這個章節之所以安排在本書的這個位置，是因為在我開始提高病人的課表負荷前，要先確認這些基礎要件是否已經滿足。若這些承重與速度的基礎尚未打好就開始讓運動員增加負重或速度，就會遇見一些阻礙。因此讓我們多花一點時間，確定這些基礎要件都已經準備充分，是我在臨床工作中由復健轉換運動表現起點。

在這個章節中，我們將會分別來討論以下元素：

呼吸

橫膈肌的處理

重新教育橫膈肌

動作與呼吸——呼吸與動作間的關係

呼吸與活動度

呼吸與穩定度

反常呼吸與髖關節張力

姿勢

胸椎活動度

腰椎的旋轉

脊椎與肩關節活動度

胸椎與自律神經系統

以髖關節啟動動作

足部健康

衛教

呼吸

當我們談到所有客戶普遍都會有的考量時，應該從最原始的活動開始：呼吸。皮拉提斯和瑜伽之所以把呼吸看得格外重要是有原因的 —— 如果你可以控制呼吸，你就可以控制生活。這也許聽起來有點「嬉皮」，但這是事實。

情緒和動作對呼吸的影響深遠，想像一下當一個人從噩夢中驚醒，他的呼吸必然非常急促且短淺，同時伴隨著心臟劇烈地跳動。[209]

運動時也會出現上述的生理反應。比如棒球這個項目，當球隊在一百八十三天內參與了一百六十二場比賽後（這還不包括春訓和季後賽的數字），球隊終於進入十月份的季後賽，這時我們聽見球賽的播報員說：「這傢伙以前也曾經來到這裡。」球隊裡擁有一名經歷過這種高壓高強度比賽的選手，能夠幫助球隊保持專注、冷靜並且「掌握全局」。

但如果選手從來沒有打過季後賽，那麼這場比賽的強度對他來說就更高了，因為季後賽的觀眾比例行賽更多，門票甚至可能銷售一空。這種情況下，球員會更加緊張，因為球賽的勝負更加重要。此時的情緒可能會使球隊在打棒球 —— 這件從二月開始在例行賽就在做的事，在本質上變得有所不同。

當壓力攀升，思緒紊亂，心率升高且呼吸也加速的時候，滿溢的思緒很難靠自己控制，況且你也不可能有意識地控制自己的心跳，那麼你需要專注在什麼事情上呢？沒錯，就是呼吸，你可以讓自己的呼吸慢下來。

放慢呼吸也可以讓你的腦子慢下來。深呼吸可以刺激副交感神經系統，而副交感神經可以讓心跳變慢。因此，當你控制呼吸的同時，你也在控制思緒。

在特定的情況下，急促短淺的呼吸無傷大雅，甚至在危急情況的戰或逃反應下是必要的。短跑衝刺後這種呼吸模式也很常見，提升呼吸速率是身體在需氧水準上升時第一個會做出的變化。

問題是，多數人經常苦於這種比正常更快速、短淺的呼吸模式，不自覺地以胸腔和頸部控制呼吸，卻沒有使用橫膈肌這個在呼吸模式中的主作用肌。

本來的主作用肌，在上述的例子中是橫膈肌，成為協同作用肌，而本來的協同肌群──斜角肌、胸鎖乳突肌、提肩胛肌和其他的肌群──反而成為主作用肌。心理動作控制的問題最終會導致頸部疼痛，且可能也會引起背部疼痛。

雖然運動員安靜時的呼吸速率會因為許多因素而有所差異，但一般來說，正常的交換頻率是每分鐘八到十四個循環。超過這個範圍的呼吸頻率表示這個人可能呈現胸式呼吸的模式，也就是大部分的呼吸動作是利用上胸和頸部區域來動作。

胸式呼吸使每次呼吸時的氧氣較少，因此人體會代償性地加快呼吸速率來彌補不足的氧氣量。這種呼吸模式對軟組織、心理狀態和神經系統也有負面的影響。胸式呼吸或提高鎖骨呼吸的代謝消耗遠高於腹式呼吸，使得剩下可以被使用的能量變得更少。[210]

胸式呼吸對軟組織也會造成不良影響。肋間肌、肋骨周圍的肌群和其他胸部肌群及胸肌的肌肉長度在胸式呼吸的模式下會縮短。[211]

當我們捨棄橫膈肌扮演主作用肌和提供穩定的角色，並且減少腹部肌群的活化後，身體就必須尋求其他部位維持穩定。為此，也許腿後肌、腰肌或者骨盆底肌等其他主作用肌就會取而代之，成為提供腰椎－骨盆－髖複合體穩定的肌群。

最後，上半身就會出現過多的張力，斜方肌、斜角肌、提肩胛肌，還有其他上背、中背和頸部的軟組織就會出現慢性緊繃。下背的問題也可能慢慢出現或惡化。[212]

那些讓你的客戶痛苦不已的頭痛是什麼原因造成的？想知道的話，不妨檢查因為胸式呼吸造成的張力。

這種所謂的「壓力式呼吸」會告訴我們的大腦持續處在高度警醒的狀態。交感神經就會比主導「休息和消化」的副交感神經更加強勢，讓我們更難放鬆與恢復。

這種情況會繼而影響心率和提高例如皮質醇這樣的壓力賀爾蒙濃度。我們會感到焦慮和慌張，因為錯誤的呼吸模式正在告訴我們應該要有這種感覺。[213]

許多運動員一直生活在交感神經主導的狀態下。不論是在家、運動場上、媒體前和活在自我期許的壓力下，這些刺激都持續存在。運動員的身體在嚴格的訓練和表現下便一直處在壓力之下。

運動員的睡眠也經常因為比賽所需的旅行和不規律的行程安排而被影響。恢復不足、過度訓練，或者在恢復不足的情況下過度訓練的情形屢見不鮮。呼吸 —— 特別是瑜伽式呼吸 —— 已經被證實可以藉由影響心率、改變中樞神經的興奮性和神經內分泌的功能來平衡自律神經系統。[214]

這就是為什麼呼吸控制是一項重要的運動治療，呼吸可以解決或降低一些其他療法無法解決的負面影響。

呼吸可能可以重新校正神經系統，提振心情和精神，減緩焦慮，降低血壓，改善免疫功能，增加肋骨、胸椎和頸部的活動度，與其他更多的好處。[215]而這些好處都要從橫膈肌說起。

橫膈肌的處理

聽起來可能有點詭異，但我好「愛」橫膈肌。闊背肌曾經是我的最愛，直到我發現橫膈肌在我們每天的日常功能中扮演著多麼複雜又多元的角色。

對初學者來說，橫膈肌的解剖位置相當特別。橫膈肌從肋骨下緣一直到第六胸椎，左邊向下延伸至第二腰椎，而右側則延伸到第三腰椎。複習一下，腰肌的位置一路從股骨向上延伸到第一腰椎，這表示腰肌在解剖學上直接和橫膈肌連結在一起。當我說呼吸、腰椎穩定和髖關節是一起的時候，它們確實如此。

如你所知，當人體缺乏主要的穩定度時，身體就會想辦法創造穩定度。橫膈肌不僅作為呼吸肌，它同時還負責擔任穩定脊椎的要角。然而，我們的身體永遠會優先選擇呼吸的功能而將提供穩定的任務擺在第二，若身體為了呼吸而放棄橫膈肌的穩定功能，身體的其他部位就必須跳出來負責這項任務。

橫膈肌附著在哪裡呢？答案是腰肌。在我們的客戶之中，有多少人說過他們的「屈髖肌很緊繃」呢？大部分人的屈髖肌當然都很緊！因為這些人的身體一直在缺乏穩定度的情況下嘗試創造次級的穩定度。

我們一直嘗試「按摩和伸展腰肌」，卻又一面疑惑為什麼緊繃的情況都沒有改善。如果按摩和伸展的方法真的奏效，我們又會思考為什麼效果會如此短暫？

如果我們沒有正視橫膈肌的錯誤使用模式，就永遠沒有辦法降低我們花了很多時間，卻沒任何有改善的屈髖肌張力。[216]

我們不只是處理下游前側的屈髖肌張力，同時還需要處理位在身體後側的下背部僵硬和處在低效率姿勢下的臀部肌群。當上述的狀況合併髖關節前側過強的張力，就會從本質上改變腰椎骨盆和髖關節間的關係，並且可能沿著動力鍊向上或向下造成一連串的生物力學問題。

此外，由於橫膈肌附著在胸椎上，它也與中背部的肌群密不可分 —— 更別提橫膈肌還和肋骨、肋間肌和前側的上腹肌相連。如果我們無法深呼吸，肋廓便會缺乏它應有的擴張，肋骨就會因此而變得僵硬，且出現胸椎活動度不足的狀況。

同樣的道理也可以用來解釋另一端的胸椎軟組織。若你的客戶深受中背緊繃或痠痛之苦，那麼他的呼吸模式很有可能是罪魁禍首，或者至少是造成不舒服的原因之一。這種活動度的限制會局限胸椎伸展、前屈或旋轉，或產生胸椎被「卡在」伸展或屈曲的感覺。這對很多運動項目來說是個大問題，尤其是棒球、網球或任何划槳類型的運動項目。

重新教育橫膈肌

首先，我們需要重新教育橫膈肌同時保有呼吸肌 —— 呼氣和吐氣的主作用肌 —— 和穩定肌的功能。理想的狀況下，橫膈肌應該為整個腰椎－骨盆複合體的穩定奠下基礎，但當我們受限在胸式呼吸的模式下，橫膈肌就無法發揮作用。

Obayashi等人[217]找了二十六個游泳選手，利用肺量計（spirometer）介入呼吸訓練後，測量他們的脊椎曲線和軀幹的等長肌力。肺量計是一種利用呼吸時的阻力來訓練呼氣肌和吐氣肌的裝置。

受試者們每週訓練三次，每次訓練十分鐘，總共訓練四週。研究者發現，訓練組受試者的胸椎後凸減少了五點五度，腰椎前凸減少了三點三度。結果顯示，藉由刺激局部的核心穩定肌群，並且利用阻力運動重新訓練橫膈肌，可以顯著改善身體姿態。

雖然這只是個小研究，而且必須考量到受試者是健康族群，但這仍是一個有趣的實驗。雖然這個實驗結果仍需要在更簡易的肺量計上得到驗證，並且需要能在有疼痛問題的受試者身上再現，不過這個研究仍然告訴我們，以呼吸為基礎的訓練有可能對人體的結構與功能產生重大的影響。

動作與呼吸，
呼吸與動作

呼吸促進動作
動作促進呼吸
呼吸促進穩定度
穩定度促進活動度

呼吸促進動作

呼吸應該是三維立體的動作。當我們嘗試強調橫膈呼吸時，通常會請一位運動員躺在地上呼吸，並且在呼吸時保持腹部上下起伏，但腹部並不是唯一會產生動作的位置。即便我們是用「橫膈呼吸」來稱呼它，但這個動作同時也包含肋骨。橫膈呼吸時，胸腔應該同時有向外、向前和向後的擴張。

若你用皮尺測量一個人的肋廓，要求他在盡力吐氣之後接著盡力吸氣，你應該可以量測到吐氣和吸氣之間，肋骨會有二點五公分的擴張。[218] 若你沒有看到這個變化，你可以假設有兩種可能性：有可能是肋廓有結構性的活動度不足，或是有一些失能的動作模式干擾了橫膈肌作為呼吸主作用肌的功能，原因必為兩者之一。

當我們思考呼吸跟動作之間的關係時，要記得這是一條雙向的道路，若你想要瞭解呼吸如何促進動作，你可以用端正的姿勢坐在椅子邊緣，然後深呼吸。你的胸口會往天花板的方向抬起，而你的胸椎會往後仰。若你大力地吐氣，你的胸口會下沉，同時脊椎些微屈曲。若你想著要將空氣吸進你的左側，你會發現身體會自然向右邊側彎。若你把手放在右側肋骨，然後專注在深呼吸撐開右手，你會感覺自己微微地向左側彎曲。由此可知，呼吸顯然可以促進動作。

掌握了這個呼吸與動作之間的關聯，當我們在為駝背的客戶做鬆動時，便可以利用吸氣達到更好的胸椎伸展角度。我們或許也可以用呼吸增加胸椎的左右旋轉。此外，我們也可以用吐氣改善胸椎的屈曲。

動作促進呼吸

相對地，動作也可以促進呼吸。如果你重新坐回椅子上，向左邊側彎然後呼吸，這時候，你會感覺右側被氣體填滿。如果你往前傾，你將會發現吸入的氣體會被轉送到身體後側。若你在椅子上坐直挺胸，你會看到你的前胸在你吸氣時向前擴張。基本上，動作或姿勢會影響呼吸。

想想看，一個人的胸椎沒有曲線，也就是胸椎後凸的幅度減少。想一想，哪一條自律神經的分支位於胸椎：交感神經系統，也就是我們主宰戰或逃的系統。當一個人一直保持在胸椎伸展的姿勢下，會促使交感神經系統處在趨近「開啟」的狀態。

盡量讓胸椎保持屈曲可以降低胸椎對交感神經系統持續刺激，並且可以幫助降低壓力與焦慮 —— 這個章節後續會討論更多關於胸椎和自律神經之間的關係。

除了上述的好處外，較為屈曲的胸椎姿勢也可以打破原本很淺的胸式呼吸模式。如果你讓客戶做出向前伏地的姿勢，類似瑜伽的嬰兒式，在這個姿勢下，他們就會被迫將氣吸到後側的胸腔。如此將可以協助鬆動胸椎複合體，並且藉由深呼吸來促進副交感神經的活化。

你可能會發現人們會因為不知道如何在這個姿勢下呼吸而感到焦慮 —— 因為這個姿勢讓他們無法使用原本的代償動

作模式。如果出現上述的狀況，將嬰兒式改成側躺的姿勢，然後請他們抱住雙膝。這個姿勢會減少他們幽閉恐懼的感受，但還是可以讓你得到一些藉由改變姿勢引導呼吸來改善胸式屈曲的效果。

上述只是其中一個例子，用以說明不同的動作和姿勢能夠如何幫助我們建立更好的呼吸模式。[219]在本質上，動作或姿勢對呼吸有很深的影響。

呼吸促進穩定度

促進穩定度是另一種橫膈呼吸可以增進運動表現的方式。若你將雙手放在腹斜肌上 —— 包含腹內斜肌和腹外斜肌，然後大力吐氣，你會感覺到這些肌肉收縮。這種強而有力地吐氣讓我們使用到「呼氣儲備容積」。

這可能是你從來沒有聽過的詞彙，所以讓我們一起複習一些基礎的呼吸術語。

當你坐著閱讀本書時，你在呼吸。除非你對於這本書感到非常興奮，否則當你閱讀時應該不需要過度地深呼吸。這種正常吐氣和吸氣的呼吸模式稱做潮氣量。潮氣量需要吸氣肌的肌肉向心收縮，在這個動作下，橫膈肌和外肋間肌是主作用肌，接著在吐氣的時候離心收縮。

若你深呼吸，則會使用到吸氣儲備容積。肺臟可以比我們自然呼吸時納更多的空氣。要使用吸氣儲備容積需要啟動呼吸的主作用肌，如橫膈肌和外肋間肌，以及呼吸的輔助肌群如胸鎖乳突肌、斜角肌和胸小肌的向心收縮。向心收縮完成吸氣後，緊接著就是上述負責吸氣肌群的離心收縮。

而使用呼氣肌群 —— 內肋間肌、腹肌和腰方肌的向心收縮，我們將會使用到呼氣儲備容積。當我們吐光所有吸入的空氣，你會感覺到腹肌收縮，強力地排除肺部多餘的空氣。

我們可以利用呼氣儲備容積的概念來協助腹肌收縮，讓胸腰椎交接處的區域保持在中立位置，並且藉由讓客戶在維持這個姿勢的同時，保持正常的吸氣與吐氣來鍛鍊核心的穩定能

8.1

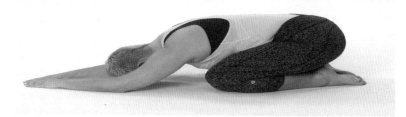

8.2

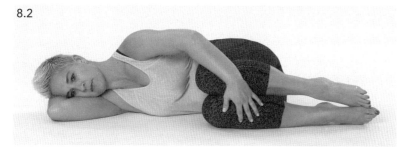

力。由於肺部的壓力變化，身體對吸氣的本能反應會讓我們在需要時自動吸氣。

在進入「中立」姿勢後，我們便可以確保「身體的四個橫膈」彼此維持平行。包含足部的足弓、骨盆底肌、橫膈肌、上顎和舌頭的頂部，這樣的思考對你來說可能是一個新的概念。

當這些身體結構彼此之間保持平行，我們就處在脊柱中立的位置。當這些結構不是彼此平行時，我們就會同時在穩定度和活動度兩方出現麻煩。[220]

臨床錦囊

人體的「四個橫膈」彼此應該保持平行。如果它們之間失去平行的關係，我們就無法保持「中立」姿勢。

- 足弓
- 骨盆底肌
- 負責呼吸的橫膈肌
- 舌頭與上顎

照片 8.1
嬰兒式

嬰兒式是瑜伽課程的入門動作之一。

嬰兒式雖然是休息的姿勢，但對許多人來說，做這個動作時，可能不會覺得很輕鬆。

嬰兒式需要相當程度的踝關節、膝關節、髖關節和脊椎的活動度，這對你的運動員可能是很有挑戰性。如有需要，你可以將毯子或毛巾折疊，墊在膝關節或髖關節後方作為支撐。當運動員的活動度改善後，再慢慢往完整正確的嬰兒式推進。

照片 8.2
側躺嬰兒式

側躺嬰兒式對關節活動度的需求會比標準嬰兒式小。除了對踝關節、膝關節、髖關節和脊椎來說比較容易之外，這個姿勢也會讓呼吸較為輕鬆。

在嬰兒式的姿勢下，如果缺乏適當的胸椎和肋骨的活動度，人們可能會覺得有些呼吸困難。

這可能會引發焦慮，並且造成反效果。

側躺的嬰兒式能讓我們有更多的空間呼吸，提高肋骨和胸椎的活動度，是做標準的嬰兒式前，很好前導練習。

「多個橫膈」的概念一直是我向病人衛教脊柱中立概念時的關鍵。試著把軀幹當作一個罐子。罐子的頂部是我們真正的橫膈肌，底部是骨盆底肌。如果這兩個部位彼此沒有保持平行，我們將會因為不佳的姿勢和擺位而產生軀幹穩定度的問題。

如果頭部前傾，且舌頭沒有和骨盆底肌以及橫膈肌平行，這個人就可能有頸部或胸椎疼痛的問題。若足弓過度旋前、過度旋後，或因為髖關節、膝關節的排列而有足部外旋，都將會導致下肢的病理問題和疼痛。保持「身體橫膈」彼此平行是身體維持中立的核心概念。

穩定度促進活動度

如同我們前面討論的，活動度與穩定度是共存共榮的。我們很難在不穩定的平面上產生強而有力、有效率的動作，同時也很難在系統缺乏穩定性的情況下產生好的活動度。如同 Gary Cook 告訴我們的，穩定度的問題經常偽裝成活動度的問題，反之亦然。

反常呼吸
與髖關節張力

有時候我發現客戶的問題並不只是胸式呼吸，而是大腦和身體在呼吸時已經有違正常的橫膈抬升機制。在反常呼吸模式的人身上，我們會看到他的肚臍在吸氣的過程中會向內縮，導致腹部內凹而胸部向外挺出。吐氣時，腹部才再次向外頂出。這種呼吸模式降低了腰椎和胸腰椎交接處的穩定度，限制了肺部的氣體流通，並且導致整個人體系統的穩定度、動作或活動

潮氣量與與儲備

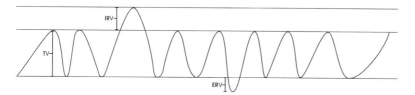

正常潮氣量（TV）

- 通常是使用橫膈肌
- 吸氣時，吸氣肌群的使用不多
- 吸氣肌群的放鬆

吸氣儲備容積（IRV）

- 吸氣肌群

呼氣儲備容積（ERV）

- 呼氣肌群收縮
- 吸氣肌群放鬆

圖8.1
基礎的呼吸

瞭解呼吸相關的常用術語對於
建立理想溝通與理解呼吸過程
來說是必要的。上面的圖簡單
呈現了在正常呼吸、用力吸氣
和用力吐氣時，常見的呼吸相
關術語和肌肉動作。

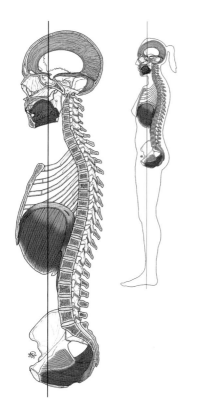
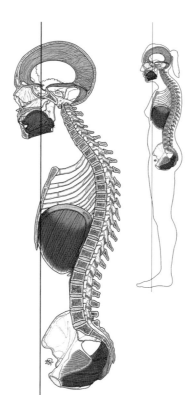

圖8.2
人體的四個橫膈

如果我們把橫膈看成是吊索
（sling）的概念，我們會在人
體中看到許多吊索。足弓在
足底創造了一個類似橫膈肌
的支撐。

骨盆底肌創造了軀幹下方的
吊索。

當我們把頸部下半部和下顎
切分開來，可以看見其中有
許多如同骨盆底肌一般的肌
肉支撐著頸部、頭部和嘴巴。

這些「橫膈」應該彼此保持平
行來維持人體理想的靜態姿
勢。當這些「橫膈」不再保持
平行時，比如當我們出現頭
部前傾、過度的腰椎前凸、
骨盆前傾和足弓崩塌，動作
起始時的身體的姿勢就不是
保持在中立位置上。

動作就會出現代償，來彌補
不如理想的起始姿勢。

度出現更大的問題。

橫膈應該從中央腱開始產生動作與功能。理想的呼吸是當中央腱向上、向下移動時，橫膈肌的接點保持穩定。肋骨和橫膈連接並不表示肋骨「不動」，而是肋骨應該在呼吸的過程中活動。然而，肋骨相對於中央腱應該更穩定。情況若是相反，中央腱保持不動而肋骨向外擴張，就會在胸腰椎交接處出現過多的動作。

每當吸氣時，背部就會在胸腰椎交接處向後伸展，導致軀幹的穩定度下降。身體的四個橫膈就不再保持一直線。

當肋骨向前擴張的時候，背部伸展，骨盆可能會前傾，胸腰椎交接處就會有過多的動作。

這個循環會無限重複，反常呼吸會導致肋骨擴張，並在胸腰椎交接處產生過多的動作，這些多餘的動作會降低整個系統的核心穩定度。

腰肌或腿後肌會提高肌肉張力來提供穩定，因為身體是以呼吸為優先，而不是穩定。最終，肌肉會變得僵硬，因此我們會發現結構性的問題都來自反常的呼吸模式。

要改善因為軀幹缺乏穩定性而導致系統讓腰肌和腿後肌張力代償性增加所造成的髖關節緊繃，首先需要停止反常的呼吸模式。一旦我們還給軀幹適當的呼吸模式，身體的其他部位也會正常運作。髖關節周圍的肌肉會自然放鬆，因為在系統內的髖關節近端處有足夠的穩定度。此時，這些因代償而緊繃的肌肉就可以自在地活動，重新以髖關節作為主作用肌或協同肌的角色工作。

我們可以藉由口述或觸覺指導來修正客戶反常的呼吸模式，強化正常橫膈呼吸方式下正確的動作次序。

由於橫膈肌和腰肌直接連接，因此訓練兩者其一都會直接影響到另外一個。改善髖關節的活動度和髖關節的功能可以減少軀幹的協同動作，讓橫膈肌和髖關節具備更自然的功能。

以下三種運動可以用來促進正常的呼吸：

- **使用呼氣儲備容積的脊椎中立呼吸**

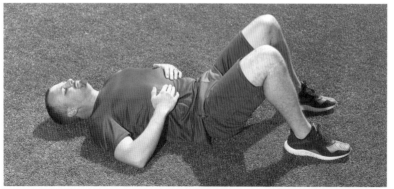

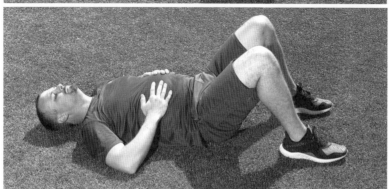

照片 8.3
反常的呼吸模式

正常的吸氣是當橫膈肌向下沉降，進而使腹部自然擴張所引起的。在吐氣時，橫膈肌抬升，釋放腹腔內的壓力，讓肚子自然「向內縮」。

反常的呼吸剛好與這種自然動作機制相反。吸氣時，肚子向內縮，向上擠壓橫膈肌。這讓橫膈肌無法向下沉降，因此肺臟獲得空氣的唯一方法是利用頸部和胸部的附屬肌群來擴張肋廓。

當呼吸的協同肌群變成主作用肌，產生了一種相對不佳的呼吸策略，可能會導致疲勞、軀幹穩定性不良、背部疼痛，以及頸部張力增加。

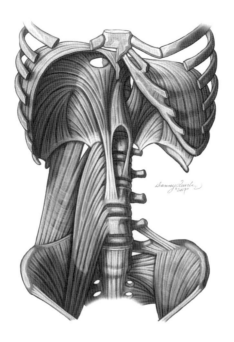

圖 8.3
橫膈肌與姿勢

橫膈肌如同人體的其他肌肉一樣能夠被訓練。由於橫膈肌同時附著在內臟和軀幹的眾多結構上，因此它有許多功能。

呼吸的問題可能導致肺臟功能下降和疲勞，也會造成骨骼肌的姿勢問題和疼痛。目前已有一些證據顯示呼吸訓練可以改變脊椎的位置。

- 單腳橋式（single-leg hip lift）
- 庫克橋式（Cook hip lift）

姿勢

英國的生理學家 Charles Sherrington 爵士在一九〇六年有句話說得很好[221]：「姿勢就像動作的影子。」

維持良好姿勢已經不是新觀念了，但近年來卻沒有被重視。在這個看重功能性動作和動作效率的年代，人們比較不重視靜態姿勢——可能只有老是嘮叨提醒你要坐正的祖母在乎。

然而，在這個動作至上的氛圍裡，我們忽略的問題是，要如何從沒有效率的靜態姿勢啟動去完成有效率的動作模式。簡單來說，我們根本沒有辦法。

Vladimir Janda 在一九八七年提出了上交叉與下交叉症候群的概念（在本書的第四章所述），而這個概念到現在都還是正確的。

雖然我們可以爭論**為什麼**肌肉會變得緊繃又無力，畢竟每件事都應該是受神經系統支配，但我們仍持續在臨床上觀察到這些模式，所以顯然這值得討論。理想的靜態姿勢是發展理想的動態動作的基礎。這兩件事情是需要同時存在的。

二〇一〇年出版的《肌肉失衡的評估與治療：揚達療法》（Assessment and Treatment of Muscle Imbalances: The Janda Approach）是一本很好的參考書籍，涵蓋了所有揚達療法的教學內容，包括交叉症候群。

在上交叉症候群的觀點裡，枕骨下肌、上斜方肌、提肩胛肌和胸大肌、胸小肌會呈現緊繃，而深層的頸屈肌、下斜方肌和菱形肌會變得無力。

前側鍊和後側鍊會同時變得緊繃。姿勢不良時，這些症候

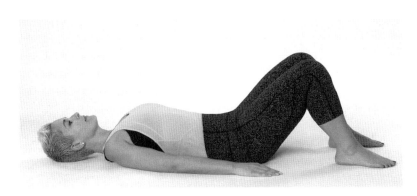

照片 8.4
脊椎的中立位置

請運動員將骨盆向前、向後傾斜。找到完整的骨盆動作活動範圍後，在介於前傾到底與後傾到底之間任一個位置停下來。在這個姿勢下，讓客戶保持正常呼吸。可以將手放在肚子和肋廓上，引導吸氣時腹部「向外擴張」和吐氣時肚子「向內收縮」。每個動作都應該輕柔，保持自然呼吸。

在此之後，你可以讓患者盡最大努力呼氣，這個動作會誘發腹斜肌收縮。這就是大家熟知的呼氣儲備容積——與正常的呼氣量相比，能夠讓更多氣體從肺部排出。

在用力呼氣下活化腹斜肌後，患者可以感受脊椎的位置，並且繼續維持這個位置。

這時候的關鍵是，在維持「脊椎的中立位置」的同時保持自然的呼吸。

在能夠以自然的呼吸模式建立中立脊椎位置之後，可以用不同的方式挑戰脊椎的穩定度，比如改變腿和手臂的姿勢。

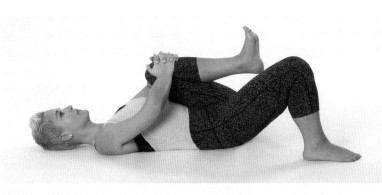

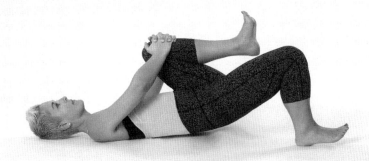

照片 8.5a和8.5b
庫克橋式

一旦身體可以承受脊椎不同姿勢的變化後，可以試著進一步挑戰整個系統的穩定度。藉由增加更多複雜的髖關節活動度的運動（如圖所示），我們可以同時訓練髖關節的活動能力和軀幹的穩定能力。

群就會自然產生。頭部前傾、聳肩、肩胛骨前引或是翼狀肩胛、頸椎前凸的增加，以及胸椎後凸增加都是姿勢不良症候群患者身上常見的代償。

上交叉症候群可能導致頸因性頭痛、肩關節夾擠、頸部和上背部的疼痛，以及關節失能，尤其在寰枕關節、第四—第五頸椎、頸胸椎交接處、盂肱關節和第四—第五胸椎區域。

Janda 發現這些在頸椎和胸椎出現應力的位置都和椎體的解剖位置改變有關，因為這些位置是兩個區域的連接處，因此也是結構影響功能的絕佳範例。

下交叉症候群是與過緊的胸腰脊柱旁肌和屈髖肌有關，也伴隨著無力的腹肌和臀肌。

骨盆前傾、腰椎前凸增加以及膝關節過度伸展通常都和下交叉症候群有關。有下交叉症候群的人，通常在腰椎第四、第五和第一薦椎區域、薦髂關節（sacroiliac joint）和髖關節都是失能的。下背痛、骨盆或薦髂關節的疼痛也是常見的症狀。

圖8.4
上交叉症候群與下交叉症候群

上交叉症候群與下交叉症候群是在一九八〇年代早期由 Vladimir Janda 提出。這個概念提出了人體基於姿勢不良會有「緊繃」和「無力」的傾向。

這些概念雖然不是永恆的鐵律，我們還可以觀察到其他代償模式，但交叉症候群的理論在臨床上經常可以看到，而且可以作為專業人員檢視人體姿勢偏移一個很好的起點。

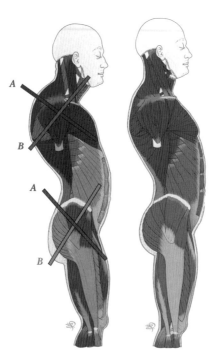

上交叉症候群相關的肌肉不平衡	
A 緊繃/過度活化	B 無力/被抑制
• 胸肌	• 頭長肌
• 上斜方肌	• 頸長肌
• 提肩胛肌	• 舌肌
• 胸鎖乳突肌	• 前鋸肌
• 肩胛下肌	• 菱形肌
• 闊背肌	• 下斜方肌
• 手臂屈肌群	• 後側旋轉肌群
	• 手臂伸肌群

下交叉症候群相關的肌肉不平衡	
A 緊繃/過度活化	B 無力/被抑制
• 髂腰肌	• 腹直肌
• 股直肌	• 腹橫肌
• 腿後肌	• 腹斜肌
• 豎脊肌	• 臀大肌
• 闊筋膜張肌	• 臀中肌/臀小肌
• 梨狀肌	• 股外側肌
• 腰方肌	• 股中間肌
• 腓腸肌/比目魚肌	• 脛骨肌群

Pavel Kolar、Karl Lewit 和 Vaclav Vojta 曾經是 Janda 教授的學生，Pavel Kolar 同時也是本書第五章中提及的動態神經肌肉穩定術的創建人。Kolar 認為「良好的」姿勢就是所有肌群共同活化：屈肌和伸肌共同活化、外展肌和內收肌共同活化，以及外旋肌和內旋肌共同活化。

對每個人來說，好姿勢的定義並不相同，這取決於他們解剖構造上的差異。當主作用肌與拮抗肌能夠保持平衡，整個系統就會處在很舒適的狀態。[222]

Karl Lewit 告訴我們「舊」系統與「新」系統的觀點。[223]「舊」系統中包含了所有的屈肌、內收肌和內旋肌。當小嬰兒出生的時候，他是處在小球狀的姿勢，此時所有的「舊」肌肉系統處於高張力的狀態。直到小嬰兒趴著時，聽見媽媽的聲音或是看見某些亮亮的、吸引他注意力的東西，他會開始從趴姿設法撐起他的上半身，然後想辦法轉頭尋找那些新聲音與新東西。

這些刺激活化了他的「新」系統 —— 伸肌群、外展肌群和外旋肌群。這兩個系統大約會在出生後三個月時取得平衡。當我們處在疼痛、害怕、疲倦或是任何例如像中風或腦性麻痺的神經系統受損時，身體會自然將我們帶回「舊」系統的狀態。

例如，當你的手臂受傷，你可能會把手抱在身體前方。當你疲倦，你會坐在椅子上向前趴。當你害怕，你的身體會縮成一團。疼痛、情緒和神經方面的問題都會使我們趨向「舊」系統。這就是為什麼大部分的治療方式都著重在「新」系統上。

許多治療方式都在活化或訓練伸展、外展和外旋的模式。這些「新系統」的肌肉群大部分剛好都是 Janda 教授認為在交叉症候群裡容易無力的肌肉，而「舊系統」的肌群則容易變得緊繃。

瑞士神經學家 Alois Brügger 利用齒輪的概念來形容脊椎彼此的交互依賴關係。他鼓勵病人朝順時鐘方向調整下段的齒輪 —— 也就是骨盆 —— 好讓胸口和頭部可以隨之保持在良好的姿勢。[224]

Brügger 從神經生理的基礎評估姿勢和動作，而不是聚焦在特定的病理問題上。他認為神經生理過負荷會造成疼痛，因此這些保護性的姿勢和排列是起因於這些疼痛。

儘管伴隨著病理上的問題，運動治療仍可以處理過度活化和緊繃高張的肌肉，或是解決活化不足且低張無力的肌肉問題。

照片 8.6a-8.6d 中 Brügger 上肢運動是我最喜歡用來改善上交叉症候群、後側鍊無力和前側鍊過度活化或緊繃的上肢運動。將彈力帶環繞在手掌上，所以手掌不需要抓握著彈力帶。

我們一方面試著促進伸肌的機制，或訓練「新」系統，另一方面也不希望刺激到屈肌或「舊」系統。

這些運動也應該循序漸進地進行。首先，手掌旋後，手指和腕關節伸展，肩關節外旋，手肘保持伸直。接著，以緩慢的速度回退，由原本伸展的姿勢起始，慢慢地，強調手肘彎曲，肩關節內旋，手指和腕關節回到中立位置，且手掌旋前的離心動作。

其他可以用來促進更好的姿勢的運動包含：

- 地面滑行運動，然後漸進到⋯
- 滑牆運動
- 爬牆運動

圖 8.5
Brügger 的齒輪說

Brügger 的齒輪說是一個很好的比喻，可以用來說明人體系統其中一部位如何影響另一部位的位置。如果需要的話，我們通常可以專注在處理身體沒有疼痛的部位，以解決疼痛部位的問題。疼痛會讓人採取保護性的姿勢，最終導致結構上的改變。

同時，不良姿勢可能刺激神經性驅導的疼痛區域，例如人體的疼痛感受鍊（nociceptive chain）或激痛點。這種情況有兩種處理方式。我們可以按摩這些疼痛的部位，並且可能獲得改善，或者可以改變進入系統的神經性的輸入、改變靜態姿勢，藉此降低整個身體的疼痛。

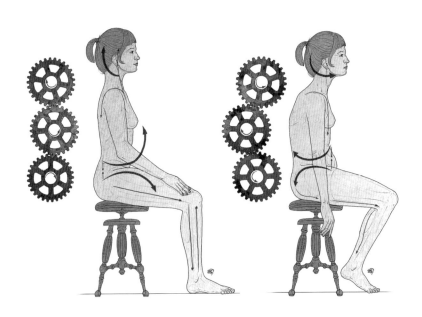

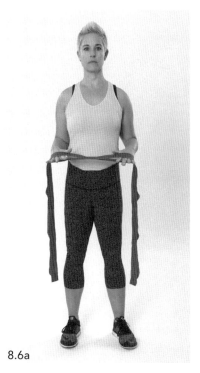

8.6a

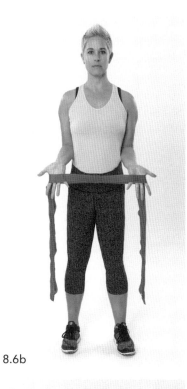

8.6b

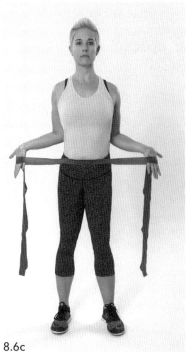

8.6c

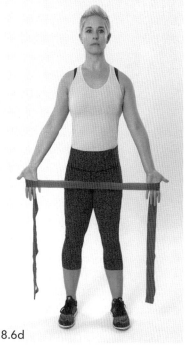

8.6d

照片 8.6a-8.6d
Brügger的上肢運動

在 Brügger 的上肢運動中，我們使用肌肉放射（muscle irradiation）的概念來訓練整個後側鍊，而不是訓練單一肌肉。藉由活化整個神經鍊，可以降低身體前側「緊繃」的疼痛部位。

在過去數十年間，這些概念在全世界或骨科領域以及神經學的患者身上不斷獲得驗證：應該活化那些無力的肌群，而不是伸展、按摩那些緊繃的部位。

當這些部位的拮抗肌變得無力時，肌肉會變得緊繃且疼痛。如果我們把這些部位看作一個整體去處理，便可以改變支配人體骨骼肌肉系統的神經系統。

照片 8.7a-8.7d
地面滑行運動

請患者仰躺，膝關節彎曲，手臂高舉過頭保持肩關節九十度、肘關節九十度，如圖所示。第一步是要確認此人能夠保持肩關節與肘關節九十度的姿勢。如果不行，可以在吐氣時做主動肩外旋的動作。

吐氣的動作可以利用呼氣儲備容積，因此腹部肌群可以幫助我們維持核心穩定和良好的胸腰椎姿勢。當達到肩關節與肘關節九十度的姿勢，吐氣時可以將雙手滑向頭頂，雙手呈現菱形，然後在吸氣時回到肩關節與肘關節九十度的姿勢。

需要時，可以重複練習這個運動來啟動後側鍊，同時改善前側鍊的活動度。只要患者具備足夠的活動度，並且可以維持良好的胸腰椎姿勢來執行這個運動，你可以進一步將腳伸直，這麼做對胸腰椎的擺位將有更多挑戰。

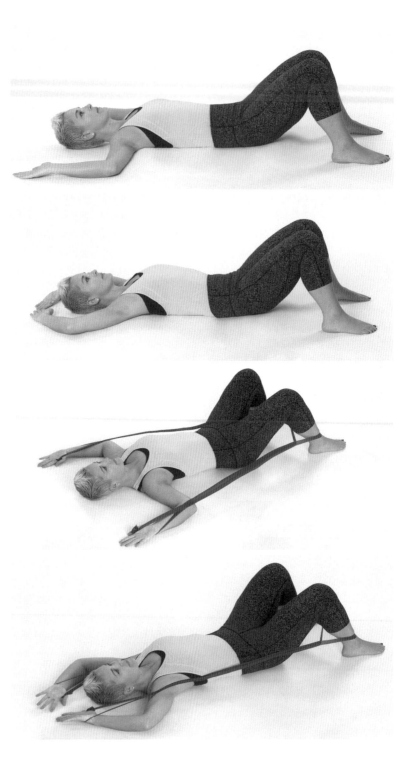

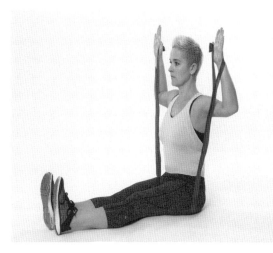
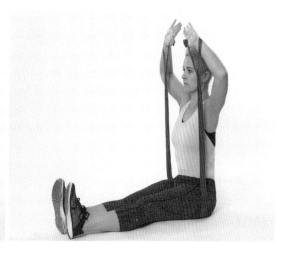

照片 8.3a-8.8b　滑牆運動

滑牆運動是地板滑行運動的進階版本。只要此人可以在仰躺直膝的姿勢下完成地板滑行運動後，就可以移動到靠牆的位置，上肢依舊維持和地面滑行運動一樣的姿勢，膝關節保持彎曲。

吸氣和吐氣與動作配合的方式和之前描述的相同，對身體系統加上重力的負荷，這會增加這個訓練的難度。可以掌握這個訓練動作後，讓操作者在坐姿下把腳伸直，這麼做可以大大地挑戰整個系統。

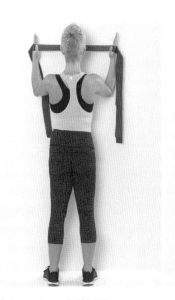
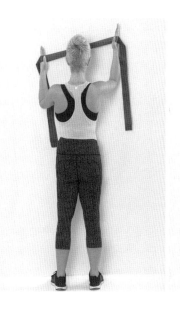
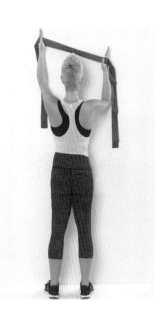

照片 8.9a-8.9c　爬牆運動

在爬牆運動中，操作者將彈力帶纏繞在手腕上，而不是握住彈力帶的兩端。請你的客戶將前臂的尺側（ulnar side）靠在牆上，雙手擺在大約是肩膀的高度。

利用呼氣儲備容積來協助胸腰椎擺位穩定，操作者將手臂靠在牆面往上「爬」，直到手肘達到眼睛的高度，接著將手臂爬回原處。這個訓練動作可以反覆做到力竭。

胸椎活動度

這是個被電腦、智慧型手機、書桌支配的年代,我們甚至主動花費相當多的時間在這些電子產品上。

頭部前傾和圓肩的動作阻斷了下肺葉的功能,強化了用較淺的胸部起伏或頸部代償的胸式呼吸模式,也降低我們使用完整肺容量與肋骨活動度的能力。導致肋骨有點「被束縛」,而且不再能夠展現完整吸氣和吐氣時肋骨應有的動作。

肋骨藉由肋椎關節和肋骨橫突關節與胸椎連接在一起。每根肋骨與胸椎都有兩個連接點,乘上二十四 —— 左右各有十二根肋骨 —— 意味著肋骨與胸椎之間共有四十八個連接點。

如果肋骨無法良好活動,那麼胸椎也沒有辦法,而且若是多數胸肋關節的功能都受到影響,胸椎的旋轉能力可能就會大幅下降,讓肩關節複合體和腰椎承受多餘的壓力。

反過來也是一樣,活動度不足的胸椎也會限制肋骨的活動

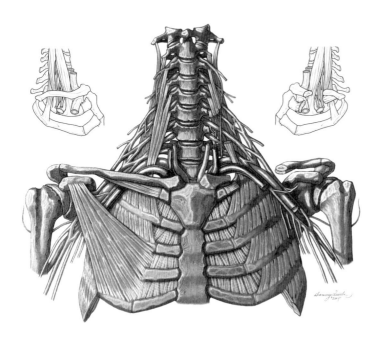

圖 8.6
胸輸出症候群(Thoracic Outlet)

「胸輸出症候群」這個術語的命名其實並不恰當。[225] 胸廓的出口位在下胸廓,即肋骨底端與橫膈肌相連的位置。胸廓入口則在第一肋骨、第一胸椎與胸骨柄(manubrium)的邊緣,也是大家熟知的上胸廓。

但是,臨床上胸廓入口區域的神經血管受到壓迫所造成的疼痛被稱為「胸輸出症候群」。

度。一旦發生這個情況，身體必須想辦法解決。因為呼吸是維持生命所必需的，所以我們的身體總會找到另一種方式呼吸。

在沒有其他辦法的情況下，胸式呼吸就會很自然地出現，因為沒有活動度的結構將無法辦法讓身體採取理想的橫膈呼吸。在胸式呼吸的過程中，我們會看到肩關節和肩胛骨出現上下的起伏。周圍的協同肌群會過度活化，包含斜角肌、胸鎖乳突肌，因為身體試圖要增加呼吸速率以獲得足以維持身體正常代謝所需要的氧氣。

當呼吸深度減少，呼吸頻率就必須提高來彌補不足的呼吸深度，骨骼肌肉系統就會消耗更多的能量。斜角肌過度活化會將第一肋骨向上往鎖骨的方向拉近，如此一來會壓縮到臂神經叢通過的空間。長久下來，可能會因為神經血管結構受到影響而造成手部出現麻刺感。

想想當你在電腦前坐了一個小時，站起來的時候你第一件事情會做什麼？你可能會向後仰，向前擴展你的胸口，深呼吸，然後伸展你的頸部。

當我們固定一個姿勢太久，關節就沒辦法讓關節液流動來滋潤關節，肌肉也會因為一直處在同樣的姿勢下而變得僵硬。當我們維持太久或是重複這個姿勢，這種緊繃就會變成僵硬。使胸椎的活動度發生實質的改變，最終導致脊椎結構變形，造成永久性的脊椎彎曲。

但我們不可能一輩子都只盯著地板看。人體是個代償專家，會自己找到方式把視線移回水平面。我們的眼睛需要向前看，因此我們就會很自然地將頸部伸展，縮短枕骨下區域的組織，增加上斜方肌的張力。

不只如此，脊柱旁肌在這樣的情況下會過度活化，而我們在胸腰關節的活動度就會變大。脊柱旁肌在過度使用後會變得肥大，這個是為什麼脊柱旁肌會看起來很像「臘腸」。

無法控制脊柱小肌群動作的情況下，大的脊柱旁肌會跳出來接管，並產生大動作。過度使用的結果會導致肌肥大，因此在這樣的客戶身上通常可以看到肥厚如「臘腸」般的脊柱旁肌。當我們看到肌肥大的脊柱旁肌，代表脊椎的精細動作控制不佳。

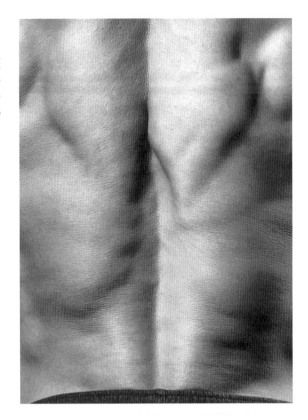

照片 8.10
脊柱旁肌的張力亢進

比起精細動作，人體通常更偏好大的動作。當身體失去對個別精細動作的控制能力時，粗糙的大肌群動作就常會取而代之。

腰椎旋轉

除了在腰椎第五節與第一薦椎間約有三到五度的旋轉幅度外，每一節腰椎大約都有兩度的旋轉幅度。假設組織的功能正常，腰椎總共有大約十到十二度的旋轉空間。

腰椎的小面關節在矢狀面上，這讓腰椎可以完成屈曲和伸展的動作，但無法旋轉或側彎。簡單來說，腰椎的主要功能並不是旋轉。請看圖 8.7 的椎體示意圖。

我們之所以會在腰椎出現過多的活動度，其中一個原因是胸椎和髖關節活動角度不足。因為背部的這個區域本來就不該負責旋轉的功能，於是背痛、椎體空間狹窄、椎間盤突出和退化就開始出現了。

　　這個張力會向下一路延伸到臀肌和腿後肌，並且開始改變腰椎和骨盆之間的關係。這會日漸影響腰椎以下的關節功能，比如髖關節、膝關節和踝關節。

　　現在，讓我們一起想想胸椎正常的骨骼動力學——胸椎的骨頭動作。從小面關節的排列來看，這個區域天生適合執行身體側彎動作。

　　這並不是說矢狀面或水平面的動作就不會發生在胸椎。這僅意味著從小面關節的解剖構造來看，這些並不是胸椎主要的動作。

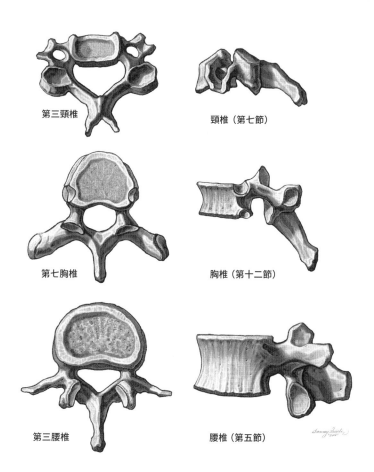

第三頸椎

頸椎（第七節）

第七胸椎

胸椎（第十二節）

第三腰椎

腰椎（第五節）

圖8.7
椎體

最頂端的圖示是典型的下段頸椎椎體。椎體本身較小，且小面關節位在水平面上。頸椎並不是設計用來承受重量的，而是用來執行旋轉動作。

當我們繼續往下看到胸椎，椎體本身略大於頸椎，以便承受更多身體的重量以及上肢動作。小面關節的位置也略靠近額狀面，這讓胸椎較擅長側彎。

接著再往下看到腰椎，腰椎椎體很大，能夠承受軀幹的重量和腿部的動作，同時小面關節的排列也落在矢狀面上（sagittal plane）。這讓腰椎天生是用來前彎和後仰。

　　從旋轉的觀點來看，胸椎每一節椎體大約有兩度的旋轉空間。而我們有十二節胸椎，因此胸椎整體而言最多可以貢獻二十四度的可能旋轉角度。但這只是大約的估算，因為肋骨會影響脊椎實際的活動角度。若胸椎的活動度不足，身體會藉由其他地方來彌補不足的角度，一般的情況下會從腰椎或頸部的第五與第六頸椎關節來代償。

　　最後，頸椎天生有著可以用來旋轉的完美構造，椎體間的小面關節大致都在水平面上，而第一與第二頸椎更是天生在結構上就是用來旋轉的。

　　雖然腰椎在結構上是設計來做矢狀面上的動作，胸椎負責額狀面，頸椎負責水平面，但是我們的脊椎仍必須整體動作，因此天生有著不可思議的構造來完成三維的動作。

　　也就是說，如果一切都正常運作的話，整個系統就能良好地工作。然而，當系統中的某一個部分沒有發揮功能，其他部位就得跳出來善後，問題便衍生了。

脊椎與肩關節活動度

　　在評估和治療上半身的問題時，我們必須考慮相臨關節的關節動作學。

　　你現在正坐在椅子上，試試看下列的動作來感受我們說的這些概念。首先，請你坐直，因為久坐可能讓你有點彎腰駝背。為了能夠做到完整且沒有夾擠的雙側肩關節屈曲，我們的胸椎必須伸展，所以現在請你將右手臂高舉過頭，並且留心過程中胸椎的伸展和旋轉動作。

　　為了做到完整的單側肩關節屈曲，我們的胸椎需要同時伸展及往同側旋轉。以右側肩關節屈曲為例，我們需要胸椎伸展和胸椎往右側旋轉，才能完成右肩關節屈曲的動作。為了能夠做到單側肩關節伸展和內旋，我們需要胸椎屈曲與胸椎往對側旋轉，也就是往左側旋轉——試著將你的右手背到後背來感覺看看。

現在，試著在胸椎屈曲的姿勢下再做一次同樣的動作。你沒有辦法做到完整的動作角度，對嗎？你可能會感覺到肩關節有點夾擠，甚至有點疼痛。你的脊椎在這個姿勢下會有些僵硬，無法好好活動。要有好的肩關節活動度，良好的胸椎活動度是必要條件。

當我們嘗試增加關節活動度的時候，相關的骨骼動作學也會扮演重要角色。若在治療時，我們只專注於疼痛的那個關節，我們就可能忽略許多需要處理的部分。

比方 FMS 裡面的肩關節活動度測試，在那個測驗中，你會比較客戶手往背部後延伸測試（backward reach）的兩側差異。若是有一個人在這項測驗中表現得很差，但當他躺下來，你卻發現他的肩關節外旋角度可以達到九十度，肩關節內旋也有四十五度，那麼他在手往背部後延伸測試中的造成肩關節活動度不佳的限制因子就很可能不是來自盂肱關節本身，而可能是來自於胸椎的活動度。

若你還一直聚焦在處理盂肱關節，你的客戶可能還是會在某種程度上有一點改善，但也許就不會是百分之百恢復。若僅是開給客戶一組肩關節運動，或是將關節往我們期盼增加活動度的方向牽拉，可能還是會得到暫時的進步，但這對發現真正的問題或是恢復完整的關節活動度都沒有太大幫助。

事實上，持續處理盂肱關節反而可能會導致關節活動度鬆弛，進一步讓問題惡化。

我最近改變了對胸椎活動度的處理方式。以前我會使用花生球形狀的網球工具，並推薦大家可以用它鬆動胸椎，也開了許多胸椎的滾筒運動給我的客戶。雖然現在我仍然會使用這些工具，但會以謹慎的態度使用，而且不會開給每個運動員使用。為什麼呢？請繼續往下讀，你將會知道為什麼我改變了處理胸椎活動度的策略，也可以知道若是不使用這個工具，可以用什麼來取代。

胸椎和自主神經系統

　　後縱膈（posterior mediastinum）這個空間包含了許多有趣結構，尤其是交感神經幹。從解剖構造來看，交感神經系統在胸腰區域扮演主導的角色，顱薦區域則是由副交感神經主導。

　　胸椎曲線較平或胸椎後凸的人，後縱膈的空間也會變小，因此就沒有足夠的空間留給交感神經幹和神經節，這些組織就可能持續受到刺激。

　　這會讓我們的運動員和病人一直處在「緊急事件出現」的狀態。對這些人來說，他們最不需要的就是給予交感神經系統更多的刺激。

　　面對這樣的運動員，我們應該做的其實是恢復他們胸椎的彎曲角度。我們可以利用呼氣儲備容積，盡可能地從肺部把氣吐光，然後專注在脊柱的屈曲。

　　若我們希望改善這些客戶的胸椎活動度，就應該更專注在旋轉動作，譬如我們接下來會談到的運動，而不是強迫他們伸展胸椎，因為他們已經過度伸展了。

　　對於那些過度駝背的客戶，利用鬆動來得到更多的胸椎伸展角度是很吸引人的介入選項。但問題是，當運動員已經處在交感神經興奮的狀態下，試圖將徒手療法或花生球一類的工具增加胸椎伸展的過程中，可能會對交感神經系統造成不必要的刺激。

　　我並不是再也不使用這些工具，我還是會用它們。我只是會更謹慎選擇可以使用這些治療器材的對象。現在我常藉由呼吸或旋轉運動來恢復胸椎和肋骨的活動度，而不是強硬地讓客戶伸展胸椎，壓縮後縱膈的空間，讓已經處在交感神經興奮的運動員交感神經更加活化。

　　以下是一些可以用來增加胸椎活動度的運動：

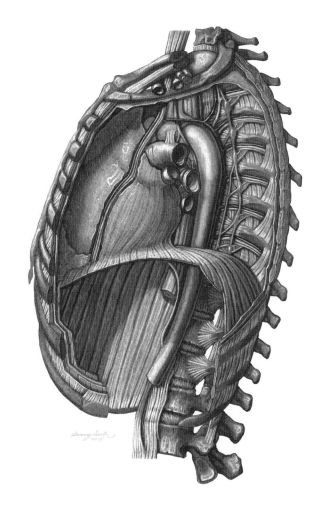

圖8.8
縱膈腔

後縱膈是一個由橫膈肌底部、心包（pericardium）前側、第五到第十二胸椎椎體後側、側胸膜（pleura）和胸骨角到第四胸椎的假想線這五者所形成的空間。

- 跪拜旋轉式
- 上犬式
- 坐姿屈體吹氣球（Seated flexion balloon blowing）
- 站姿前鋸肌穩定控制的深蹲（Standing serratus squat）

最終，脊椎——尤其是頸胸椎交接處和胸椎——跟肩關節的活動是環環相扣的。如果脊椎不穩定而且活動度不足以讓上肢的動作發生，肩關節就無法展現完整的活動度來執行日常生活中的各種活動。

照片 8.11a-8.11b
跪拜旋轉式

讓客戶擺位在改良版的嬰兒式。在這個動作下，膝關節、髖關節和腰椎屈曲角度應該達到最大；然而，你可以視需求使用一些輔助支撐的工具來協助客戶做到這個姿勢所需的最大角度。

將其中一隻手擺在臉旁，肩關節自然放鬆在側。另一隻手應該放置在頸後或後腦勺。在這個姿勢下，請你的客戶往天花板的方向旋轉，視線則跟著旋轉角度注視腋下的方向。

這個動作的重點應該放在胸椎，在做這項運動時，可以運用吸氣或吐氣加強這個動作。往一側旋轉後，請客戶再轉回起始位置，視需求可以重複數次並且換邊操作。

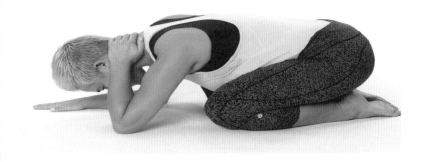

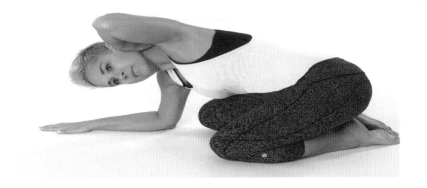

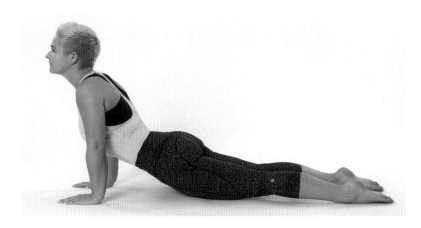

照片 8.12
上犬式

上犬式是經典的瑜伽動作，而且經常與下犬式一起操作。從低棒式姿勢的鱷魚式（chaturunga）開始，請你的客戶用手掌將胸口撐起，朝向前方的牆面，視線看向天花板。雙手往地面推，做出大幅度的肩帶下壓。

伸展胸椎，眼睛向上看著天花板。可以藉由吸氣來協助這個動作。身體的重量應該集中在腳尖，大腿抬起離開地面。請注意這個動作並不是要「擠壓」腰椎，使腰椎出現過大的壓力，這反而會產生下背痛。

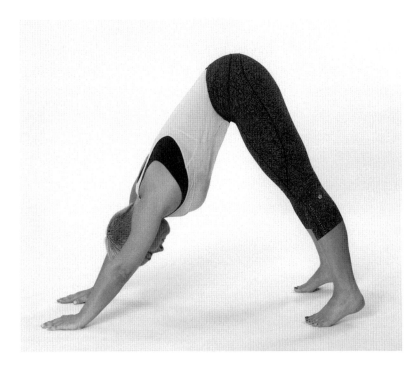

照片 8.13
下犬式

這個動作通常會緊接在上犬式之後，操作者雙手掌心推向地面將髖關節往天花板的方向移動，呈現三角的姿勢。胸口往前延伸超過手臂的位置，將肩關節和胸椎分別帶到最大的屈曲角度和最大的伸展角度。

在這個姿勢下，整個後側鍊的張力會達到最大，操作者會感到腿後肌和小腿肌群被伸展。這個動作也可以從高位的棒式起始，操作者只要往回推到上述的動作，接著再回到高位的棒式即可。

以髖關節來啟動動作

在你還沒開始往下看以前，你一定早就知道我們會討論深蹲的動作模式。深蹲早已經被充分地討論、分析和爭論過，但對我們一般的訓練對象來說，正確地執行深蹲仍是件不容易的任務。

我第一次造訪亞洲是在二〇一一年，當時我去北京，與中國奧林匹克委員會（Chinese Olympic Committee）一起工作。歷經長途的飛行，當你出境後第一件事會做什麼？你一定會去洗手間。

當時我走進女生的化妝室，挑了第一間廁所，打開門看見地上有一個大洞。太有趣了。我走到第二間廁所，打開門又發現另外一個洞。接著走到第三間，還是一個洞。第四間，有個可愛的馬桶。太好了！

當時只要不是大型的遊客中心，幾乎都有同樣的狀況。所有奧林匹克訓練場館和外面餐廳的廁所，都是地上的一個洞，如果我運氣夠好，才可能會遇到一間有馬桶的廁所。

在中國奧林匹克訓練中心的兩個禮拜，我遇到了一些有嚴重的骨科病症和動作失能的運動員。不過，不論他們的身體「情況有多壞」，通常還是可以做出漂亮的深蹲動作。中國人理所當然會有漂亮的深蹲動作！為了要上廁所，他們必須經常深蹲。[226]

排泄是人類基本的需求，而且和呼吸一樣重要。曾經看過家裡長輩或生病的朋友失去自理能力的人，一定明白無法自理這些人類基本需求是多麼大的打擊和傷害自尊。

接下來我們要很認真地討論排便的問題。我保證將會有一番折騰，跟著我一起看下去吧！

人會自己找到排便的方式，即便該過程比較沒有效率。站著如廁是一件很困難的事，我們通常會很自然地以深蹲動作來幫助排便，藉此產生腹內壓與幫助腸道蠕動可以讓我們排除那些在消化過程沒有被人體吸收的廢物。

西方文化發明了一個設施來輔助排便：也就是馬桶。這個隨處可見的設施把地面加高，讓我們不需要在排便的過程完全蹲下，但這卻逐漸影響了我們下蹲的能力。

許多文化仍只使用蹲式廁所，因為他們會做蹲的動作，因此一生中都保有下蹲的能力。不只如此，在這些文化中，許多人在用餐的時候也會採取深蹲動作，這讓他們保有西方文明努力想獲得卻很難得到的髖關節活動度。[227]

最近在鳳凰城的瑜伽年會有個阿育吠陀（ayuvedic）的講座 —— 阿育吠陀是一種古老的全人醫學，主張當促進人的健康時，也要將人類的身、心、靈都納入考量。在這個課程中，講師說：「我們是個便秘的社群。」

這句話說得沒錯。西方文化的社會中，有許多人因為各式各樣的原因深受排便困難所苦，包括攝取太多加工食品、纖維攝取不足，以及沒有採取適當的姿勢如廁等。

回到深蹲動作有助於排便的觀點，若我們蹲得深一點，就能促進排便的過程。[228]若我們能改善排便，就能清除更多廢物。若我們能排除更多廢物，就能減少脹氣、放屁和其他西方人常見的消化問題。

你有多少客戶是乳糖不耐、胃食道逆流，或者對麩質過敏的呢？在韓國或中國不常見到無麩質或不含乳製品的飲食菜單的其中一個理由就是因為深蹲的排便模式幫助了代謝的過程。當然，麩質和乳製品也不是他們主要的飲食元素。

那麼在西方社會的我們是怎麼做的呢？我們發明了馬桶，所以不需要蹲下來排便，然後我們發現這可能不是最好的點子，所以發明了「其他」裝置來找回適當的深蹲姿勢 —— 那就是蹲式馬桶腳踏凳！

到squattypotty.com的網站看看吧！這是一個美妙的發明，它帶我們找回深蹲的本能，並且促進消化系統健康，改善內臟和骨骼肌肉系統的問題。然而，即使我很感謝蹲式馬桶腳踏凳，我們仍應謹記有許多不同文化的社會並不需要像蹲式馬桶腳踏凳這樣的設施。

髖關節活動度對腰椎的健康有很重要的影響。如果我們沒有適當的髖關節活動度來執行必要的功能，例如排便，我們就必須從別的地方來代償不足的活動角度，因為這個身體功能是必須的，不容我們選擇。我們將髖關節往外旋轉，彎曲腰椎，在生活中出現代償。

我並不是說腰椎不應該彎曲——它當然要能彎曲。根據腰椎小面關節的解剖構造，腰椎是為了屈曲和伸展而設計的。然而，這裡提到的脊椎之所以需要彎曲，是因為髖關節和胸椎無法適當地活動。

髖關節是用來旋轉，而且髖關節是我們產生爆發力的發力點，這個部分我們在第十章〈基礎進階動作〉中會有更多的討論。

若髖關節和胸椎無法旋轉，這個動作就會被轉移到腰椎，然而這通常運作得不太理想，尤其是在第五腰椎與第一薦椎這個區段。最後，我們就會在腰椎出現活動度過大的問題，最終導致椎間盤和小面關節退化。髖關節和胸椎的活動度對腰椎的健康至關重要。

足部健康

足部健康是另一個我們對客戶一定會強調處理的區塊。我們從 Vladimir Janda 的研究中得知，在枕骨下方肌、薦髂關節和足部有大量的本體感覺受器集中在這些區域。[229] 因為我們的足部幾乎是持續與地面接觸，因此我們可以藉由足部蒐集、累積訊息，傳入我們的輸入神經系統。

我們的輸入神經系統包含感覺的訊息，對輸出神經系統也就是動作輸出有直接的影響，這意味著感覺輸入會影響動作輸出。若我們的感覺輸入變弱或不正確，動作神經輸出就會出錯且沒有效率。從復健開始一直到後期改善運動表現的過程中，運動員的足部都應該得到該有的重視。

二〇一一年，赤足訓練突然竄紅，大部分要歸功於克里斯多福・麥杜格（Chris McDougall）新書《天生就會跑》（*Born to Run*）的成功。當時大家都穿 Vibram 的五趾鞋，或其他零落差鞋（zero-drop）（譯註：跑鞋鞋底的前足與後跟距離地面的高度保持一致），不只是訓練時穿，甚至穿去商場逛街、上班，去每一個以前會穿著普通鞋子去的地方。

當我和我在 EXOS 的同事一起深入研究時，我們發現一九〇五年刊登在美國骨科手術期刊上一篇很棒的文章，文章標題是〈赤足與穿鞋族群的足部比較研究得到之結論〉（Conclusions Drawn From a Comparative Study of the Feet of barefooted and Shoe-Wearing Peoples）[230]，你可能難以想像我們有多雀躍。

這篇文章告訴我們，穿著極簡鞋（minimalist shoes）或赤足走路在競技運動的世界並不是新概念。早在一百多年前，人們就知道穿鞋子雖然在某種程度上有好處，但也有壞處。在文章裡有照片比較了那些從未穿過鞋子跟穿鞋人的腳，結果兩者在結構上有驚人的差異。

大腳趾長軸的延伸線理應剛好把足跟分成兩半，腳趾應該是足部最寬的位置，而足弓不應該壓在地面上。顯然，當我們開始穿鞋之後，我們的腳就不是長這樣了。

但鞋子並不是一無是處。它們保護我們的腳免於接觸外在的異物。然而，我們的文化從只有赤腳演變到長時間穿鞋，而且這些鞋大多會把足跟的位置墊高。我們的足部結構和功能因為鞋子的改變也大大地改變了。

對正常的足部活動來說，我們應該穿著鞋頭較寬，能讓腳趾自然展開且足跟位置沒有加高、鞋底平坦的鞋。如果運動員習慣穿著足跟較高的鞋子訓練，你可以逐漸減少鞋子足跟到腳趾的落差高度，直到將落差減到最小，例如二到四釐米，甚或讓他們穿著足跟到腳趾高度零落差的鞋子。

不過，這需要適應的時間，而且在我們之中只有極少數人可以回到完全不需要穿鞋子的狀態。為了成功的轉換到穿著極

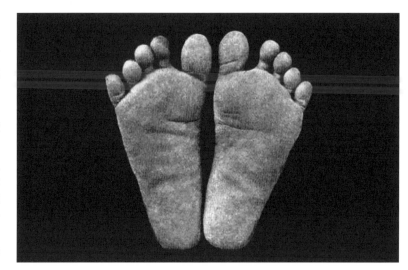

圖8.9

「正常」足部的特徵

雖然鞋子是個美妙的發明，可以保護我們的足部不受異物傷害，但它們同時也製造了不自然的壓力，改變足部的結構，因而改變了人類唯一與地面接觸的部位應該具備的功能。

從這張一九〇五年尼格利陀人（Negrito）的成年人足部影像可以發現，足部最寬的部位應該在腳趾的位置，腳趾彼此分開，足弓的位置可以看見皮膚的摺痕，而大腳趾的長軸延伸線剛好可以把足跟一分為二。

然而在現代，我們的足部通常都不是長這樣，而是有著扁平的足弓、大腳趾往側邊外翻，且其他的腳趾無法外展。

簡鞋或赤足的狀態，首先需要為我們的足、小腿、髖和下背做好準備。

這就是足部訓練計畫登場的時候。就像是任何一種動作模式、姿勢或穿戴裝置一樣，我們的鞋子在本質上並沒有錯。這個概念有點像當我們無法擺脫特定的動作模式，或沒辦法由一個動作模式成功轉換到另一個模式時，長時間下來就可能會產生一些問題。

我們並不是說人類不應該穿鞋。我有一雙很性感，而且永遠不會放棄穿它們的 Christian Louboutins 鞋，但我不能每天都穿它們，而且穿完這雙鞋的隔天，我就需要去做足部按摩。

縮足運動（short foot drill）是我會使用的策略之一。「縮足」的概念是 Vladimir Janda 提出的，這是個需要好好教育客戶和選手的重要觀念。

縮足能讓我們使用所有足底內部的小肌群，減輕足部其他肌肉的壓力，例如伸拇長肌和屈趾長肌等較長的肌肉，避免它們過度使用。縮足的概念讓足底內部的小肌肉可以支撐足弓，同時也可以改善平衡能力。[231]

協助第一蹠骨恢復到適當的位置也很重要。[232] 這對那些穿著釘鞋的運動員和那些把腳塞進尖頭鞋的女性來說尤其重要。

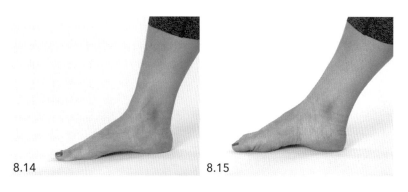

8.14　　　　　　　　　　8.15

照片 8.14
縮足運動前

請注意足部扁平的部位,以及脛骨遠端處在向內旋轉的位置。

照片 8.15
縮足運動後

請你的客戶將足跟往腳趾的方向靠近,做出「縮足」的動作。這個動作會讓足弓下方出現一個「凹洞」,讓弓處的皮膚產生皺摺。脛骨遠端會向外旋轉,有時候這是讓人比較容易有畫面的指導語。腳趾應該保持放鬆,在縮足運動的過程中毋須緊抓地面。若腳趾緊抓著地面,則這個人是利用屈趾長肌收縮來產生足弓,而不是用我們希望活化的足部內部的小肌群。

　　擠壓腳趾會導致第一趾節向內側偏移,使關節處產生拇趾滑液囊炎。當我們的腳出現拇趾滑液囊炎之後,就無法適當地將力量從後足移轉到前足,我們的中足會「坍塌」,加重代償的模式。

　　重新調整大腳趾跟第一蹠骨的位置對恢復理想的足部功能很重要。[233]我發現最好的方法之一就是利用腳趾分離器 (Yoga Toes)。

　　你會發現我們在這本書中並沒有討論到太多特定的產品,但當我發現某個產品的功效是其他任何產品無法比擬的時候,我就會討論一下。我用腳趾分離器來調整任何有足踝功能異常

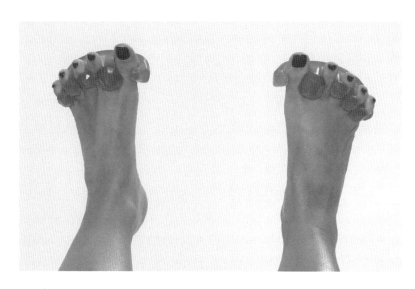

照片 8.16
腳趾分離器

腳趾分離器或類似的器具可以幫助將腳趾打開到外展的角度,尤其是可以讓第一趾放到中立位置。

每天至少坐著穿戴腳趾分離器一次,從每次五分鐘開始,慢慢延長到三十分鐘,這麼做可以伸展一整天被束縛在鞋子裡的足部。

一旦我們恢復了活動度,足部的內在肌群就有足夠的空間發揮該有的功能,能夠活化和訓練這些重要的本體感覺肌肉。

的運動員，例如無法做出縮足動作的人，或是第一趾節位置嚴重偏移的人。我的病人每天最多會穿戴腳趾分離器長達三十分鐘，然後我們慢慢就會看到變化。

使用腳趾分離器之後，我發現許多運動員控制足部小肌肉的能力和足部的疼痛問題都有很大的改善，這就是為什麼我持續建議我的客戶使用這個產品的原因。

一旦第一趾節回到中立位置，我們的下一個目標就是改善第一蹠趾關節的伸展角度。最好的方法就是用原形姿勢（archetypal posture），這在 Phillip Beach 的《肌肉與經絡》（*Muscles and Meridians*）[234] 一書中有詳盡的描述。

雖然一開始嘗試的時候，這些姿勢肯定不會讓你覺得放鬆，但嘗試一天在這個姿勢下靜坐幾次，你慢慢地會發現在活動度、穩定度和整體的功能都有很大的變化。

臨床錦囊

如果你啟動了臀中肌，足部的內在的小肌群將會被活化並做出「縮足」的動作，或是形成一個縱弓（longitudinal arch）支撐的足部。臀中肌活化和足部的功能有密切關係。

我經常採取照片 8.17 的跪坐姿勢當成是靜坐練習。

在這個姿勢下，人們會以雙膝支撐，腳趾彎曲，因此呈現第一蹠趾關節最大的背屈角度、最多的踝關節背屈、最大的膝屈曲，以及完全的屈髖角度。

他們背打直坐著，這需要至少可以維持中立位置而不駝背的腰椎穩定度及胸椎活動度。這完全不是一個可以放鬆的姿勢！許多你的運動員可能會因為髖、膝、踝或足部的問題而無法做到這個姿勢。

我們的關節會隨著時間流逝慢慢失去活動度；我們因為沒有使用完整的關節活動度，讓關節的功能性降低，使關節退化變得僵硬。疼痛於是隨之而來，進而限制更多的活動度。只要我們不失去達成與維持某些 Philip Beach 談到的休息姿勢，

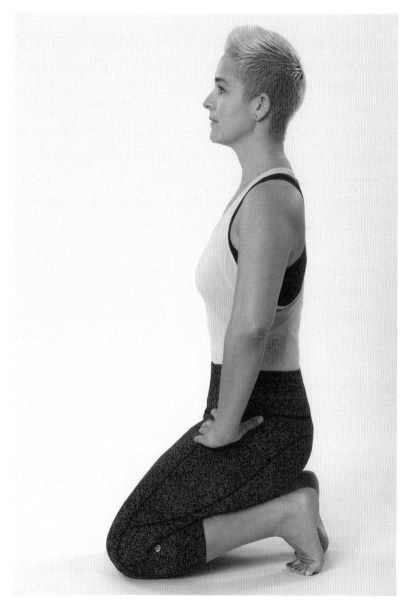

照片 8.17
跪坐姿勢

跪坐姿勢需要將腳趾伸展到最
大角度，完整地延伸足底筋
膜，也需要有完整的踝關節背
屈、膝關節屈曲，以及髖關節
屈曲。這些極端的角度通常會
讓人們感到相當疼痛，因為他
們已經喪失了這些關節的完整
活動度。

便可以預防這個惡性循環。

最後，按摩對足部的調理很重要。不管你相不相信區域反
射療法（reflexology）—— 這種按摩的基礎相信手腳上存在著人
體許多反射點 —— 按摩與鬆動足底有很多好處。

單純從生物力學和筋膜考量，足底的組織需要具備彈性來維持正常的絞盤機制（Windlass mechanism）。JH Hicks在一九五四年首先提出足部絞盤機制的概念。絞盤機制是正常足部功能不可或缺的一部分，可以讓足部適當地轉移重量。保持組織的柔韌性是保有這個功能很重要的先決條件。[235]

下面是幾種可以幫助幫減緩足部軟組織僵硬，以及活化足部內部必要小肌肉的運動和工具。以無法被壓扁的硬球處理軟組織，可能會導致瘀青、疼痛和其他問題，所以從較軟、「可按壓」的球開始，可以提供比較合適的刺激——像是Jill Miller的Yoga Tune Up治療球。你可以從下列這些方式幫助你的客戶慢慢增加足底對治療器具的耐受度：

- 縮足運動（照片8.14和照片8.15）
- 展趾運動
- 其他腳趾運動——第一蹠趾關節伸展，第四腳趾屈曲；第一蹠趾關節屈曲，第四腳趾伸展（未顯示照片）
- 按摩球滾足底
- 牛仔跪姿
- 高跪姿

照片 8.18
展趾運動

具備外展腳趾的能力非常重要，但人們常常喪失這項能力。藉由外展腳趾，我們可以活化足部內部的小肌群，這些小肌群可以幫助足弓支撐以便適當地吸收外力與產生力量。

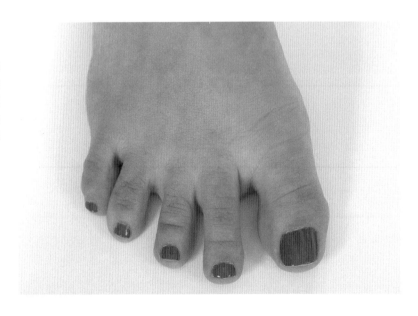

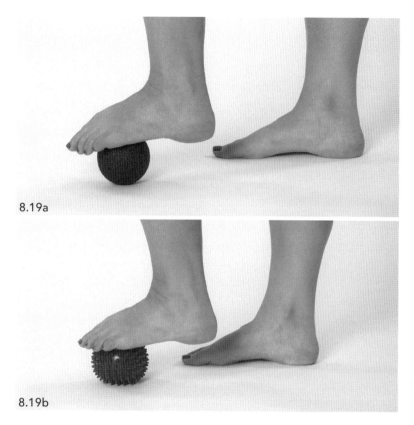

8.19a

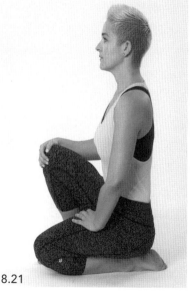

8.19b

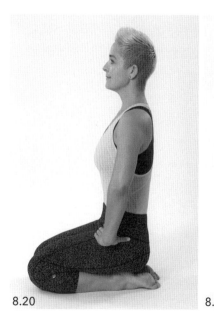

8.20

8.21

照片 8.19a
滾球運動

把滾球運動加到你的足部保養計畫裡會有非常多的好處。改善僵硬足部的活動能力有助於吸收足部在各式各樣活動中接收到的力，包含走路。

刺激足底同時也可以刺激第五腰椎與第一薦椎的神經，因而可能有助於舒緩下背痛。

增加疼痛壓力閾值也會降低局部的足底疼痛。

照片 8.19b
利用刺蝟球放鬆足底

照片 8.20
高跪姿（左）

高跪姿和跪坐姿勢很類似，差別在於腳趾的擺放方式。在高跪姿之下，腳趾不需要彎曲——操作者是坐在足部上方，踝關節呈現完全的蹠屈，而不是足背屈。

這個姿勢可以藉由放置一個枕頭在膝關節下方來減緩因為膝關節屈曲終端角度不足而造成的不適，然後慢慢練習做到標準的高跪姿。

照片 8.21
牛仔跪姿（右）

牛仔跪姿是一隻腳採取高跪姿，另外一隻腳保持完全屈曲的動作，如照片所示。這個姿勢應該是穩定且舒適的，而且過去人們通常用這樣的姿勢工作。

衛教

Nelson Mandela 説：「教育是我們可以改變世界最好的武器。」我非常認同這句話。

疼痛讓人恐懼，當一個人處在疼痛的狀態而且失去正常的動作功能時，他們會很害怕——害怕他們永遠無法擺脫疼痛，永遠沒辦法恢復完整的機能或脱離目前的狀態。他們會陷入恐慌，開始想像最糟的狀況。結果這樣的恐慌反而會提高他們對疼痛的感知。[236] 衛教可以消除大部分的恐懼，因為教育讓他們恐懼的未知不再是未知。

在確認問題之後，我們就可以制定計畫，以便讓客戶朝著目標前進。從復健一路到後期的運動表現，我們必須教育客戶可能的診斷結果，也要讓他們瞭解我們為他們安排的規畫。

一旦人們瞭解整個計畫，他們就能夠接受，並且在實踐目標的過程主動參與。他們不只可以控制過程，還可能可以對結果有更多的掌握度。

當運動員們在談論之前所做的手術時，他們通常不知道手術的內容到底是什麼，或是不太清楚手術對整個狀況有什麼影響。他們既不確定到底身體什麼構造「被修復」了，也不知道手術到底做了什麼讓他們能夠往回場更靠近一步。

在我執業的生涯中，我幾乎每天都會拿出解剖學的教科書或應用程式來告訴人們為什麼他們會有現在這樣的感覺。這讓那些早就存在於他們腦海裡的感覺變得更加清晰，並且幫助那些想像變得更具體。一旦他們可以把我描述的東西跟他們的感覺連結起來，事情就會豁然開朗。我會聽到這樣的話：「難怪這麼痛！我可能需要停止這麼做。」

衛教也會讓人更加瞭解他們「可以」做什麼。當人們因得到知識而獲得力量，並且可以更積極地投入那些動作訓練的「回家作業」時，他們就可以在離開診所或健身房後其餘的二十三小時，持續解決他們的問題。

上述的方式可以消滅他們認為「我們」將會修好他們問題的期待，並且提醒他們是有能力療癒自己的。這樣的能力是我們能夠給予客戶最好的禮物之一。

總結

本章所提到的內容是我為每一個客戶都會考慮的事情，不論我們現在是處在復健到運動表現這個旅程中的哪個階段。姿勢、呼吸、胸椎和髖關節活動度、足部照護和衛教，都是我在臨床治療和運動訓練的基礎。

為那些已經處在疼痛狀態下的客戶解決這些問題可以大大改善他們整體的健康，預防這些區域出現問題可以為我們的選手避免許多不必要的疼痛。

在運動生涯早期監控這些要素可以防止他們的問題隨著年齡增長後，因為身體比較沒有辦法對改變產生適應而開始出現狀況。

當你不確定該做什麼時，回到這些基礎的元素應該可以讓你的客戶走在健康和系統平衡的康莊大道上。在銜接復健與運動表現的連續過程往前推進到以運動表現為主的階段（下一章節的主題）之前，我們應該要先建構好基礎部分。

CH9

第九章 ｜ 基礎運動表現

如同我們之前所討論的，面對已經處在疼痛狀態的人，我們的首要任務就是幫助他們擺脫疼痛。接著，藉由處理局部動作鍊，確保他們瞭解並將受傷的部位和身體其他系統連結起來。

在這個過程中，我們確保正確的肌肉在對的時間活化 —— 這是屬於心理動作控制的部分，也將神經系統及神經系統如何處理接收到的感覺資訊納入考量 —— 這是體感控制的部分。接著，我們考慮在這個過程中會牽涉到的所有生理、心理和社會層面 —— 這是生物心理的層次。

我們知道身體在疼痛的狀態下會改變動作的輸出，因此當一個人處在疼痛狀態下時，我們幾乎不可能訓練他的動作技巧或肌肉力量。然而，只要我們控制了疼痛，就必須接著處理受傷部位的局部肌力。

由 Florence Kendall 提出的肌力測驗和肌肉功能等資訊，請參閱本書第四章。局部的基礎肌力是任何一種基礎運動表現或全身性肌力展現的基礎。若身體有某些部分特別弱，就無法真正強壯。

一旦重新建構了局部動作鍊的力量，就應該把注意力轉到重建基礎動作表現的能力上。如同壺鈴運動訓練的先驅者 Pavel Tsatsouline 所建議的，我們需要先以肌力為目標。

當人們已經強壯到足以完成參與運動所需的活動，接著，我們就可以在課表中加入一些運動普遍需要的基礎技能，如加速、減速以及運動專項相關的技巧。

在這個章節中，我們將聚焦在建構整體的肌力和爆發力，如此一來運動員就可以為肌力和爆發力轉換成專項的動作做好準備。在本章中，我們也會討論如何運用週期化的概念來規畫、執行一張結構完整，並且以目標為導向的復健時間表。

認識超補償原則

當我們談到運動表現或像搬家的裝箱打包這類型的日常活動時，每一條肌肉都必須有基本的能力來執行我們想要的任務。我們想要徵召的肌肉是不是能在有阻力的情況下被徵召抵抗重力呢？

根據標準的徒手肌力測試，每一條肌肉是不是都可以達到基本的「滿分五分」[237]呢？如果沒有，我們就必須做些基礎的肌力訓練。我們不能在沒有基本肌力的前提下就開始訓練速度或爆發力。

若客戶的狀況還沒有準備好接受阻力訓練，建構肌力將會很不容易──或以傷害復健的情況來說，這個病人將很難重建他的肌力。

在銜接復健與運動表現的過程中，必須留意受傷的部位可能還沒辦法開始阻力訓練，但通常其他部位是可以承受的。你的訓練計畫應該要在保護受傷的組織的前提下，盡可能地維持或增加非受傷部位的肌力。這也就是為什麼銜接復健與運動表現的模型並不是連續的過程，而更像是在運動員回場前，必須一一處理與確認的檢查清單。

為了看到肌力改善，我們必須瞭解並且應用超補償原則的基本概念。超補償的過程必須先在訓練中加入負荷，接著我們觀察身體面對訓練負荷的反應，以及接受負荷後身體的恢復情形。超補償的核心概念指的是人體對漸進訓練負荷的適應。

當我們在訓練的過程中給予身體壓力時，運動表現會有立即性的生理衰退。而運動表現下降後，緊接著會有一段恢復期。身體接著就會適應，並且在接下來的訓練或競賽中呈現更好的效能和力量輸出。這些進步是因為身體面對壓力的能力提升了，以及身體在由先前接收到的刺激中恢復時，生理上出現了改變。

圖 9.1

核心概念圖

這張圖是本書的核心概念,說明了一個選手在受傷後回場的各個階段。

這過程並不是連續的——我們並不是得「達到」某個階段的目標後才能往下一階段前進。許多階段可以並且應該同時進行。然而,圖中的各部分都必須妥善處理才能擁有一個健全的回場計畫。

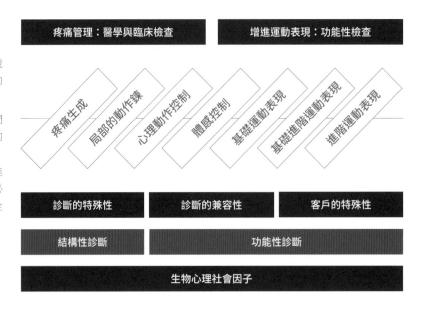

圖 9.2

超補償原則

超補償是每個運動員在訓練模式中所追求的生理適應。我們需要給予人體刺激才能看到改變。然而,我們無法在不提供身體足夠的時間休息、恢復,並且適應這些刺激的狀況下,連續給予系統壓力。

這種身體接受壓力的正向適應就稱做「超補償」,能夠藉由實施規畫良好、仔細的訓練計畫來達成。

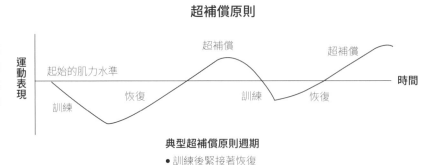

　　若時間點正確，我們就可以用上一個刺激為基礎，在身體準備好時接受下一個壓力刺激，讓組織可以長得更大、更快或更強壯。但若是我們將下一個刺激太早加入訓練課表中，身體就會來不及從先前的刺激中恢復，運動員就有可能過度訓練──或者應該說恢復不足──而造成負面的生理效果。

將有計畫性的
恢復擺在第一位

　　有計畫性的恢復是個需要跟運動員一起討論的重要概念，特別是傷後回場的時候。運動員的心理上總是傾向要「做得更多」。

　　當選手受傷，必須坐在板凳席看著隊友們練習和比賽時，他們通常會感覺自己被拋在後面趕不上大家。因此做比受傷前更多的訓練，讓自己好像正在努力趕上其他人，對運動員來說是很合理的事。

　　安排減量日或休息日對復健運動員的心理健康相當重要。提供一份週計畫給運動員能讓他們對一週的復健進度感覺多一些掌控權。

　　當受傷選手因為原本有的訓練或競賽都停擺而面臨時間管理上的難題時，讓他們對復健規畫有一定的掌握，對在正處在由復健轉換到運動表現階段的受傷選手來說是非常有幫助的。

　　正在復健的選手通常只會想再做更多，但是無法遵循生理適應的原則，給予訓練刺激適當的恢復將不會是一件好事。這通常會讓身體出問題，造成不必要的疲勞，並且會因為太快給予正在癒合的組織太多負荷而增加再次受傷的風險。

　　安排休息日或減量日可以幫助運動員的生理恢復過程。如果身體持續修復受傷的組織，同時又要適應新的訓練刺激，那麼這個過程就很必要。

這個時期是肌力與體能訓練專家以及其他具備肌力訓練相關證照的專業人士發揮作用的時候。我們必須瞭解基礎的知識才能扎實地根據生理學的方法幫助運動員獲得訓練成果並且重返運動場。

接下來將提到的只是幾個能夠應用在計畫中的基本概念，但其他肌力訓練的專家如丹‧約翰、麥克‧波羅伊、Pavel Tsatsouline 和 Mark Verstegen 可以針對肌力與體能這個議題提供更多細節。

基礎中的基礎：
肌纖維的類型

第一型慢縮氧化肌纖維

不同的運動刺激會引發不同的肌纖維反應。首先是第一型慢縮氧化型肌纖維（Type I），它的力量輸出較低，但具備較高的抗疲勞能力。它們會在低強度的有氧運動時被徵召和刺激，這類的運動通常屬於高訓練量、低阻力的訓練，例如日常生活中走路去買咖啡、健行或是騎腳踏車上班等。

第一型的肌纖維相較於其他類型的纖維較細薄，不具備第二型肌纖維的生長潛能，運動神經元也較小。不過，它們有較高密度的粒線體，而且因為第一型肌纖維需要大量且持續的血流，因此有許多微血管分布。

慢縮氧化型肌纖維的磷酸肌酸和糖原的含量也比第二型肌纖維低，但因為它們最主要的功能是完成持續時間較長的活動，因此儲存較多的三酸甘油酯。

第二型快縮氧化肌纖維

當我們在進行需要持續輸出力量的活動類型時,使用的是第二型快縮氧化肌纖維(Type II-A)。它們抗疲勞的能力略遜於第一型慢縮氧化肌纖維,但比第二型快縮醣解肌纖維(Type II-B)好,因為第二型快縮氧化肌纖維的糖原儲存量剛好介於兩者之間。

如同第一型的肌纖維,第二型快縮氧化肌纖維有許多肌紅蛋白、微血管及粒線體。此外,它還具有較快的收縮速度和肌球蛋白ATP酶的活性,這讓它們成為最適合在如英式橄欖球、籃球和美式足球等,同時要求有氧和無氧能量類型的運動,也很適合需要反覆高速度活動的運動類型。如同Type II-B,Type II-A的肌纖維相較於Type I有較高的生長潛能。[238]

第二型快縮醣解肌纖維

第二型快縮醣解肌纖維負責產生力量、爆發力和速度,但是在耐力的表現較差。它們在持續時間非常短、強度高的爆發力動作時被徵召,例如最大重量或接近最大重量的舉重和短距離衝刺等。

Type II-B肌纖維不以氧氣作為原料,而且微血管和粒線體的密度,以及肌紅蛋白的含量比其他兩種肌纖維類型都低。由於收縮速率較快,而且有較高的力量輸出,Type II-B肌纖維耗盡糖原儲存的速度非常快。

肌纖維和銜接復健與運動表現之間的關係

  Type II-A 的肌纖維可以藉由訓練發展成類似 Type I 或 Type II-B 肌纖維的特性。[239]

  這對以爆發力類型為主，並且正在接受復健的運動員而言可能是有害的。在復健的過程中，訓練的動作通常都是在速度慢且受控的情況下執行，這會刺激 Type II-A 肌纖維發展成具有 Type I 肌纖維的特性。

  這讓身體只剩下少數的肌纖維可以負責爆發力的動作。由於生理適應的結果，我們便自然地就流失了爆發力和快速動作的能力。

  這就是為什麼全身震動的機器如 Power Plate® 在復健的過程中很有用。全身震動訓練就是指⋯⋯全身性的震動。當我們站在一臺震動的機器上時，人體便無法選擇性地徵召特定的肌纖維，而使所有肌纖維都會同時被刺激。

  當我們在 Power Plate® 上執行一些慢速、以體重為負荷，並且控制良好的動作時，便可以同時刺激 Type II-A 和 Type II-B 的肌纖維，在生理層面改善運動員產生爆發力的能力。[240,241]

肌肉承受張力的時間

肌肥大與應用功能性肌肥大

有時候連復健專家也不清楚組織應該在張力持續多長的時間以及承受多少負荷。[242]

大部分的復健臨床工作者喜歡開立十下三組的課表，因為我們熟悉這樣的課表，可以控制這個節奏，也有能力觀察並且指導訓練動作。當我們和運動員一起工作的時候，使用這類型的課表是在我們的舒適圈內。

這樣的組數與反覆次數每組大約會耗費二十到四十秒，剛好只夠刺激肌肉獲得功能性肌肥大的生理反應。我們的確建構了一些肌肉，但也許這些並還不足以讓選手恢復到傷前的水準。這種應用功能性肌肥大（Applied Functional Hypertrophy）通常是多數的復健專家讓運動員所做的事。

但是，單純遵從十下三組或五下五組，或任何事先決定好的組數與反覆次數，對運動員回場所需的肌力而言都僅能滿足最低層次的需求。

使用特定的組數與次數雖然可以用來提升特定的運動表現目標，例如增加爆發力或肌耐力，但這個方法只是整個阻力訓練中的一小步而已。

例如在「十下三組」的訓練中，每一組花費的時間大約是二十秒到四十秒。這種訓練方式的肌肉受張力時間剛好只足夠讓肌力增加並且出現肌肉生理上的變化，然而改變的幅度並不大。

為了幫助客戶找回受傷前的能力，甚至比受傷前更好，我們需要突破這個我們已經很自在且很習慣的組數與次數。我們需要把肌肉承受張力的時間考慮進來。[243]

想想看，作為一個臨床工作者，你曾經幫助恢復狀況很好的前十字韌帶受傷的人復健過嗎？他們可能恢復得很不錯，肌力進步，動作的測驗結果也都是好的，移植的新韌帶也癒合得很好，韌帶的穩定度檢查也沒有問題。

但在復健快結束時，這個人的腳還是很細。即使腳是強壯的，但是和健側腳相比，受傷腳看起來仍舊是萎縮的。如果復健的過程中沒有在肌肥大期花費足夠的時間幫助人們從因為受傷後的低活動量引起的肌肉萎縮中恢復，上述的狀況就會出現。[244]

為了誘發肌肥大，肌肉必須有足夠的時間處於張力之下。肌肥大通常會被每組九到十五下的反覆次數，與每組持續時間長達四十到七十秒左右的時間所刺激。肌肉保持張力的時間是肌纖維實質上變大的關鍵，也被稱為肌原纖維肥大（myofibril hypertrophy）。

相對爆發力

運動員並不一定要具備比較大的力量才能在運動的過程更有效率。在美式足球鋒線球員的深蹲重量出現邊際遞減效益前，需要蹲到多重呢？四百磅？五百磅？

這些運動員真正需要的是更多的爆發力而不是更多的肌力，更明確地說，他們是需要根據專項運動需求使用爆發力的能力。

肌力是爆發力的變項之一——這並不代表肌力不重要，但肌力並不是全部，尤其是在比賽的時候。起碼運動員在展現肌力時，產生力量的時間也很重要，這就是爆發力的應用。產力時間與力量缺一不可。

根據運動的類型，我們訓練爆發力的反覆次數通常介於一到十下。當我們試圖增加運動員的爆發力時，無論要做多少下，我們總是把它想成是一組一下的訓練。

想著做一下六組，而不是一組六下會讓運動員以相當不同的心理面對訓練，而且也經常為運動表現帶來更好的效果。

以爆發力為主的活動通常是每組小於十秒，然而傳統上低反覆次數、大重量的訓練——例如硬舉、深蹲和奧林匹克舉重並不是我們唯一可以做的爆發力相關訓練。

爆發力和速度耐力也很重要。相較於單次費力的爆發力動作，速度耐力的重要性會特別凸顯在運動員需要反覆地從事某個爆發力動作的時候，尤其是接續在其他運動之後更是如此。這類的訓練負荷比健力式訓練低，但強度和訓練量較高，可以幫助身體提升長時間維持中高爆發力輸出的能力。

速耐力是這種類型的變化之一，運動員需要用更短的時間來回連續執行組間有動態恢復的彈震式動作（ballistic movement）。

在團隊運動如英式橄欖球這種需要瞬間衝刺爆發，並且穿插一些低強度間歇動作的運動類型而言，爆發力和速耐力的重要性不言而喻。這些技巧的需求也展現在個人運動項目中，如自行車、超馬和游泳。更多關於這個主題的內容可於 Brian Mackenzie 的書《爆發力、速度和耐力》（*Power, Speed, Endurance*）中找到。

相對肌力

除了將爆發力和速耐力的概念整合入你的訓練哲學之外，考量相對肌力也很重要。當你的運動員在傷後準備重新回到運動場時，你應該注意他們的肌力與身體質量的比值，這個比值通常會因為受傷休息而下降。肌力與身體質量的比值對碰撞運動類型的運動員尤其重要，因為他們必須要有好的肌力和爆發力才能在動作的過程中對抗對手的身體。

相對肌力的訓練是以每組一到五下的反覆次數執行數組，且每組持續時間小於二十秒。

讓我們複習一下本段提到的阻力訓練專有名詞：

- **肌肥大**
  - 反覆次數九到十五下
  - 每組持續時間四十至七十秒
- **應用功能性肌肥大**
  - 反覆次數六到八下
  - 每組持續時間二十到四十秒

- 相對爆發力
  - 反覆次數介於一到十下，視運動專項特殊性而定
  - 爆發耐力——單位時間內輸出功率的能力
- 相對肌力
  - 反覆次數一到五下
  - 每組持續時間少於二十秒

遵循這些阻力訓練的原則可以讓正在協助運動員傷後回場的專業人士將復健到運動表現之間遺失的連結重新建立起來。更明確地說，上述的訓練方針大大幫助復健專家們變化訓練的刺激，協助運動員為重新回到重量訓練室接受訓練做好準備。

同樣地，肌力與體能訓練專家也可以安全地應用這些原則。在銜接復健與運動表現的過程中，我看過最大的漏洞之一，就是復健專家因為誤解了這些概念而不敢讓運動員嘗試不同的運動負荷和速度。結果，這些運動員在沒有準備周全的狀況下就回到重量訓練室，然後當他們嘗試做更大、更快速的動作時就受傷了。

當復健專家瞭解肌肉承受張力時間的訓練原則，並且能跟體能教練解釋在這個特定的時間點哪些動作是安全或不安全的，彼此就能更好地溝通。專業間良好的溝通可能可以讓復健成果更上一層樓。

臨床錦囊

肌肥大
- 反覆次數九到十五下
- 每組四十到九十秒

應用功能性肌肥大
- 反覆次數六到八下
- 每組持續二十到四十秒

相對爆發力
- 反覆次數一到十下，或者更多，視專項特殊性而定
- 爆發耐力——單位時間內輸出功率的能力

相對肌力
- 反覆次數一至五下
- 每組時間二十秒以內

運動的器材和應用

　　當我們準備開立阻力訓練活動的處方時，我們的百寶箱裡有許多不同的工具可以選擇，然而不論我們使用什麼樣的器材，它終究只是一項工具罷了。

　　我們利用許多不同的工具來展現我們的訓練哲學，但工具並不能支配我們的訓練哲學。啞鈴、訓練器械、TRX® 懸吊系統、壺鈴或藥球等，都只是展現我們訓練哲學的工具而已。工具沒有哲學，也不是哲學本身。

　　與機械式的重量器材相比，自由重量可以做到更多的關節活動度，而且需要較多的內在穩定能力。根據姿勢的不同，自由重量訓練也需要運動員有更多本體感覺、位置覺（positional competence）和平衡。

　　自由重量的概念有時候也會在使用上有一些限制，但它可以是使用啞鈴、槓鈴、壺鈴或任何不像機械式的重訓器材會把運動員局限在某些特定姿勢下的訓練工具。

　　機械式的器材會限制關節活動度，對使用者內在穩定能力的需求也相對減少，因為器材本身提供了外在穩定度。而這個額外的外在穩定度可能可以讓使用者承擔更高的負荷。

　　有些人可能會說這樣很好，因為機械式的重訓器材，比如坐姿蹬腿，可以提供身體更多的刺激來推蹬更大的重量，因此可以使相對肌力提升。但是，有些人會質疑缺乏內在穩定度的肌力不只無法應用在運動場上，而且還很危險。

　　即使如此，當我們面對的是手術後的運動員，或因為受傷而有某肢段無法使用的選手時，機械式的重訓器材還是很好用的。藉由器械式的重訓器材，我們可以讓選手安全地開始重量訓練，不必擔心他們會因為嘗試控制自由重量而受傷。

　　每一種運動器材都有其適合的使用時機。應該讓專業人員來決定什麼時候可以使用這些器材，以及如何使用，就像我們在考量其他例如皮拉提斯或瑜伽的訓練方式一樣。

運動選擇的字彙

　　近幾年來，肌力與體能訓練的主流已經從過去訓練肌肉或身體特定部位轉往著重於訓練動作，然而有時還是需要訓練個別的肌肉，尤其是處於剛受傷的復健階段或手術過後的選手。

　　急性傷害或手術過後，身體需要和受傷部位「重新連結」，這就是藉由局部運動來訓練神經肌肉控制的價值所在。但是，當運動員已經從復健的漫漫長路走到愈來愈接近重返賽場的階段，有多肌群參與的協調性動作就比局部運動更有價值。[245]

　　當我們在EXOS將上述的概念實際應用時，創造了一套讓肌力與體能專家容易使用的溝通系統。這是我們為了促進良好的溝通所做過最重要的事情之一。

　　當我們討論著一位準備回到運動場訓練的選手時，Ken Croner、EXOS的體能教練（同時也是Munster Sport老闆之一），和作為物理治療師的我經常會像下面這樣反覆討論。

> Ken：「他可以做這個運動嗎？」
> 我：「不行。」
> Ken：「這個運動呢？」
> 我：「可以。」
> Ken：「這個可以嗎？」
> 我：「不行。」

　　我們以這樣的對話模式討論了訓練計畫裡的每一個項目，以確定這位運動員可以做哪些事。接著，Ken就會寫出一張新的訓練計畫，並將計畫帶回去參考，接著再次開啟這樣的討論循環。

　　然而，所有EXOS的教練和物理治療師都明白這是個沒有效率的過程。我們需要發展出一套共同的語言，一個更好的方式來分類所有運動訓練，讓所有健康照護專業人員和體能教練可以更有效率地溝通。

　　大約在十二年前我們發展了下列這些專有名詞，有的在那之前曾經被使用過，有的則不然。當時，這些對我來說都還很新穎，我們針對這些術語進行了充分的討論，這也因此讓我明白這些術語在當時很可能並不是主流。

　　這個詞彙對我們的系統而言都是新的，而且後來證明對運動員從急性傷害階段開始，一路到恢復訓練並且最終重返賽場都是有益的。

　　我們將動作分為以下類型：

- **上半身的推與拉**
  - 水平動作或垂直動作
  - 旋轉動作
  - 單側、交替或雙側動作
- **下半身的推與拉**
  - 單腳或雙腳
  - 髖關節主導或膝關節主導
  - 旋轉
- **推進與穩定**
  - 旋轉動作

臨床錦囊

動作的類型

上半身的推與拉	下半身的推與拉	旋轉
• 水平或垂直	• 單腳或雙腳	• 推進和穩定
• 旋轉	• 髖關節主導或膝關節主導	
• 單側、交替或雙側		

上半身動作
分類的使用

當你在訓練時，你是把負荷推離自己還是拉向自己呢？你是讓負荷與身體保持平行還是與身體保持垂直呢——這是垂直動作還是水平動作呢？你是用一隻手、兩手還是左右手交替呢？

以上這些描述幾乎涵蓋了所有上半身的動作，但同時也要注意到還有旋轉的元素在其中。引體向上是垂直拉的動作，負荷與身體平行。肩推是垂直往上推，負荷和身體平行。伏地挺身也是推的動作，但負荷是與身體垂直，諸如此類。

用這些簡單的語言，物理治療師可以這麼告訴體能教練：「這位有肩夾擠的選手可以做所有上半身水平拉和肩外旋的動作。」

這表示運動員在這個平面下可以做任何教練給的划船動作，不需要用很多專業術語解釋這個選手的肩關節的狀況，同時體能教練也不需要一一解釋會在重訓室裡安排的每一項訓練。

不論用單手、雙手，還是半跪姿在訓練椅上訓練——這些都沒有關係。教練可以根據不同的選手選擇適合的工具來完成訓練課表。在有效提升選手肌力與爆發力的同時，我們可以很安心地確定我們負責的運動員可以安全地投入訓練，而不會刺激到受傷的區域。

當我們在復健到回場的過程中推進，選手也慢慢接近回場時，我們將漸進到垂直拉的訓練，然後是水平推和肩內旋的動作。

最後的進階課表通常是過頭推。事實上，根據運動員的訓練類型、年齡、傷害病史、生理限制和當前的比賽狀態，過頭推的訓練也有可能永遠不需要被加入訓練課表當中。

由於這些定義明確的專業術語，讓這些體能教練和醫療人員都可以瞭解當前的選手適合什麼樣的上半身訓練動作。

下半身動作
分類的使用

由於每個人定義動作的方式不同，因此對於如何界定下半身的推與拉動作可能會有點讓人搞不太清楚。當我在 Athletes' Performance 的時候，我們用物體與身體重心之間的相互關係來界定推和拉的動作。你是將物體推離自己的重心位置，還是將物體拉向自己的重心位置呢？

在這個定義下，推的動作就包含深蹲或是任何深蹲的變化形式，例如坐姿推蹬或手槍式單腳蹲等。而拉的動作就如硬舉類型的動作。

接下來的問題是：做這個運動時，你是雙腳站在地上還是單腳呢？這個動作是膝關節主導，例如深蹲或腿後肌捲曲，或是像是羅馬尼亞硬舉這類由髖關節主導的動作呢？

若一個運動員有膝前疼痛的問題，我們可能會選擇由髖關節主導的下半身訓練動作，也許會從髖關節的「拉」慢慢進階到「推」的訓練。當我們剛脫離傷害的急性期，我們做任何事可能都會使用雙腳完成，最後慢慢進階成各種單腳的訓練變化。或者，我們也可能只針對沒有受傷的健側腳做單腳訓練。

藉由這樣的系統，肌力與體能教練可以針對每一個運動員給予簡單的指令，而不需要每一次訓練上的調整都先經過可能來不及更新目前最新訓練方法的醫療人員。

推進 V.S. 穩定性的旋轉運動

核心訓練指的是需要運動員保持穩定抵抗旋轉力量的訓練。這與推進類型的運動正好相反，推進類型的運動需要訓練者透過髖關節產生動作並且旋轉，將動力鍊的元素加入動作中。從復健的觀點來看，我們通常會先從穩定性的動作開始，再漸進到推進類型的訓練活動。

舉例來說，你可能很熟悉 Gary Cook 的砍柴動作（chop and lift）。砍柴動作中的「提」是穩定類型的運動，因為運動員需要穩定軀幹來抵抗旋轉的力量。穩定的提拉動作屬於穩定類型的訓練 —— 運動員必須在移動上肢的同時避免軀幹旋轉。

而旋轉划船是推進類型的運動。運動員必須在腰椎維持中立位置的狀態下，做出上肢、胸椎和髖關節的綜合旋轉動作。抵抗旋轉力量保持穩定與產生旋轉的力量都是運動員要重返賽場必須掌握的關鍵能力。前者可以幫助運動員在運動場上抵抗那些可能造成傷害的作用力，後者則可以幫助他們產生運動必要的爆發力。

其他的訓練變項

影響訓練的變項非常多，但我們這裡只聚焦在那些與運動表現和健康相關的變項。

訓練年齡和生理年齡不一樣。三十五歲但從來沒有訓練過

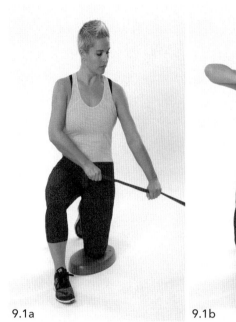
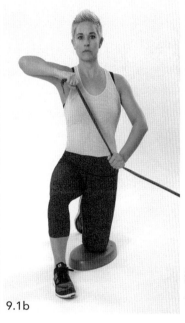
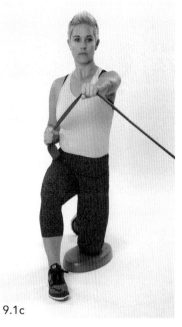

9.1a　　　　　　　　　　9.1b　　　　　　　　　　9.1c

照片 9.1a-9.1c
穩定拉提運動

在這個運動中，運動員在下半身的姿勢有許多不同的選擇，比如高跪姿、半跪姿或分腿站立，藉由改變支撐底面積來給予平衡不同的挑戰。

在上半身的部分，外側手做單臂直立划船的動作，內側手做推的動作。軀幹不能出現任何旋轉，讓身體試著抵抗旋轉保持穩定。

的人，就是訓練圈的菜鳥，同理，二十二歲的一級大專運動員很可能是中階甚至是訓練經驗豐富的訓練者。從訓練動作處方的角度，在規畫其他訓練變項（比如訓練頻率、訓練密度、訓練量和訓練強度）的時候，你需要將訓練對象的訓練資歷納入考量。[246]

　　訓練新手通常需要全面地發展身體的能力。他們通常會對大多數的訓練刺激產生適應與改變，並且經由反覆操作來學習。雖然他們整體的動作能力水準較低，但不要將這視為負面的回饋，這會給你發揮和改善的空間，他們通常會比訓練有素的運動員推進得更快。

　　想想你人生中曾經停止訓練的時候。當你重新開始回到正軌，可能一個簡單的訓練就足以讓你筋疲力盡。體能狀況變差的其中一個好處在於，不需要什麼太難的訓練就可以是很好的訓練了。在訓練不足的狀態下，身體幾乎對所有簡單的訓練刺激都會有反應。

　　而中階的訓練者必須為了比賽把自己打造得有如一臺跑車。面對這樣的族群，你必須應用更進階的週期化概念，以確保這

照片 9.2
旋轉划船的起始姿勢（左）

在這個運動中，訓練的目標是
整體的旋轉能力。雖然仍然需
要腰椎保持穩定，但肩關節、
胸椎、髖關節和下肢允許旋轉。

該運動員正試圖從這樣的側身
姿勢開始，做出旋轉的動作。

照片 9.3
旋轉划船的結束姿勢（右）

這個訓練動作的結束姿勢在上
肢的部分可以有很多不同的變
化，如圖所示，單臂結束在對
側的髖關節處或起始動作雙手
放較低的位置，然後雙手做出
過頭肩推的動作。後腳外旋和
伸展，而前腳則做內旋的動作。

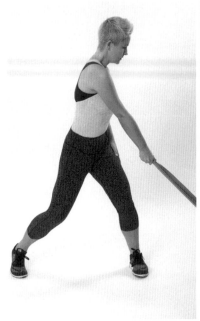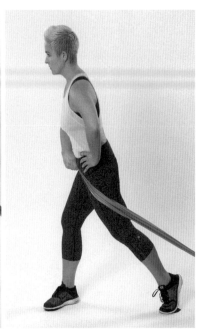

些運動員能夠對訓練刺激產生反應。你也可能需要利用不同的
訓練刺激誘發特定的身體適應，比如時常改變課表規畫，讓身
體不會因為維持一樣的訓練刺激而一直處在適應停滯的高原期。

　　經歷過進階訓練的人就像是一臺已經被微調過的競速跑
車。這些人的目的是要為他們的動作模式增加馬力 —— 這也就
需要更好的煞車系統或更好的減速能力。因此，進階的被訓練
者需要相當有特殊性的訓練菜單，訓練刺激也可能需要經常變
化，因為他們很快就會適應。

訓練量指的是完成的訓練量或完成的作功總量，例如時間或距
離。訓練量可以是一次跑完五公里，或是將一千五百公尺的跑
步拆成一百五十公尺間歇加上組間的動態休息。

訓練強度指的是訓練的費力程度，通常會用已知的最大強度百
分比來表示。舉例來說，上搏和挺舉的訓練可能會被認為是運
動員最大訓練強度能力的百分之九十五。

訓練頻率指的是訓練的頻繁程度。

訓練密度通常指的是在一段特定的時間內做了多少功,比如盡可能做到最多組數的力竭訓練類型。

　　訓練新手可能一週只訓練二到三次,用輕負荷來學習動作,每次訓練可能會花費一個小時。

　　有中度訓練經驗的人可以和新手做一樣的訓練,但一週做四到五次,並且使用較高的負荷與不同的速度變化來訓練。每次可能只花四十五分鐘來完成這個比較激烈的訓練課表。

　　在中度訓練者的例子中,訓練頻率、強度和密度三者已經同時增加,但單次的訓練量可能是一樣的。如果在中度訓練課表中加入更多運動,你就會同時也增加了訓練量。

　　訓練量、訓練強度、訓練密度和訓練頻率等變項讓我們可以用一些簡單的方法,根據運動員的個人需求、能力,以及最後回場的需求來變化訓練課表。

週期化訓練

　　用最簡單的話來說,週期化訓練指的是在一段特定的時間內,藉由操弄訓練壓力製造預期的訓練效果。[247] 年度訓練計畫中包含了數個不同的週期。大週期由一年之中的數個時間區塊所組成,其中又包含了幾個中週期。每個中週期是為了滿足特定的目標,並且是由數個小週期所構成,每個小週期的時間通常會介於五到十四天之間。也就是說,幾個訓練日會組成一個小週期,數個小週期會構成一個中週期。

　　待在醫院或診所的物理治療師跟病人相處的時間通常沒有長到可以走完整個大週期。然而,復健的過程本身可能可以視作一個中週期。對臨床工作者來說，為了能跟其他運動醫學的專業人員一起合作，因此瞭解這些肌力與體能的概念相當重要。這讓整個照護團隊能夠制定一個可行的計畫，幫助運動員盡快但不增加再次受傷風險，並且帶著完整的能力重返賽場。

復健的週期化

週期化的原則不一定只能用在運動訓練，我們必須跳脫這個框架。在銜接復健與回場時，週期化也可以被應用在復健過程的不同階段。[248] 我們可以把復健的過程當作一個中週期，目標是完成復健計畫，而小週期就是在復健里程中的階段訓練。

舉例來說，如果一個人剛開完刀，第一個小週期的目標就是恢復完整的關節活動度。第二個小週期可能是聚焦在恢復平衡和本體感覺的訓練。第三個小週期則可能是要專注在神經肌肉控制。

但這並不代表每個小週期只能專注在一項生理上的進展，還有很多方法可以將復健計畫週期化，如下舉例。

線性週期

在線性週期的模式下依序訓練生理的能力。我們可先處理關節活動度，接著是平衡與本體感覺，再來是心理動作控制和肌力。

雖然根據病人的需求，每個復健計畫可能會有不同的線性進展，但多數的臨床工作者都認同恢復必要的關節活動度是首要目標。肌力與平衡在任何時間點都可以處理，但關節活動度必須盡早恢復，以免在後續復健過程中導致其他問題。

同步訓練週期

同步訓練時，我們會在一個中週期裡同時處理幾個相互競爭的生理能力。從生理學的角度來看，肌力與耐力可能會被視作「相互競爭」，因此可能會出現在同步訓練的計畫中。[249]

　　大量的耐力訓練對增加肌力有負面的影響，但長時間、低功率的訓練受肌力訓練影響的程度很小。若你正在訓練馬拉松選手，肌力訓練對選手的耐力表現等影響甚小。[250] 然而，訓練美式足球選手或不以有氧能量系統為主的運動員時，長時間、低負荷的練習會對增加肌力和爆發力有負面的影響。

　　瞭解這個觀念非常重要：肌力與爆發力訓練對耐力型選手可以有很大的幫助，但耐力訓練對那些需要爆發力的選手而言則會有負面的影響。對未受過訓練的人來說，同步訓練的干擾微乎其微。然而，對有一點訓練經驗或受過高度訓練的運動員而言，同步訓練對於發力率或爆發力的影響程度遠大於絕對肌力。[251]

共軛週期

　　在共軛訓練中，我們會在一個中週期中同時訓練好幾種互補的能力。例如肌力與爆發力，或軀體感覺控制和心理動作控制等。

　　從復健的觀點出發，我們當然可以一邊訓練對的肌肉在對的時間點活化，一邊改善關節的平衡和本體感覺。當訓練的其中一種能力並不會干擾到另外一個訓練的進展，就會被認為是共軛訓練計畫。

密集訓練

　　密集訓練指的是在短期內以集中的訓練壓力來改善某個生理能力。當運動員接近可以開始肌力與體能訓練的時候，我們通常會使用這種方法。

　　舉例來說，如果運動員受傷的關節開始變得僵硬，臨床工作者可能會擔心這個問題如果放著不管，未來要增加活動度可能就會變得更困難甚至變成不可能的任務。因此臨床工作者可能會決定用一到兩週的時間嘗試任何可以增加主動或被動關節活動度的方法。此時，其他關於肌力或平衡的訓練可能會被暫時擱置，直到這個關節恢復正常的活動度為止。

　　或者我們也可以用團塊（block）的概念，在密集訓練的中週期裡，設計特定次序的訓練區塊。當運動員快要回場比賽的時候，我們可能會需要減量訓練。這是一個快速降低訓練量和訓練強度的過程，以求在賽前促進身體的超補償機制。

　　在復健銜接到運動表現的過程中，通常不會有減量期，或者我們會用特殊的方式減量。因為運動員大部分已經用緩慢的速度推進，並且以逐步累積的方式回場比賽。我們可能只會安排一天簡短的休息日，而不是真正在競賽前的那種減量方式。

　　最後到了賽前期，這是整個由復健到運動表現連續過程的最後階段，是運動員重返賽場前的時期。

　　舉例來說，若一個棒球選手在大聯盟出賽好幾天，減量可能就只是休賽一個晚上，飛到另外一個地方準備參加隔天的比賽。在與隊經理討論這件事情的時候，你可能會覺得這個選手最好只參與幾局，不要打完整場比賽。

　　不過這種降低訓練量同時提高強度的方式，對於正準備完全回場的運動員來說，可能就是適當的減量方式。

　　這個概念要與肌力與體能專家一起安排制定。每個狀況都必須經由參與在照護過程中的每個人審慎評估。如此一來，你就可以制定出適當的回場計畫，守護運動員長遠的健康。

總結

　　肌力是建構爆發力的基礎。當運動員要重返賽場時，最終必須具備在不同的負荷下用不同速度移動的能力。從復健銜接到回場的過程中，確保運動員具備這樣的能力很重要。對那些不熟悉如何將這些概念應用到復健計畫的健康照護專業人員來說，肌力與體能教練可以是相當重要的資源。

　　如果你能瞭解肌力訓練的原則，並且知道如何安全地將其應用到你的復健計畫中，這會對你準備要回場的運動員非常有幫助。

CH10

第十章 | 基礎進階運動表現

現在該是讓我們的客戶繼續往競技層級更靠近一步的時候了。我們已經確認並且處理疼痛的源頭，恢復關節活動度和相關局部動作鍊上的基礎肌力，重新訓練心理動作控制系統，也處理了體感控制的影響，並且訓練了全身性的肌力和爆發力發展。這場復健馬拉松的下一個階段是協助客戶重建他們因為創傷、手術或慢性傷害而降低的運動能力。

　　為了開始訓練運動員的基礎進階運動表現，我們需要使用肌力與體能模型的概念。不論你要依據 EXOS 的系統、麥克‧波羅伊的功能性訓練教練認證（Certification of Functional Strength Coach, CFSC）、標準美國運動醫學會（American College of Sports Medicine, ACSM）的肌力與體能模式，或是任何一個學派的訓練都可以。

　　壺鈴、奧林匹克舉重或任何其他的專業訓練方式都可以用來協助我們的客戶重返運動賽場，但你仍需要將客戶整體的健康狀態、訓練年資、你手上可運用的器材或其他要素納入安排課表的考量中。使用什麼工具都可以，只要可以在照護的過程中為我們帶來預期的訓練成效即可。

　　在銜接復健到運動表現過程的倒數第二個階段，我們將聚焦在全面性的動作與競技運動能力，這些能力通常會在受傷後變得比較弱。一旦讓客戶度過這些基礎進階運動表現的運動訓練，而且在訓練後沒有出現不良反應，便可以推進到最後一個階段，也就是接下來在第十一章會談到的進階運動表現階段。在進階運動表現階段，也就是運動員可以完全回場練習或比賽之前，打磨專項特殊的運動技巧將是我們訓練的重點。

動作平面與方向

　　我們可以根據動作移動的方向來拆解並將人體的動作分類。依據這樣的分解方式，可以將動作分為線性移動、橫向移動、旋轉、向上或向下的移動。這些動作的分類還可以更進一步拆解，以便將動作模式安排到課表中，讓受傷後已經可以開始用不同速度嘗試動作的人學習。

　　在我們開始把動作速度或爆發力提高之前，我們的客戶必須具備好的基礎肌力，才能接受對速度與爆發力挑戰更高的訓練模式。基礎運動表現訓練奠定了基礎肌力，也是我們能開始為訓練加入不同速度和不同負荷的先決條件，這樣一來，運動員才有能力將這些不同速度與負荷的概念應用到基礎競技運動動作中。

　　從復健銜接到運動表現，我們需要對接下來的每一個的動作模式有精準且完整的理解，才能夠由小片段的個別動作開始教起，最後建構完整的動作模式。

線性動作

　　線性動作可以定義成個體在矢狀面上的移動。動作本身可以是向前進或向後退，在距離上可以是十碼內的短距離移動，或是更長的移動距離。線性動作可以分解成以下四個獨特的次分類：

- 加速度
- 絕對速度
- 減速度
- 倒退跑

加速度

當你從百米短跑的起點開始加速時，你的身體呈現往前傾斜的起跑姿勢，在往後推蹬起跑時，你如同一位優秀的短跑選手，身體和地面的夾角接近四十五度。腿部所有的力量往後下方推蹬，活塞似地把身體向前推進，而非往前撲倒。

這些全速衝刺的動作即便是對健康的運動員來說都已經難以完整地掌握，因此對那些傷癒復出的選手來說就更不容易了。

早年當我還在 Athletes' Performance 剛開始學習、理解並且拆解這些動作模式時，我在運動場上與幾個運動員一起工作，其中有一名曲棍球運動員。

雖然他的專項技術是在冰上操作，但在溜冰場以外的場地執行的肌力與體能訓練對他來說仍然很有幫助，而跑步就是他那天的其中一項訓練。在觀察他的某些訓練活動後，證明了在

照片 10.1 加速度

從這張照片，你很容易可以在這個運動員的動作中觀察到所有加速度的元素。

他全身向前傾斜，這表示他的髖關節沒有屈曲，而是全身朝向他的目標方向前傾。他的雙腿向下向後擺動如同活塞，將他的身體往前推進。

他的手肘彎曲，利用他的雙肩向後擺動，以製造向前的衝力；他前腳的踝關節呈現背屈的角度，準備好在觸地時推蹬向推前進。

這是個在一瞬間捕捉到的加速度例子，既完美又真實。

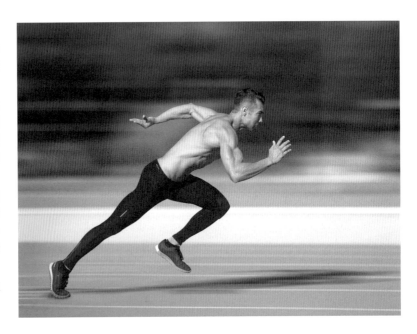

保持身體控制下將肌力與爆發力轉換成加速度有多麼困難。

其中一個訓練活動是請選手趴在地上，當作起始姿勢。當教練一下達指令，這位曲棍球選手必須用最快的速度爬起來，並且衝刺十到二十碼。

這個選手趴在地上，雙手擺在與肩膀齊平的位置，等待教練的指示。當教練大喊：「開始！」的時候，他奮力向前，但大概在往前四步左右，他的臉朝下，在跑道上摔了個狗吃屎。

由於他是一位執著並且渴望進步的運動員，因此沒有任何事能阻止他嘗試把這項練習做好，在跑道上跌倒的尷尬或那些跌倒的皮肉傷完全無法影響他的決心。

他重新回到起點再一次嘗試，結果還是一樣。他在四步之內仍舊摔了狗吃屎。第三次嘗試也不例外。

一直到第四次，這名選手才終於意識到他現在並不是站在冰場上。他不能像在溜冰場上一樣伸髖四十五度，將腿置於身後來推進產生速度。相反地，他應該要在身體後側直接向下並向後推蹬，將他的身體向前推送。

根據牛頓第三運動定律，所有的動作都會有一個與之相同大小的反作用力。你不能給予地面一個不適當的作用力，然後期待地面會回饋你一個相同且有用的反作用力。

加速度是角度和力量共同作用的結果。當你在訓練運動員時，你必須瞭解力量的作用，並且設計一些能夠幫助運動員將力量使用得更有效率的訓練。

加速度的元素

雖然加速度牽涉了許多生物力學的細節，但主要還是由四個要素構成：

- **身體姿勢 —— 全身的前傾角**
- **腿部動作**
- **手臂動作**
- **踝關節的背屈角度**

身體姿勢——全身的前傾角

當我們對地面施加作用力時,身體的前傾角是讓我們得以往前推進的原因。就像前面提到的曲棍球選手例子,每一個動作都有一個大小相同但方向相反的反作用力。

如果你筆直地站著並往地面施力,你就能向上跳起。相反地,如果在全身向前傾斜的姿勢下,於身體後方對地面施力,你就會往前推進。

然而,身體向前傾斜的幅度是有極限的,在重心和關節排列開始對平衡有負面影響前就要停止。如果向前傾斜得太多,腿又往外側推,你就會臉朝下跌倒,像那個曲棍球選手一樣。

全身向前傾顧名思義……真的是全身向前傾。這裡並不是指由腰部向前彎曲,腿卻維持直立。照片 10.1 中展示了如何全身向前傾斜。

腿部動作

腿部動作在全身傾斜的姿勢下必須像活塞一樣才能有效地加速。想像車子的活塞上下運轉的樣子,這就是往前推進時,我們的腿要向地面推蹬的模樣。

另外一個腿部動作是髖分離 (hip separation)。想像一下籃球的運球,若你從小腿高度輕輕地運球,並不會產生很大的力量。然而,若你把籃球舉到頭頂,然後大力地砸向地面,就會有一個相同力道的反作用力讓籃球飛到空中。

同樣的原理應用到髖分離的概念。若你只是稍微把腿抬離地面,你就無法給地面太多力量,因此來自地面的反作用力能回饋到你下一個跨步的能量就會很低。

但是,如果你把你的腳抬到九十度然後用腳往地面推,你就會得到比較大的反作用力。這就像一名短跑選手奔馳在賽道上,試著在生理的極限上用力踏出每一步。

然而,就像身體前傾的角度有其極限,腿能抬多高也有限制。如果你把腳抬得很高以至於對下背的角度產生負面影響,你就會讓扮演地基要角的軀幹穩定度下降。當你在這樣的狀態下，開始用代償的模式來獲得假的穩定度，就會影響到平衡以及能量的循環。因此，理想與不理想的髖分離角度僅有細微的差異。

　　確保客戶有最佳的髖關節活動度也是相當關鍵的要素。你的運動員無法在髖關節前側緊繃的狀況下產生最大的加速度，因為髖關節前側緊繃會限制髖關節的伸展角度，相同地，如果是髖關節後側緊繃的話，則會對髖關節屈曲角度產生限制。

手臂動作

　　要達到最大潛能的加速度，手臂的動作是第三個關鍵因素。由於任何動作都無法只用身體某個局部來完成，因此手臂的動作對腿部動作有很大的影響。假設我們的髖關節和腿部都具備了必要的活動度與動作控制能力，且手臂可以強而有力地擺動，就可以帶動腿部。

　　讓我們測試一下上述的概念：請坐在地上，伸直你的雙腿放在前方。然後，請將手肘彎曲九十度。現在，用你最快的速度、最大的力量將手肘置於身體兩側前後擺動。你會發現，就算你只是擺動雙臂，你也會感覺你的屁股從地面上彈起來。

　　然而，若你的手肘關節沒有維持九十度，你的手掌就會打到地面，而且不會產生力量。若你緩慢地擺動雙臂，你也不會有上述那樣的上彈感受。若是只有右手奮力擺臂，但左手維持不動，你則有可能開始旋轉。

　　當我們在教導跑步中的腿部動作時，手臂動作相當重要。在前面提到的曲棍球選手例子中，他的教練請他想一想他的手臂動作，並且盡可能奮力將手臂向後擺動。這個簡單的提示幫助他解決了腿部動作不良，也避免他再次尷尬地跌倒。

踝關節的背屈角度

　　加速度的最後一個關鍵就是踝關節的背屈角度，關於這點我們有一些東西要考慮。當踝關節背屈時，它處在關節鎖定的姿勢下，這表示關節的骨頭彼此靠在一起。當踝關節蹠屈時，距骨向前滾離踝關節的ㄇ形榫眼（mortise），此時的關節穩定度由韌帶、關節囊和關節外層的皮膚來負責。相反地，當踝關節背屈時，我們依賴距骨與踝關節的ㄇ字形相互嵌合提供穩定度──這個位於踝關節前側的ㄇ字形拱門結構是由脛骨和腓骨構成的。

由穩定的基底產生爆發力是比較理想的──爆發力需要產生力量的基礎。從生物力學的角度來說，關節的穩定度便提供這個穩定的基底。

如同我們從本書第四章開始討論的局部動作鍊概念，關節的中心化（joint centration）不僅對力量傳導的品質很重要，還可以預防結構性的損傷。

第二，當踝關節背屈時，腳踝蹠屈肌群的收縮性組織將會被擺在伸展的位置，讓我們幾乎可以利用組織回彈的特性。若踝關節蹠屈，然後我們用前足落地，我們就必須利用讓足跟慢慢下降觸地來吸收落地的作用力。接著，還必須重新產生力量來將我們往前推進。

若踝關節背屈且足弓沒有受到不良的影響，我們就只需要簡單地像彈簧那般彈過前足，然後收腿重新回到屈曲的姿勢，就可以開啟下一個跑步雙腳交錯動作的循環。

觸牆練習

從復健的角度和基礎進階的觀點來看，我們在Athletes' Performance 使用觸牆練習的重要性不證自明。利用牆面來教身體學習前傾角度、髖分離、腿部動作和踝關節背屈等，對拆解加速度的動作模式都很有幫助。

以下是一些動作範例：

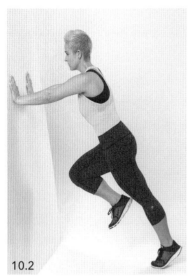

10.2

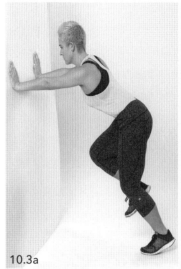

10.3a

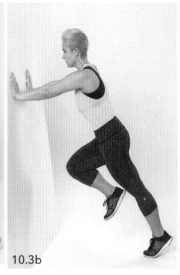

10.3b

照片 10.2 扶牆等長練習

在特定的時期,運動員會維持在除了擺臂以外所有加速需要的動作。對復健領域的專業人員來說,這個動作可以當成是棒式的進階練習——這基本上就是加速姿勢的棒式運動。

照片 10.3a -10.3b
單腳蹬地與離地,起始與結束動作

這是在加速姿勢下單腳下蹲運動的變化型。這個練習的重點應該擺在朝向

牆壁做的爆發力動作。

照片 10.4 上下

運動員將足部放到圖中所示的位置,然後快速彈回到起始位置。

做這個動作時,人們經常犯的錯誤是不重視腳往下踩的動作,反而太過強調將腿上抬。在指導這個訓練時,請引導選手用腳做出蹬地的動作,然後讓腳在觸地後像籃球一樣回彈到起始位置。

運球時,我們不會去思考籃球是如何從地面彈回手上,而只會思考球由手到地面這段過程。只要給予一個向下的力量,球就會自然回到手上。

照片 10.5 擺臂動作

雙腿向前伸直坐在地上,雙邊肘關節彎曲九十度。用力、快速地向後擺動手肘讓身體可以「彈起」離開地面。

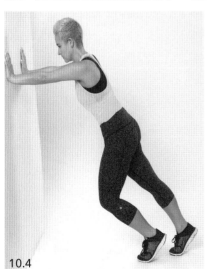

10.4

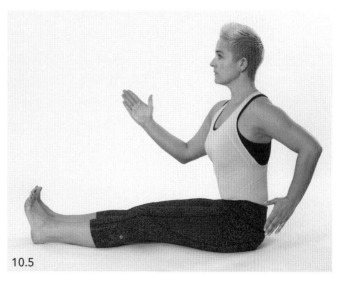

10.5

雙腳交替一次（未附圖）：

在這個訓練中，運動員採取和照片 10.2 相同的起始姿勢，然後一隻腳往下蹬地，同一時間，另外一隻腳快速回起到屈曲的位置。在這個訓練的進階過程中，運動員會有雙腳同時離地的時候。運動員從靜止的姿勢開始，然後一隻腳向下蹬腿，想像這個動作會使得另外一腳上抬回到同樣的位置。

雙腳交替三次（未附圖）：

這個訓練與上面提到的雙腳交替一次訓練是一樣的動作，只是這次兩腳要交替三次。運動員在練習這個動作時出現的最大的錯誤，就是縮短了中間的第二步——沒有做出完整的髖分離。

計時雙腳交替（未附圖）：

用計時的方式練習交替動作，而不要用反覆次數——比如五秒、十秒，或是更長的時間。

對大部分從事陸上運動與強調動作的運動項目（movment-centric sport）的運動員來說，加速度是基礎的競技運動動作。瞭解加速度的構成要件，懂得如何拆解動作並且分別指導這些動作元素，最後整合成一個完整的動作，這對復健的專業人員和運動表現專家是必要的能力。

絕對速度

　　絕對速度跑通常會出現在運動員跑步距離大於十到十五碼處。由於各運動專項的型態不同，並不是所有的運動員都需要具備絕對速度的能力。

　　在我以前跟那些正在準備美式足球準備營選手一起工作的期間，我很不喜歡讓鋒線球員進行絕 對速度跑訓練的那一週，因為他們多數都已經很久沒有跑超過十碼了。然而，這個技能對他們來說是必要的，他們必須要能維持高速衝刺四十碼才能通過準備營的標準測驗。雖然已經有讓身體組織適應的時間，這些運動員也一直保持訓練，但還是會有人拉傷腿後肌，因為身體的軟組織還沒有準備好接受艱難的絕對速度訓練。

　　做個比較，想像一下你第一次嘗試倒立的經驗。除非你有體操的訓練背景，否則第一次嘗試的結果大概不是很理想吧。不論你的核心和上半身有多麼強壯，大部分的人在第一次倒立的時候通常都無法把腿抬高到身體上方的位置。如果他們可以

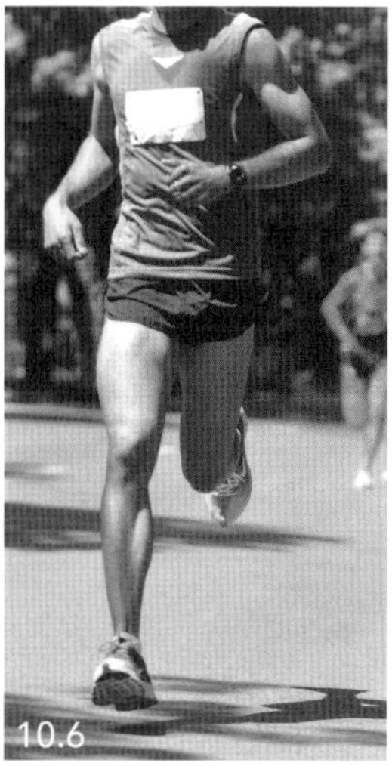

照片 10.6
直挺的馬拉松跑者

比較一下馬拉松跑者和衝刺跑者的身體姿勢。請注意前者的身體相對直立，兩腳以週期性的方式交替動作。手臂動作和踝關節背屈的需求和短跑跑者則沒有太大差別。

照片 10.7
衝刺跑者

請注意處在加速度姿勢下的跑者和照片 10.6 處在絕對速度姿勢的跑者在姿勢上的差異。這兩種跑步方式在姿勢和腿部動作上非常不同，然而足踝和擺臂的動作很相似。

「協助運動員重新具備跑步的能力」這個目標不夠明確。當專業人員協助運動員從復健銜接到回場的過程中，我們必須瞭解他們的運動專項需要具備哪一種跑步特性，然後根據他們的需求選擇訓練的進程。

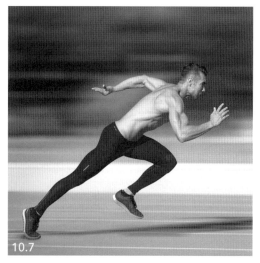

10.6　　10.7

確實把腳抬起來，通常也會做得太多而讓腳偏離軀幹，導致整個人倒向側面，或是直接向後翻滾摔倒。

這跟絕對速度訓練的道理是一樣的。如果軟組織還沒有習慣在站立的姿勢下產生爆發力，身體就需要花一些時間才能發揮它的運動潛能。絕對速度跟加速度訓練有很多共通的元素，但兩者間仍有些微差異。第一個不同的地方在於身體的角度，絕對速度訓練時，身體必須挺直。

想一想馬拉松跑者以及他們跑步時的直立姿勢，他們不會彎曲腰部向前傾斜，或是如同短跑衝刺時一樣全身傾斜。他們的身體是挺直或非常接近挺直的姿勢。你也可以觀察到腿部動作的另一個差異。雖然髖分離對產生絕對速度也是一個重要的環節，但與其說腿部動作是活塞，不如說更像是腳踏車的踩踏循環。在這個循環動作中，足跟會停留在接近大腿的高度，以便快速進入下一個循環。

為了讓你更深刻理解上述的概念，請你站起來，把你的重量完全放在某一隻腳上。現在請你把沒有負重的那隻腳抬起來，用你最快的速度做前後擺盪。

接著，把你的膝蓋彎起來直到腳跟碰到臀部，然後一樣用最快的速度擺盪。在腳跟碰到臀部的姿勢下，擺動的槓桿相對短得多。比較短的槓桿意味著動作會變快，因此移動的速度也會變快。這告訴

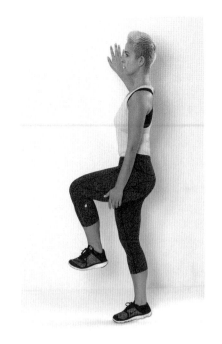

照片 10.8
扶牆練習的變化型

運動員在指定的一段時間內維持如圖一樣的姿勢。提示選手將重心放在站立腳的前腳掌。你可以拿一張紙滑過選手地足跟下方，當作給選手的視覺回饋。

我們在指導絕對速度訓練時，足跟回到原位的速度對腿部的動作有多麼重要。

如同加速度，我們可以利用牆面來練習並指導選手絕對速度的動作元素。當我開始把動作模式重新加進選手的練習時，觸牆練習在我協助復健銜接到回場的工作中占了很大一部分。

以下有一些參考的例子：

雙循環練習：
在運動員可以用穩定的速度操作單循環動作訓練後，就可以試著用較快的速度完成兩個或更多循環的動作訓練。請留意腰椎的位置不能被影響，這是很常見的代償模式位置。

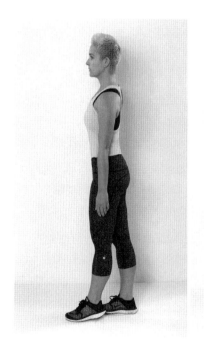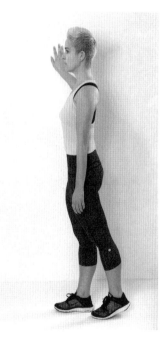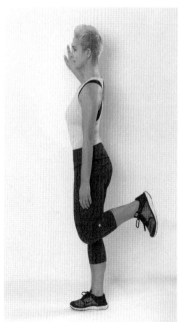

照片 10.9a 和 10.9b
動作循環的中期
運動員向下踩向地面，然後心裡想著要快速的將腳跟恢復到原來的位置，蹠骨頭掃過地面，直到髖關節做出伸展且沒有影響腰椎的位置。

照片 10.10
動作循環的結束動作
運動員接著把足跟向上帶到臀部，大腿繃緊維持最大的膝關節屈曲。再把膝關節向前帶，髖關節回到如照片10.8所示的起始姿勢。

減速度

毫無疑問地，當我們在展現爆發力和速度時，因為施加在軟組織、結締組織和關節上的作用力較大，通常會帶來較大的傷害風險。然而，關於傷害是否比較常出現在加速度後的減速度階段這點，還是有一些討論。

想一想籃球或排球運動，我們很少看到球員因為起跳灌籃或扣球而受傷，反而多數是因為不理想的落地導致身體承受偏離軸心的力量而受傷。

同樣的情況也可以在英式橄欖球、足球或美式足球的衝刺中看到。即使肌肉拉傷可能會在運動員突然加速時發生，但更常出現在減速或是速度轉換的時候 —— 比如改變方向，或從衝刺轉換成跳躍 —— 這些情況似乎更容易導致運動員受傷。

減速度所帶來的挑戰包括快速移動身體時所需要的動態穩定能力，以及吸收加速度所產生的力量。

另外一種容易受傷的情況是在動作與動作間轉換的過渡期，運動員必須產生力量，吸收它，然後再一次發力。這可能會牽涉到多個動作平面和不同方向作用力的生成和管理，以運動傷害的觀點來看，這通常容易讓運動員受傷。

我們有速度教練和肌力與體能教練專門負責打造巨型的人體引擎，但我們也很需要花一些時間發展能夠讓跑車減速的煞車系統。[252]

當運動員傷癒復出後，動態穩定的能力會受到影響。不難想像當我們在動作中加入速度、爆發力、瞬間發力和轉換方向這些元素後會發生什麼事。因此，在復健的過程中強化穩定、吸震、快速變換方向及動作的能力是我們的職責，如此一來，運動員才能具備足以應對比賽的速度。

如同本章節提到的其他運動一樣，減速度的訓練也應該漸進地堆疊難度，逐漸增加對身體的挑戰。保持低訓練量及足夠的休息時間，能確保肌肉和筋膜在接受下一個刺激前有充裕的時間恢復。當你的運動員能夠慢慢進階而且沒有出現狀況後，就可以稍微增加訓練量和減少動態休息的時間來增加訓練密度。加速度和減速度的訓練都相當辛苦，一週可以安排兩次至多三次的訓練。

減速度訓練

漸進中的運動員必須在重建加速能力的同時也重新學習如何減速。當運動員重獲神經肌肉控制、肌力和爆發力等能力後，你必須同步開始漸進地加入減速度的練習。

我們通常是無意識地將減速度訓練加入課表中，因為運動員通常在反覆訓練動作結束時很自然就會放慢速度。不過，有系統地將減速能力加入課表、互相討論，並以漸進的方式訓練，這對從復健銜接到回場的選手很有幫助。

我們可能會主張減速能力應該建構在發展最大爆發力或加速能力之前。然而，臨床上如何循序漸進地讓運動員進步是門藝術，目前仍然還有很多爭論。發展減速度能力的過程可能會花費數週。就如同我們開給運動員做的每一種動作訓練的進展方式一樣，漸進增加減速度訓練的強度是必要的。

第一階段：讓運動員跑四十碼，並在結束後讓他們按照個自所需的距離減速。

第二階段：再次跑四十碼，但告訴他們必須在六十碼內完成減速。

第三階段：第三次跑四十碼，將減速距離縮短到十碼。休息兩分鐘。

第四階段：第四次四十碼衝刺，必須在五碼內停下來。

第五階段：四十碼衝刺後，必須在沒有任何緩衝距離的情況停下來。

第六階段：四十碼衝刺之後，要求他們在極短的距離內停下來，接著用最快的速度向左或向右轉跑十碼。

如果你工作的環境不像美式足球場一樣能提供你距離的參考線,你可以使用角錐或球場本來就有的標記點來標示這些距離,例如棒球場的壘包,或是足球場的中線和十八碼罰球線等。

跳躍減速訓練

在運動員學習如何起跳前應該先學會如何落地,然而地心引力會增加這件事的挑戰性。為了分解這個過程,試試看下列步驟:

第一階段:讓運動員站在一個十二吋的箱子上,雙腳與肩同寬,接著從箱上跳下來,並且用雙腳落地。請確認落地時重心不是放在腳跟,而是在前足靠近蹠骨頭的位置。落地動作應該輕柔,利用足部、踝關節、膝關節和髖關節吸收落地的受力。

第二階段:改用十六吋的箱子重複上一階段的落地練習。

第三階段:根據運動員的專項需求增加落地高度。

第四階段:一旦運動員落地,指示他們用最快的速度向上做垂直跳,並且以如同前三階段的理想運動力學模式落地。

上肢的減速訓練

以投擲、接球、揮棒或球拍動作為主的運動項目,運動員的上半身在動作末期需要減速。若是沒有減速,投手有可能從投手丘上飛出去,網球選手可能會不可控制地打轉,美式足球四分衛可能會摔個狗吃屎。

如果你具備相關的知識背景,你就可以為你的運動員設計符合專項特性的訓練。如果沒有,這裡有一些適用於不同專項運動的訓練,對各個運動項目在受傷後準備回場的選手都很有幫助。

步驟一：請選手保持半跪姿。

步驟二：站到選手後方幾步的位置，從後方拋出藥球越過選手的頭。

步驟三：選手要追蹤球的飛行軌跡，接住球，將手臂的動作減速以避免往前傾倒。

步驟四：重複這個練習，但這次讓選手把球丟還給你。這個步驟將牽張反射循環的增強式訓練加入訓練當中。關於增強式訓練的細節，我們將會在本章稍後做進一步討論。

　　動態穩定有很大一部分與肌肉的離心收縮能力有關。為此，我們也可以加入一些強調這種收縮模式的訓練動作，像是羅馬尼亞硬舉和反向引體向上等。

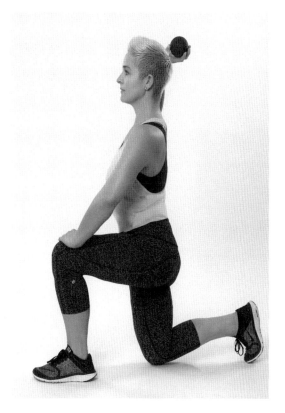

照片 10.11

半跪姿的投擲動作減速度練習

當臨床工作者從運動員的身後給球時，運動員處在半跪的姿勢，視線朝向前方。當球飛越肩膀時，選手必須設法接住半空中的球，然後在接到球後完成跟隨期的減速動作。

進階練習時，選手可以在接到球後將球越過肩膀回丟給臨床工作者，把增強式訓練的原理應用在上肢訓練中。

倒退跑

倒退跑是個比較難被歸類到一般訓練類別的動作類型。雖然它顯然是屬於線性運動，但它通常不會被歸類在線性動作訓練中，雖然倒退跑包含了加速和減速兩種元素，但也不會被認為屬於加速度或減速度運動。

在考慮向心收縮和離心收縮的訓練時，倒退跑也通常不會被提及，儘管它也需要這兩種元素。作為臨床工作者與運動表現教練，許多在這些專業裡的人都專注在如何讓運動員重新開始跑步，以此作為回場的指標，卻都沒想到倒退跑。

雖然難以分類，但大多數的運動都需要倒退跑。四分衛要退回被保護的口袋區域，籃球選手要退防，網球選手則是上網後得重新退回底線。

倒退跑也經常是不同動作間的轉換動作，例如美式足球選手倒退幾碼接起開出來的球，接著轉往另外一個目標方向達

照片 10.12
倒退慢跑

第一階段：練習倒退跑時，必須如同我們重新讓運動員回歸跑步練習那樣，先以比較慢的速度開始。一開始先讓選手在跑步機或運動場上用非常慢的速度倒退走，接著慢慢提升到倒退慢跑。

照片 10.13
倒退跑

第二階段：只要在第一階段沒有太大問題，就可以持續增加倒退跑的速度。

同時，逐漸請選手降低身體，直到身體的起始位置高度與運動時的站立姿勢相同。

第三階段：開始加入減速度的元素，就如同我們在減速度跑的訓練安排一樣。

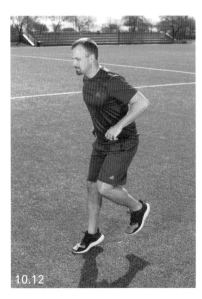

10.12

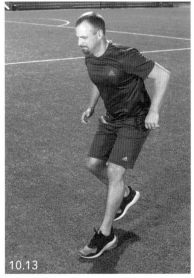

10.13

陣。足球門將倒退跑回得分線上攔截長距離射門，接著騰空飛到空中把球推出球門的橫梁。

這些例子都能解釋為什麼倒退跑在復健後期訓練的過程中是個必須學習的動作。

從生物力學的觀點來看，倒退跑需要膝關節屈曲伸展和髖關節屈曲讓兩腿交替，也需要有肩關節屈曲和伸展來擺動雙臂。

或許很多運動員缺少的最大要素，就是從運動員預備姿勢（athletic stance）到準備加速倒退跑所需要的踝關節背屈角度。若運動員缺少這個踝關節的活動度，就會讓他們的比目魚肌和腓腸肌過度負荷，有時候還會用上半身前傾來代償。這就是為什麼倒退跑必須和踝關節活動度運動一起訓練（能夠降低下至小腿後側，上至後側鍊上端腿後肌和臀肌的過度緊繃），同時也可以訓練倒退跑的離心收縮。

倒退跑訓練

在照片 10.14 會說明另外一個我們最喜歡的倒退跑訓練。

照片 10.14a-10.14c
從倒退跑轉換到向前衝刺

第四階段：一旦選手可以用全速或接近全速倒退跑，並能很快地減速時，便可以增加急停的腳步，接著快速向前衝刺幾碼。

第五階段：這個階段跟階段四很類似，但在轉換動作的安排上，讓運動員在倒退跑之後向左或向右衝刺。

第六階段：將第五階段中的轉換方向改成垂直跳。

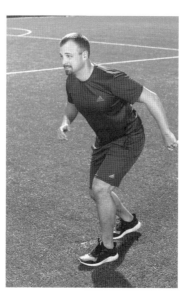
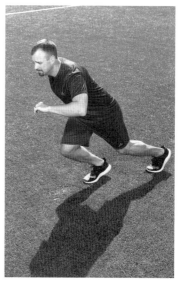

多方向的動作

運動員預備姿勢的概念是所有多方向動作的基礎。如果我們希望橫向動作和旋轉動作強而有力並且持久，所有的橫向動作和旋轉動作就必須有條理與穩定，並且由運動員預備姿勢啟動。運動員預備姿勢是我們在控制良好的環境下，教導運動員學習多方向動作的基礎。

接下來要談到的動作漸進訓練在復健過程中的基礎進階時期是相當重要的部分。

運動員預備姿勢

橫向移動

改變方向

交叉步

後叉步

開放式步伐

運動員預備姿勢

簡單來說，運動員預備姿勢就是建立一個適用於體育和日常生活中多方向動作的基礎。如果你的運動員無法做出或維持運動員預備姿勢，你就無法訓練多方向的動作。這就是為什麼在開始敏捷訓練前，要教導運動員的第一件事便是運動員預備姿勢。

要有穩定的運動員預備姿勢，運動員必須雙腳略比肩寬站直。雙膝在足部的內側，骨盆在膝關節的內側，下肢形成「A」字形。接著，足部的位置不變然後下蹲降低重心。雙腳像螺絲一樣「鎖進」地面──概念上就像是左腳逆時針旋轉，右腳順時針旋轉鎖緊──確保髖關節的肌肉是活化的，以維持股骨外旋的姿勢。

　　如果髖關節的肌肉，尤其是後側的臀中肌沒有活化，就會
發生股骨內旋且膝關節外翻的情形 —— 單側或雙側膝關節向內
偏移，將膝關節擺位在高受傷風險的姿勢下。

　　上半身的姿勢也要納入考量，胸部必須挺直，頭部保持在
中立位置，腹部肌群用力。體重平均分配在雙腿。

　　下一頁的照片展示了幾個不良的運動員預備姿勢。

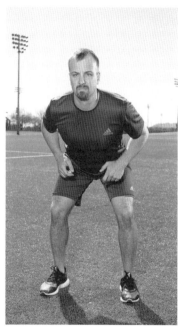
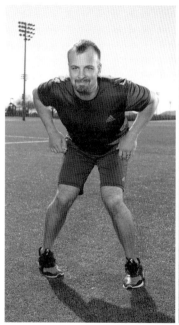

照片 10.15
好的預備動作

在標準的運動員預備姿勢下，髖關節
的位置應該在膝關節的內側，且膝關
節的位置是在足部的內側。

膝關節沒有內旋，而是被活化的髖外
展肌群和髖外旋肌群支撐著。

雙腳有穩定的支撐基底，並且壓低重
心，以便往任何方向移動。

照片 10.16a 和 10.16b
不良的預備動作

在這些姿勢下，運動員沒有良好的基
底支撐，膝關節處在穩定度不佳的膝
外翻位置，而且重心不夠低，使得無
論運動員要往哪個方向移動都更加困
難。

橫向移動

照片 10.17a-10.17c
橫向移動

好的運動員預備姿勢是運動員
用後腳來啟動,將他的身體推
往一個方向。

舉例來說,如果這個選手正準
備往右邊橫向移動,他便會以
左腳來啟動,藉由左腳往左向
地面推蹬來推動身體,利用後
腳的伸展把整個人往預期的方
向推送。

前腳保持中立位置,腳趾朝向
前方。前腳不向外旋轉,因為
這會把運動員過度往預期的方
向拉。

這個動作是藉由後腳的推與伸
展來完成的,而不是前腳的拉
與屈曲。

一旦運動員能夠做出並且維持運動員預備姿勢後,你就可
以開始讓他們移動了。在運動員預備姿勢之後,第一個要教的
動作技巧是橫向移動,因為這項技巧在競技運動中是非常重要
的元素。

橫向移動的時候,運動員必須在維持運動員預備姿勢的同
時向右或向左移動。雙腳的距離必須保持和起始姿勢一樣,盡
可能維持中立姿勢。髖關節的肌群必須維持在活化的狀態,以
維持股骨的中立位置和良好的膝關節位置。

橫向移動的重點在於運動員的左腳要推蹬地面以向右移
動,反之亦然。這跟用右腳做出「拉」的動作來向右移動的方
式剛好相反。

想像一下,假如你的車拋錨了,而你需要把車停到轉角的
加油站。你會用推的把車推到轉角,還是用拉的把車拉到轉角
呢?你會用推的。同樣道理,教你的選手用推的方式往目標方

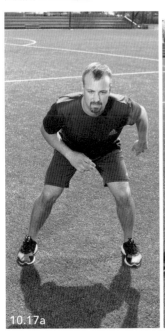
10.17a
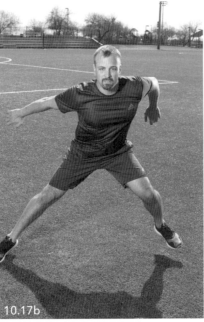
10.17b
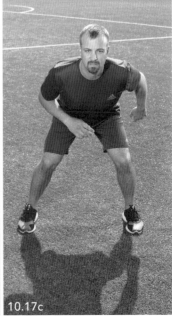
10.17c

向推,而不是用拉的。

　　一旦基礎的動作模式建立,你就可以開始改變速度和負荷,或根據你當下嘗試促進的生理性需求增加一些助力或阻力。

改變方向

　　一旦你的客戶可以在沒有協助的狀況下獨立完成雙向的橫向移動,就可以開始訓練改變方向的能力,這個能力是結合了兩個不同方向的橫向移動。

　　首先,請他們向右側移,接著改變方向往左邊側移,過程中不要停頓。站姿、髖關節和胸口的位置在改變方向的過程中都必須保持不變,要注意的是,軀幹的橫向移動能幫助我們從右邊轉移到往左側橫移,反之亦然。同樣地,當運動員已經熟悉這個動作技能的模式之後,你可以開始增加速度、助力或阻力。

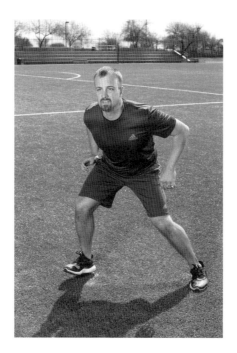

照片 10.18
不理想的橫向移動動作,腳步拖行,足掌外旋

在這個姿勢下,這位選手正以他的前足做「拉」的動作。請注意外旋的腳趾、膝關節和髖關節。

照片 10.19
改變方向練習

這是橫向移動的進階動作，要求運動員在橫向移動的過程中變換方向。這個練習需要運動員將後腳快速地轉換成前腳，反之亦然。快速地轉換方向需要運動員在立即的指示下做兩腳間的轉換。

轉換方向的過程中，身體重心位置應該維持不變，這只是個單純轉換方向的動作，應該在轉換的過程中維持所有橫向移動的要素。

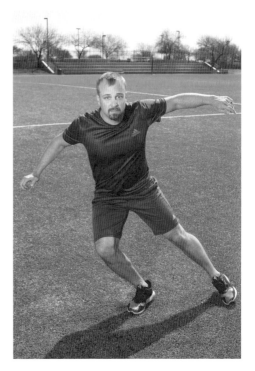

照片 10.20
使用彈簧繩練習改變方向

在改變方向動作練習的一側加上一條彈簧繩提供輔助，也對另外一個方向形成阻力。

這種額外的輔助和阻力可以模擬運動員重新回到運動場上後可能面臨的作用力。

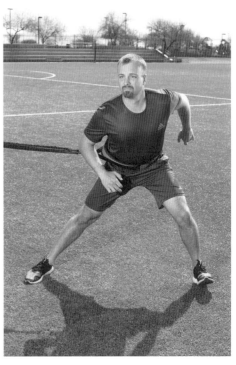

交叉步

交叉步是轉換的動作，可以讓運動員從面向前方的姿勢轉換方向九十度。這是一個可以讓運動員結合多方向和線性動作的轉換動作。舉例來說，如果運動員在運動員預備姿勢下要向左邊加速，他的右腳必須非常快速且有效率地跨過左腳前方，右腳的髖骨會朝向他前進的方向。接著，右腳需要能夠向下向後推蹬進入加速姿勢，由橫向轉換成線性動作。

假設有位美式足球選手面向前方觀察對手的動作，剎那間，他決定向左移動幾步。為了快速完成動作，這名選手會把右腳向前交叉到左腳的前方，然後啟動右腳向下、向後推蹬來加速。運動員們要向右移動時，同樣也需要這個能力執行相反的動作。

從銜接復健與運動表現的觀點來看，運動員必須能做出穩定的運動員預備姿勢，擁有足夠的軀幹穩定度來維持運動員預備姿勢，也必須具備足夠的髖關節活動度做交叉跨步，才能夠完成交叉步。我們通常會利用牆面把這個動作模式分解成幾個不同的進階動作。

一旦運動員瞭解這個基礎的動作技能模式之後，我們可以把訓練加以變化，例如增加速度、阻力或助力，最後甚至可以結合其他動作模式增加訓練的複雜度。

後叉步

後叉步讓運動員可以從面向前方轉移到相反方向，從起始位置旋轉一百八十度。要做到這個動作，他們必須能做到骨盆和髖關節分離的動作——動作腳的股骨在髖臼上，站立腳的髖臼在股骨上。運動員必須有好的髖關節活動度、骨盆活動度和軀幹穩定度來執行順暢的後叉步。

以站姿開始訓練能讓我們專注在髖關節和骨盆分離的動作，必要時可以利用牆壁輔助給予站立一些支撐。在動作模式不會誘發疼痛後，讓運動員離開牆面支撐，往兩個方向做沒有

照片 10.21 交叉步

交叉步需要運動員在踝關節呈
九十度的情況下改變方向，這
表示選手將從運動員預備姿勢
轉換到加速動作，將後腳提起
來跨過前腳。

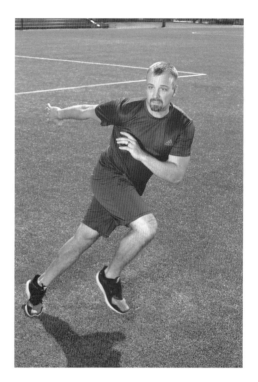

照片 10.22
扶牆的交叉步練習

藉由牆面給予運動員支撐可以
讓我們拆解複雜的交叉步。這
個練習是將外側腳抬起往牆面
的方向移動。當運動員將重心
與腳的姿勢由一隻腳轉換到另
一隻腳時，外側腳的髖骨必須
朝向牆的方向。

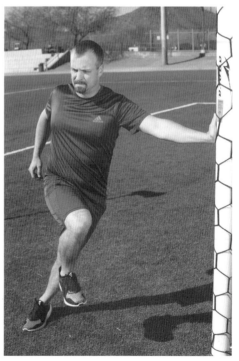

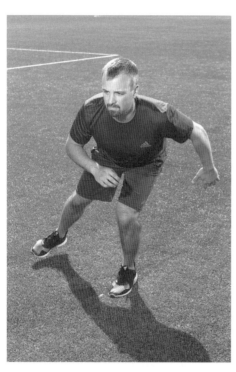

照片 10.23a-10.23b
交叉步運動，以膝觸手

在沒有牆面提供支撐的情況
下，運動員的手可以用來當作
膝關節抬起時碰觸的標的。

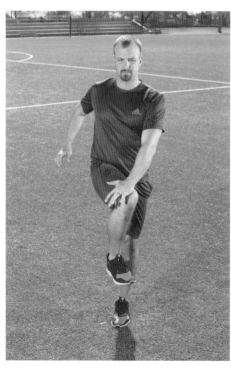

輔助的後叉步練習。

　　當你的客戶可以展現後叉步的能力後，你可以開始加入不同的變項，讓這個訓練變得更有挑戰性。你也可以加入之前學過的動作，以便增加動作的複雜程度。

　　以下介紹的是一些我很喜歡的後叉步練習。

開放式步伐

　　交叉步與後叉步並不是唯二常被用在競技運動中的腳步技巧。Lee Taft 在二〇一七年「打造更好的功能性訓練峰會（Perform Better Functional Training Summit）」上發表了有關速度機轉的演講，他表示交叉步可能比我們所想像的還要不常被使

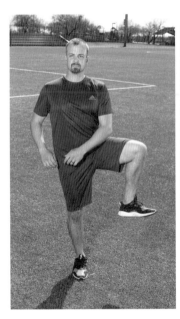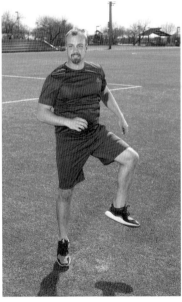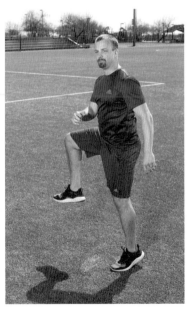

照片 10.24a-10.24c 後叉步的動作

完整的後叉步動作軀幹需要朝向正前方，其中一隻腳抬起來做髖屈曲和外旋。最後，骨盆接續著動作，然後是軀幹，此時抬起來的那隻腳向後、向下推蹬地面做出加速的動作。這個動

作是當運動員需要一百八十度轉換方向的時候使用。
髖與骨盆分離的屈髖動作可以扶著牆面來練習，如照片 10.25 所示。進階一點的練習可以用緩慢、控制良好的

速度練習，讓運動員不依賴牆面支撐完成這個動作。最後，後叉步可以用較快的步頻如跑跳步（skip）來執行。

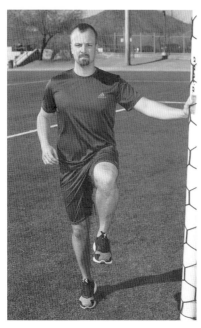 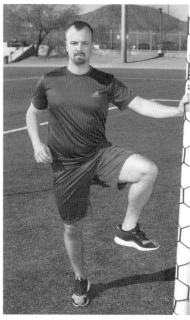

照片 10.25a 和 10.25b
扶牆練習髖關節與骨盆分離

在以緩慢、受控的方式練習髖
關節與骨盆分離的髖屈動作
時,可以利用牆壁來穩定軀幹
和上半身。

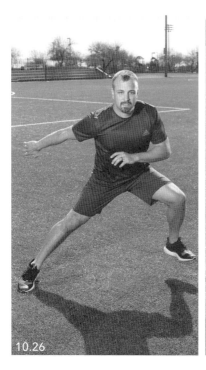 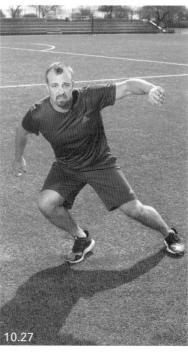

10.26

10.27

照片 10.26
移動的後叉步

這個練習是讓運動員離開穩定
的牆面,以緩慢、受控的方式
執行後叉步。

照片 10.27
後交叉跑跳步

我們在後叉步的動作中加入速
度的元素。

照片 10.28a 和 10.28b
從後叉步到加速

這個練習將交叉步的動作變得
更複雜一些，結合了兩種基礎
的動作技巧。

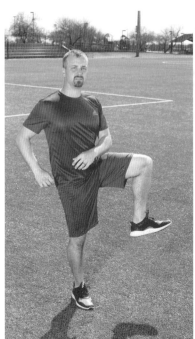

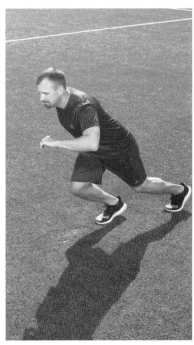

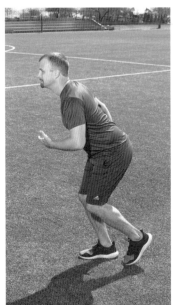

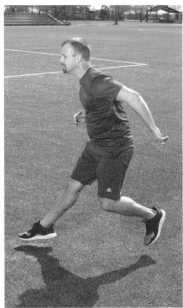

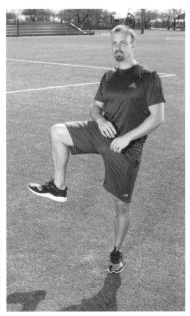

照片 10.29a-10.29c 倒退跑到後叉步

倒退跑把這個動作變得更加複雜，結合了兩個不同的基礎動作技巧。

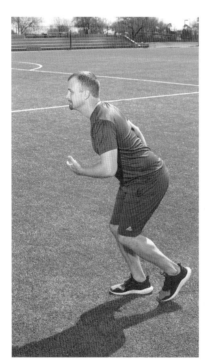 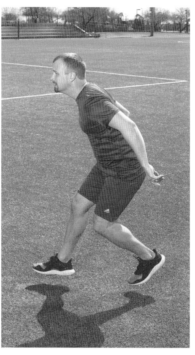

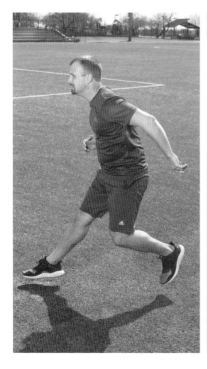 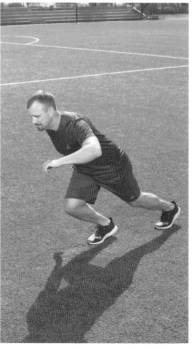

照片 10.30a-10.30d
倒退跑、後叉步,再轉換到加速動作

將這個動作變化的更複雜一些,我們將三種基礎的動作技巧結合在一起。

照片 10.31a 和 10.31b
開放式步伐

這是一個利用骨盆轉移來執行
九十度方向改變的策略。運動
員從運動員預備姿勢到加速，
只需要打開骨盆朝向目標的方
向，並由這個姿勢開始加速。

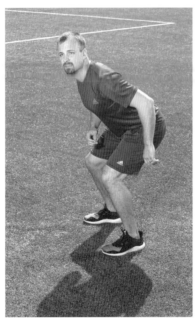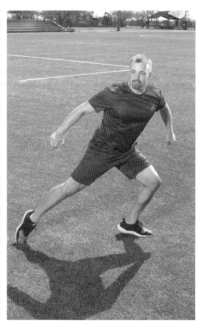

用。他認為運動員更常使用相對簡單的開放式步伐，而且它能
讓運動員在轉換動作的過程中，在較好的位置下產生加速度的
爆發力。

比如壘球，如果一個打者在一壘準備盜壘，他有兩個選擇。
第一個選項是從一壘採取橫向移動的腳步，並在衝刺前做一個
交叉步再衝向二壘。

然而，這種情況並不常見。有些選手會選擇第二種對協調
能力考驗較低的方式，而且第二種方式的啟動速度較快。相較
於腳交叉的動作，運動員會簡單地以前方的帶領腳為軸心旋
轉，將骨盆往二壘的方向打開，接著把留在後側的腳帶回屈髖
的姿勢，在這個姿勢下開始加速。我們把這個動作稱作「開放
式步伐」。

讓你的選手練習第二種改變方向的方式很值得嘗試，尤其
當你發現在從事專項運動的過程中，運動員其實比較喜歡使用
第二種策略時。在協助那些剛從髖盂唇撕裂恢復，或腰椎骨盆
區域有夾擠狀況的運動員時，使用開放式步伐也是一個好方針。

跳躍與落地

　　和倒退跑在跑步訓練中所面臨的問題一樣，跳躍的落地動作也經常被忽視。這又回到加速度與減速度哪個重要的比較。我們花了很多時間訓練運動員盡可能跳得又高、又遠、又快，但卻不怎麼花時間幫助他們練習如何減速，好讓他們的身體可以吸收起跳時創造的力量。我們必須協助他們建構安全落地的能力。

　　Cory Toth 以不同運動專項的運動員為對象做了一項研究，他發現與跳躍相關的運動傷害中，有百分之六十是因為不當落地所致。[253] 有些研究顯示往前跳躍的落地動作比垂直跳的落地有更高的受傷風險，這很可能是因為前後跳的動作屬於多方向的快速爆發動作。[254]

　　如果你把一顆蘋果丟向空中，蘋果不會在空中炸開——而會在掉到地上時摔爛。人體的軟組織也是同樣道理。雖然當我們起跳時確實有可能受傷，但是更常見的仍是在腳落地時所受的傷。

　　關於落地相關傷害，關節的排列是主要的傷害風險因子之一。

　　如果髖、膝、踝三個關節排列良好，它們就可以傳遞、分散作用力並且不造成傷害。然而，當關節的排列不佳，我們就會得到偏離軸心的剪力，會在單次的動作下造成組織傷害，或是隨著時間慢慢累積成慢性損傷。[255]

　　跳躍的研究顯示在這些前十字韌帶撕裂的年輕女性中，她們的共通點就是膝外翻——單邊或雙腳的膝蓋在落地時向內偏移。[256] 這樣的動作會使得前十字韌帶承受異常高的負荷，同時也會導致髖關節的動作出現問題。

　　落地時膝外翻的現象，其問題可能不是來自膝關節本身，而是足部或踝關節。若踝關節在足部落地時向內塌陷，使踝關節倒向身體的中線，則膝關節也會跟著踝關節一起往內偏移。

人們的足部如果呈現外八或內八，也有可能造成膝蓋的問題。如果我們打算幫助別人在落地時能更妥善地減速，首先需要教他們維持良好的動作姿勢和關節排列 —— 也就是從腳一路往上修正動作。

落地練習

當我們協助運動員從受傷中恢復時，跳躍和落地可能是最危險的動作，因為這兩個動作牽涉到較大的爆發力。這就是為什麼我們需要處理下肢的關節排列次序問題，並且確保運動員有良好的腰椎－骨盆關係。

以下是一些針對落地的訓練。一開始你可以利用鏡子作為視覺回饋，接著移除鏡子來幫助運動員學會依靠他的本體感覺完成落地動作。

練習這些動作時，確保你的膝蓋能夠對準第二腳趾，足部保持在中立的位置。藉由夾臀以及將足部「鎖」進地面讓運動員啟動臀中肌。這應該會使位於股骨遠端的彈力帶產生一點張力。再強調一次，上述是起跳和落地的姿勢。

在照片10.33a-10.33c的示範中，落地的動作是關鍵。這個訓練中，我們讓選手往上跳到道具上，針對跳躍落地的部分我們將會分開訓練。

如果十二吋的跳箱沒有問題，請將跳箱的高度增加到十八吋。在這個訓練中，運動員從箱子上開始動作。讓運動員先站上箱子即可 —— 這並不是要他們跳到箱子上。請專注在落地的動作就好。當你可以確定對方能夠做到穩定、一致且有自信的落地動作後，請增加箱子的高度，重複一樣的訓練。

接著，讓運動員跳上箱子，停頓一下，若有需要可以重新調整姿勢，然後再跳回到地面。這可以讓運動員練習產生力量，緩衝並且再次發力，這和真實運動中的動作模式很相似，差別在於可以在落地動作之前給他們一點停頓的時間，以便調整動作。

雖然照片10.35拿掉了在跳箱上停留的時間，但運動員可以在這段時間調整姿勢。

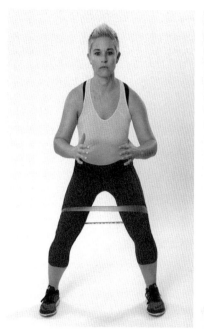
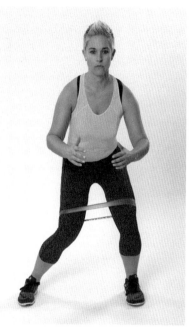

照片 10.32a-10.32b
在運動員預備姿勢下利用彈力帶訓練髖外轉

將彈力帶套在遠端股骨的位置，在運動員預備姿勢下，維持彈力帶的張力。現在，一腳不動，另外一隻腳從髖關節內旋，然後做出髖關節外旋抵抗彈力帶的阻力。兩腳交替重複這個動作。運動員應該要感覺到後側髖關節（臀肌的區域）的肌肉在用力。

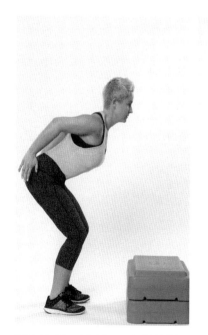
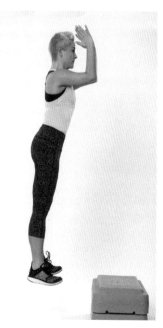
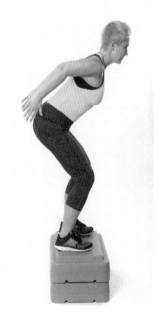

照片 10.33a-10.33c 向上跳箱訓練

讓運動員向上跳到一個十二吋的箱子，然後走下來。

現在試著轉換方向，讓你的客戶向前跳。一開始你可以設計雙腳起跳，雙腳落地，接著轉換成右腳起跳左腳落地，最後把順序反過來。

有些做向上跳躍、向下落地毫無問題的運動員會在前後跳躍時遇到困難，尤其是那些剛從踝關節扭傷恢復的人。我們要確保他們用全腳掌輕柔落地。起跳和落地時，足部保持在中立位置，而踝關節、膝關節和髖關節每一次都應該保持在一直線上。

從這時候開始，你就有很多選擇，比如在跳躍間做九十度轉向、一百八十度旋轉，或往右前或左前方向移動四十五度角，或是橫向來回跳。方式有很多，取決於運動員的專項運動、專項位置和任何在回場時可能需要面對的動作。

最後，運動員應該要能夠在特定的時間內從上述的任何一個動作轉換到另外一個動作。我們需要透過加速度、絕對速度、減速度的訓練課表，以及多方向的動作練習、跳躍運動與落地的教育和訓練漸進提升運動員的能力。

只要運動員有能力完成這些動作，我們就會進一步把動作組合起來。舉例來說，運動員在球場跑步，會從加速度轉換到絕對速度，接著減速再向上跳然後落地。

把線性動作和多方向動作結合，加上跳躍和落地，是運動員在重回運動場上的運動專項動作訓練前，最後需要檢查、確認的綜合運動動作能力。

臨床錦囊

你需要瞭解的基礎運動模式

- 加速度
- 絕對速度
- 減速度
- 運動員預備姿勢
- 橫向移動
- 改變方向
- 後叉步
- 交叉步
- 開放式步伐

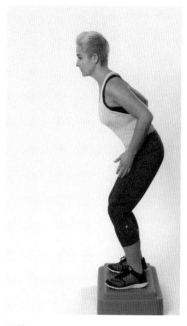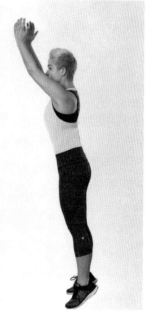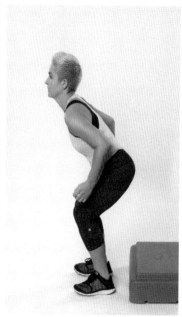

照片 10.34a-10.34c　跳箱落地

如果在向上的跳箱訓練中，運動員可以展現良好的跳躍機制以及關節次序排列，接
下來就可以從十二吋的箱子上跳下來落地。

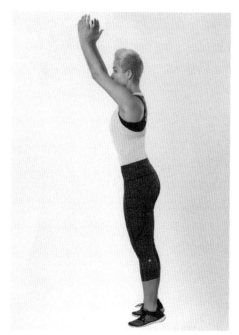

照片 10.35
騰空跳躍（不使用箱子）

接下來，移除箱子，練習騰空跳
躍與落地。

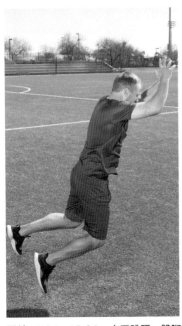
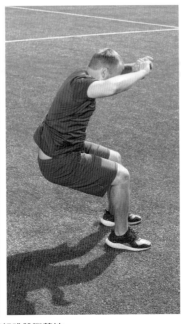
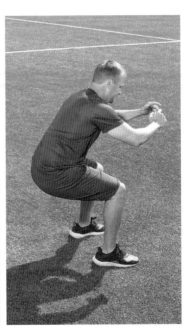

照片 10.36a-10.36c 水平跳躍，雙腳起跳雙腳落地

一開始運動員練習用雙腳向前跳遠（不是往上跳高），然後用雙腳同時著地。

照片 10.37a-10.37b

水平跳躍，從雙腳到單腳

運動員以雙腳開始向前跳遠，
然後用單腳落地。

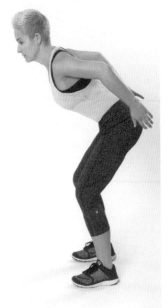
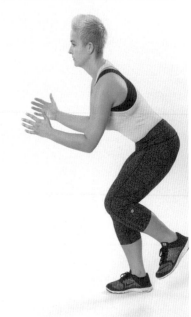

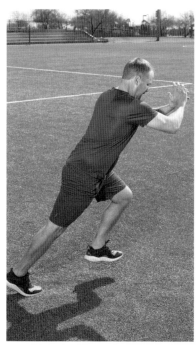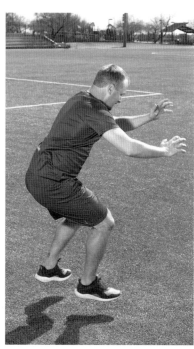

照片 10.38a-10.38b
水平跳躍，單腳起跳雙腳落地
這一次，運動員以單腳開始向
前水平跳遠，然後用雙腳落地。

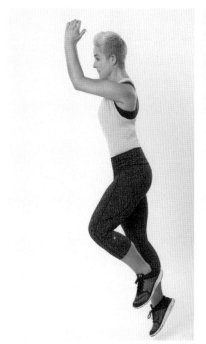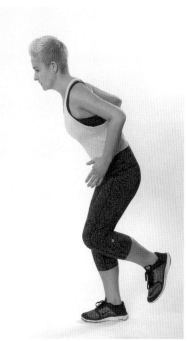

照片 10.39a 和 10.39b
水平跳躍，單腳起跳單腳落地
運動員練習用單腳起跳的水平
跳遠，然後用同一隻腳落地。

爆發力的發展——增強式訓練

增強式訓練對我們這些來自復健背景的人來說，似乎是個夢魘。光是想到四呎高的跳箱和深蹲跳，就讓每個復健專家感到焦慮。然而，在銜接復健與運動表現的連續過程中，我們必須忘記那些YouTube上令人嘆為觀止的影片，回到增強式訓練真正的意義，也就是利用牽張－縮短循環來產生爆發力。

牽張－縮短循環包含離心收縮和向心收縮。身體利用離心收縮儲存的彈性位能在向心收縮階段產生爆發力，這可以讓我們在很短的時間創造較大的力量輸出。[257]

舉例來說，當你先蹲低再跳高，會把股四頭肌和臀大肌牽張拉長，接著你的身體會利用類似橡皮筋的原理把你彈到空中。這就像把一條橡皮筋直接丟出去，和先拉長橡皮筋再彈出去的差別，後者可以用更少的能量來產生更遠的位移。

一旦我們瞭解牽張－縮短循環的定義，幾乎所有運動的動作都可以是增強式的動作。

深蹲跳只是增強式訓練的其中一種形式，而且未必會被安排在訓練課表裡，尤其是當運動員是因為快速發力動作而受傷（例如阿基里斯腱撕裂），而現階段還在恢復中的時候。

循序漸進的增強式訓練是銜接復健與運動表現的關鍵。當我們在訓練線性動作和多方向動作時，我們就要開始加入這類型的訓練。

要瞭解增強式訓練，需要先確認一些基本的定義，包含：

地面反作用力

這是牛頓反作用力定律的例子之一——反作用力的大小會跟身體藉由腳或其他身體部位施予在物體表面的力相同，

但方向相反。

脊柱肌力
脊柱肌力指的是藉由髖關節、核心和肩關節產生的靜態或動態的穩定度。

動力學鍊
動力學鍊指的是我們如何從身體的某個肢段將能量傳遞到下一個肢段。

反向動作
反向動作指的是雙腳跳躍、單腳跳、投擲或其他類似動作中肌肉向心收縮的階段。

質量中心
質量中心是假想整個身體質量集中的點。

離心收縮
離心收縮指的是當肌肉收縮產生張力時，肌肉被拉長。

向心收縮
向心收縮跟離心相反 —— 這是另一種肌肉收縮的形式，當肌肉產生張力時，肌肉長度縮短。

等長收縮
等長收縮指的是當肌肉收縮產生張力時，肌肉長度維持不變。

攤還期
攤還期指的是從離心收縮開始轉換到向心收縮的時間。

偶聯時間
偶聯時間是指離心收縮的末期轉換到向心收縮開始的時間。

雙腳跳躍

雙腳跳躍指的是以雙腳落地的跳躍形式。

單腳跳

單腳跳是以單腳落地的跳躍形式。

彈跳

彈跳是以兩腳交替落地的跳躍形式。

增強式訓練有不同的幅度變化讓我們得以應用在訓練中，以達到下列三種目的：

- 當我們開始對某些受傷過的人介入增強式訓練時，能夠確保他們的安全。
- 改善動作，最後能更有效率地將力量轉換成爆發力。
- 提升肌肉的活化程度，降低未來受傷的機會。

我們可以分別利用較小的或較大的動作幅度來教育身體，讓身體知道什麼是在運動動作中能夠反覆輸出爆發力的理想動作幅度。[258]

這些不同幅度的增強式動作包括快速反應、長反應、非常長反應和短反應。請參閱圖10.1。

快速反應

快速反應類型的動作是一種非常低幅度的動作，僅會給予身體些微的額外關節受力 —— 你可以想一下例如繩梯的敏捷訓練或其他快速的腳步練習。利用這些訓練活動，我們能將富有彈性而非沉重腳步的概念，再次引入客戶的訓練當中。

在銜接復健與運動表現的連續過程中，直到進入這個階段之前，大部分復健中的運動員都必須採取較慢且受控的方式來完成動作，而這種輕盈且快速的動作模式是我們必須重新引進他們課表中的概念。

在執行快速反應的訓練時，比起動作幅度，我們更在意動作本身的速度。低動作幅度可以保護關節，這也是我們將快速動作的神經肌肉控制重新引入受傷運動員身體系統的開端。

長反應

接下來，我們可以開始進階到長反應類型的訓練運動，在這個訓練中，選手在同一組內重複相同的訓練動作。動作的幅度比之前的稍微再大一些，在動作的過程中，運動員有時間去思考他們現在正在做什麼、當下身體的姿勢，以及他們是如何移動動作的。

為了達成上述的目的，運動員接觸地面的時間會因此增加。深蹲跳便是長反應增強式訓練的良好範例。

非常長反應

非常長反應的增強式訓練指的是運動員在反覆動作間，接觸地面的時間更長的訓練類型，但每一次的動作能夠產生更大的力量。

最大努力的垂直交互跳或彈跳都是這類型訓練很好的例子。我們利用某些長和非常長反應的訓練變化來增加離心收縮時間的負荷，以便產生更大的向心收縮力量。你可以利用彈力帶或其他方式，如槓鈴或藥球，來增加訓練中的阻力。[259]

在非常長反應的訓練中，我們拿掉整個動作中落地緩衝或離心收縮的部分，因此從定義來說，非常長反應的運動並不算增強式運動。然而，運動員將可以使用到動作中的等長收縮和向心收縮。這麼做能夠將動作分解成不同的部分，讓運動員只需要專注少少幾件事情就好。非常長反應的訓練運動可以用來輔助增強式訓練。

短反應

最後，我們可以專注在短反應，就是大家認定的反覆動作運動，或是一般印象中的增強式運動。

在運動員終於可以將一切整合起來，做出短反應的典型增強式訓練動作之前，快速反應、長反應和非常長反應類型的訓練運動皆是組成增強式活動的要素之一。這些運動主要是以單次重複動作為主來設計，例如執行動作一下，然後重複六或八組。

一旦我們進入快速反應的訓練運動後，運動中就沒有多餘的時間可以思考。運動員必須在一組內反射性地重複訓練動作數次，並相信他們能把每一個動作細節良好地整合在一起。

照片 10.40a-10.40b
上肢增強式訓練的進階練習

任何動作都可以變成增強式訓練，不論是上肢或下肢的動作都可以。以棒式的姿勢下降，接著以伏地挺身的動作用雙手將身體推離地面，這個手離地的動作將會利用到牽張－縮短循環的機制來產生上肢的爆發力。

維持軀幹穩定和姿勢是任何一種上肢增強式訓練的關鍵。

記得，這只是其中一個例子－藥球的訓練也可以拿來作為上肢的增強式訓練。

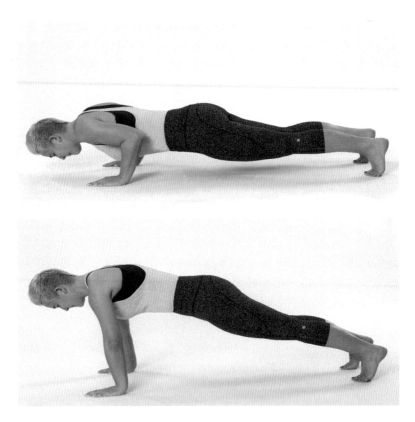

非反向動作、
反向動作、
雙邊接觸和持續動作

我們可以利用不同的技巧來教運動員如何在運動場的環境中執行增強式訓練動作，循序漸進地建構每一個訓練，直到他們最後可以執行真正的增強式訓練動作。

我們使用的變化形式包含非反向動作、反向動作、雙邊接觸動作和連續動作。

非反向動作

非反向動作是指拿掉動作中離心收縮的部分，來執行我們想要做的增強式運動。如上所述，我們會在長反應或非常長反應階段執行非反向動作。

有爭議是，拿掉離心收縮的部分便會使動作不再是增強式運動，但非反向動作對教導動作原則來說是很有價值的。在做非反向動作時，運動員從動作等長收縮的部分開始，然後執行向心收縮的動作。

以深蹲跳為例：起始動作是從蹲低的姿勢開始，然後運動員從這個姿勢起跳。接著運動員又回到動作中等長收縮的部分 —— 也就是深蹲跳動作中蹲到最低的位置 —— 然後再重複跳躍。

反向動作

接下來，我們將反向動作加入訓練課表中。進階動作重新把離心收縮的部分加回原本的動作中。回到深蹲跳的例子，運動員從站立的姿勢開始，蹲落下來，接著跳起來。操作者接下來就重新回到起始姿勢，重覆這個動作循環。

　　研究顯示，在跳躍和落地的動作次序中加入反向動作可以增加肌肉收縮，並可以使用到肌腱的彈性所製造的能量。[260]這就是增強式訓練。

雙邊接觸動作

　　操作雙邊接觸動作的時候，我們開始在訓練活動中增加動作的反覆次數，藉此強化動作模式。運動員們不需要完全利用增強式牽張－縮短循環時產生的能量。我們允許雙腳著地，讓他們重新調整姿勢，並且思考身體的關節排列。

　　舉深蹲跳作為例子，我們讓運動員以站姿為起始動作，接著下蹲，然後往上跳。接下來，選手重新回到下蹲到最低的位置，然後在起跳之前從這個姿勢額外做一個小幅度的跳躍。在發展動作的過程中加入等長收縮能夠提供運動員一些額外思考的瞬間。

連續動作模式

　　最後，你可讓運動員開始做連續上下跳躍，他們會利用動作中離心收縮部分儲存的能量，在向心收縮期產生更大的爆發力。

　　此時，你將會看到增強式動作真正的樣貌。

增強式訓練的工具

　　增強式訓練的美妙之處在於，我們可以用很少的器材在任何一個地方進行訓練。在開始增強式訓練計畫時，你只需要負擔自己的體重，然後把牽張－縮短循環稍加變化即可。

　　當然，工具可以提升我們的訓練。像是壺鈴、藥球和奧林匹克舉重這些工具都可以提升我們的增強式訓練，根據你的指導能力和運動員的使用經驗，在適當的情況下這些工具都可以使用。

　　奧林匹克舉重是提升爆發力的極佳訓練工具，但你需要先訓練你的運動員，確保他們具備基礎的動作能力，並且要投入大量的時間練習如何教學奧林匹克舉重動作，才能夠將帶領訓練這個任務做得盡善盡美。[261]

　　深入談論增強式訓練的細節並不是本書的主旨，如果這種訓練方式還沒有在你的工具箱裡，附錄七有許多很好的參考資源能讓你對增強式訓練有更進一步的瞭解。

增強式訓練與
筋膜的關係

　　如同我們之前提到的，增強式訓練經常被歸類為肌肉訓練。然而，有關筋膜訓練的新興研究給了我們另一個更全面的觀點來看待增強式訓練。

　　肌力訓練和牽張－縮短循環雖然都和肌肉有關，但並沒有

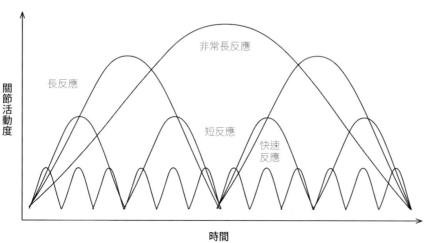

圖 10.1 增強式訓練的光譜

短反應的訓練是多數人所認知中的增強式訓練。然而,快速反應、長反應和非常長反應的動作可以用來支撐、引導和改善短反應的增強式動作。

快速反應的動作可以教導運動員如何快速地移動腳步。這些訓練的動作幅度較小,但動作的頻率較高。

非常長反應的動作有較大的動作幅度,而且動作只做一下。它省略了動作中的離心部分,這表示實際上它並不能算是增強式的訓練動作;但是,這樣的訓練可以用來教運動員使用增強式動作中等長收縮和向心收縮的部分。

長反應的動作幅度較大,反覆次數較低,並且利用到動作的離心部分。最後,運動員能夠用最理想的動作幅度和動作頻率來產生爆發力。

辦法讓我們看到訓練的全貌。就如同我們在先前的章節所談的,因為筋膜具備傳遞力量的功能,因此在思考增強式訓練時,我們必須將筋膜的強化納入考量。

　　多方向、多角度的動作是筋膜訓練的關鍵。肌肉中的小動作可以創造能量,儲存在肌腱、膠原蛋白和筋膜之中。當我們談到利用儲存在結締組織中的動能的好處時,結締組織蓄能的能力便相當重要。

　　我們可以想像一下袋鼠。袋鼠的跳躍距離之所以相當驚人,是因為他們比其他動物都來得強壯或有力量嗎?還是因為袋鼠的結締組織有相當驚人的能力,可以在預備期的反向動作時儲存或釋放能量呢?我們發現答案是後者。[262]

　　即使這些研究發現並不會改變我們應該在訓練中納入增強

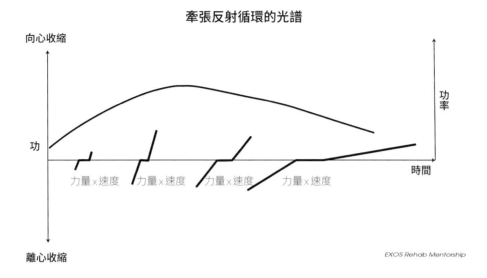

牽張反射循環的光譜

功率

功

時間

向心收縮

離心收縮

力量×速度　　力量×速度　　力量×速度　　力量×速度

EXOS Rehab Mentorship

圖10.2　牽張－縮短循環的光譜

這張圖表顯示我們最終希望藉由增強式訓練達到的目的。在快速反應的動作中，因為動作的幅度很小，而且頻率較高，故作的功很少。

在這個過程中沒有很大的向心收縮或離心收縮需求。在非常長反應（上圖右側）的動作中，作功量很大，但動作產生的爆發力非常少。

在短反應的動作中，也就是上圖的第二條線，描繪了一個甜蜜點，在甜蜜點上運動員作的功微乎其微，但卻產生很大的爆發力。

增強式訓練的動作給予我們最大的投資報酬率。報酬就是爆發力的生成，而我們投資的就是作功量。

式訓練的事實，但是未來更進一步的研究可能可以解釋為什麼我們要使用增強式訓練與其訓練效果背後的機轉。

總結

在銜接復健到運動表現的過程中，協助運動員恢復基本的線性運動和多方向性的動作能力是相當重要的。你必須瞭解這些動作模式，並且有能力根據運動員的需求拆解這些動作模式來進行訓練。

健康照護專業人員應該尋求肌力與體能教練的建議，以便能夠對這些動作，以及加速、絕對速度、橫向移動與交叉步這些動作的細微差異有更多理解。

肌力與體能教練應該向健康與照護人員尋求建議，才能安全地運用、調整訓練參數，幫助傷後正在準備回場中的人。這就是為什麼你的轉介人際網絡如此重要的原因。

以肌力作為基礎，康復中的運動員應該能夠在不同的負荷和速度之下，在這些不同的基本運動模式之間轉換，為他們的運動專項動作模式做好準備。

CH11

第十一章 | 最後一個階段
—— 進階運動表現

在前一個章節，我們探討了一些用來幫助運動員重返競技運動賽場的基礎運動表現考量因素。當我們進入到整個復健過程的最後一個階段時，就應該讓訓練更趨專項性一些。

每個客戶都有獨特的專項運動需求，根據他們從事的運動競賽的本質不同，對身體各系統也有其獨特的需求——包含心肺系統、人體結構和能量系統。

在他們重新開始投入專項運動之前，你們的客戶需要改善他們的專項技巧、專項位置技術和動作模式。

如同你在本書第二章〈疼痛的生成〉所讀到的，受傷導致的疼痛不只會造成選手在急性症狀減退後仍持續偏好使用健側的代償模式，還會改變支配動作的腦部區域的神經迴路連結。這表示我們必須加入額外的技能訓練，才能協助我們的選手在傷後為重新返回賽場做好準備。[263]

除了上述提到的競技運動員，我們也需要處理業餘運動選手的不同需求。如果你的客戶整日坐在辦公桌前，週末才打打高爾夫，他們的需求和職業運動員或大專層級的選手就會有所不同。職業運動員或業餘運動者一類的人都需要建構我們先前在基礎進階運動表現章節中談到的基礎技能，但現在我們來到進階運動表現的階段，我們的訓練需要符合客戶的特殊性。

訓練計畫要如何精細地微調才能讓復健的最後階段為個人量身訂做，幫助運動員完整地重回賽場呢？這就是我們接下來在這個章節要探討的內容。

從基礎運動表現轉換
到進階運動表現

雖然不同的運動之間有一些共同的基礎運動原則，但每個運動專項和該運動各自的專項位置，從動作技巧的觀點來看都有其獨特的專項需求。我們需要用稍微不同的方式來指導每一位運動員，並且在復健的尾聲和準備重返賽場前，根據每位客戶的需求做出個別化的調整。

想想看加速度。如果你工作的對象是一名美式足球的防守後衛或外接手，這個選手會在攻擊線上以分腿的姿勢站立，這是一個類似進攻鋒線或防守鋒線的姿勢。

他們的重心放低，但不像在攻擊線或防守線上的球員一樣。這表示他們產生速度的起始姿勢與其他人是不一樣的。相對於此，如果我們以一個站在一壘壘包上的棒球選手來說，他隨時準備衝刺，也許還要滑壘盜上二壘。他們的起始站姿會跟其他運動項目或任何一個美式足球員完全不同。

在以上這三個專項的位置姿勢之下，我們請運動員準備好進入加速狀態。就如同我們在前面詳細講述的章節中提到的，這些運動員都需要產生速度。差別在於他們加速的姿勢不同。

外接手或防守後衛需要具備略為分腿的站姿和較低的重心；鋒線球員需要較寬的分腿站姿，並且將重心降得更低；棒球選手的起始姿勢則是運動員預備姿勢，降低重心由側向的姿勢轉到面向前方。不同的運動員和加速前的起始姿勢會使加速度在機械性的需求上產生很大的差異，遑論他們最後還需要減速或是改變方向。

即使是像加速度這種表面上看起來簡單且尋常的運動元素都是重要而單純的。將加速度乘以每一個專項位置的站姿和不同的動作，你就明白為什麼專項技術教練的參與那麼重要了。

在指導不同的運動選手時，瞭解他們的專項位置在團隊中的重要性，以及他們是用什麼樣的姿勢移動是非常重要的。運動過程中的動作是隨機且不可預測的，運動員應該要在運動的過程中隨時準備好能從當下的每一個動作轉換到下一個動作。

利用我們對運動專項和專項位置的瞭解，能為他們的專項動作和回場前的過渡期所需的訓練做好準備。

然而，只幫助他們解決疼痛和處理局部動作鍊讓其可以活動自如是不夠的，我們必須幫助運動員在每一次的團隊練習和比賽中，以更有效和更有效率的動作次序使用他受傷和其他的身體部位。[264]

技術教練的重要性

若條件允許，盡可能在復健的過程中把技術教練納入你的計畫之中，尤其是最後這個階段。這對於確認你的客戶已經具備執行每一個運動專項動作的能力是相當重要的。

人們常會問我如何與不同的專項運動一起工作，比如從賽季中的棒球轉到賽季中的足球。這樣的轉換有什麼差別，有多困難呢？有些轉換很困難，有些則不會。畢竟，棒球的二壘手和足球選手都還是需要具備跑步的能力，而我瞭解跑步，也清楚加速度與絕對速度間的差異。

當我從照顧棒球選手的工作轉換成足球選手時，我需要瞭解棒球那樣有固定模式的跑壘方式，和足球選手需要帶球在球場上的任一位置切換方向、閃避障礙物兩者之間的差異。

為了協助運動員復健，我需要專家幫助我徹底掌握這兩種跑步方式的差異，以及這些差異的影響。特別是在核准運動員可以完全重返賽場前的最後一個階段，有專家的加入特別重要。[265]

光是尋求另一個有與運動員共事過的物理治療師的協助是

不夠的。在這個時候，我需要的是技術教練的幫助，他們可以幫助我由各種角度去認識每個專項運動的專項技術動作，也能教我這些技術動作間的細微差異。

預先計畫的
動作與隨機動作

從本書的第八章開始，我們討論了一些當運動員已經恢復完整的人體功能後，我們必須著手訓練的基礎運動表現元素。在這個重新學習的階段，跑步、倒退跑、加速度、減速度和其他我們先前提過的技能都是屬於預先規畫好的動作模式練習。在調整這些訓練時，我們給予運動員的是一組已經設定好的參數。

比如在〈減速度〉的小節中，我們有效地規定所有訓練的參數，包含方向為朝前、奮力程度是最高速度、衝刺距離為四十碼，及減速距離是二十碼。

這種預先設定好的訓練參數能夠非常有效地提升運動員整體的生理準備程度，並且改善那些所有運動普遍具備的基礎功能、技術和姿勢。然而，運動競賽和這種預先標準化的良好控制狀態下的情境非常不同。運動競賽是混亂、近乎無法預測的，考量到球、隊友、對手、場地、天氣因素、機率和其他變項之間的交互關係，每個情境下幾乎都有無限的變化。

運動競賽需要的是更多開放性的技巧，這些技巧的呈現方式取決於比賽當下的情境變化。相較於在練習場受控的環境練習的封閉性技巧，開放性技巧對生理和心理上的考驗更多。[266]

除了模擬全場的練習和完全的碰撞練習或比賽之外，我們永遠不可能完全模擬真實的運動競賽情境。這些模擬練習賽也少了觀眾的尖叫聲和因為在成千上萬人面前比賽而帶來的腎上腺素。這些缺少的因子都可能影響練習賽實際的強度，因此我們就無法真正複製比賽中會有的速度。

我們能做的——在我們經歷基礎的運動表現階段後——就是在訓練裡加入一些比賽會發生的隨機事件和混亂，這些都能幫助我們的身體和大腦為比賽做好準備。

重點不是
你說了什麼，
而是你說話的方式

跟競技運動員一起工作不光要提升你對運動技巧以及運動員倚賴的動作模式的理解，也需要學習新的語言。如果我們希望融入目前服務的運動專項，我們就必須改變說話時使用的詞彙，比如把「打擊練習」改成「訓練」，或把「場地」改成「球場」。

即使我們的溝通方式與教練對運動員的方式差異不大，但這微小的差異也會影響到我們傳達訊息的完整度。同樣地，這個差異也會影響我們吸收教練或選手想傳遞給我們訊息的全面性，這些細緻的差別將會更加區隔專項特殊性訓練與一般運動表現訓練的不同。

瞭解運動的專業術語有助於我們跟選手的溝通，並且能夠幫助我們理解運動員在說什麼。早期我在棒球隊工作的時候，有個選手說他「卡在本壘板上了」。這個意思是投手投了一記內角球，使打者無法按照他想要的角度揮棒。這樣的情況下可能會讓打者出現奇怪的動作，導致在手腕或手的位置出現疼痛。

那時候我一直以為他的手指扭傷了，所以當我試圖檢查他的手指時，他用一種「彷彿我瘋了」一樣的眼神看著我。瞭解選手使用的語言可以讓你在選手面前看起來聰明一些，而且可以幫助你憑藉他們給你的主訴完成評估。

作為專業人員，你必須承認即便你已經長期使用某些特定的專業術語，而且也覺得自己很擅長讓別人理解你想傳達的資訊，你仍然需要將那些總教練、專項位置教練和選手習慣使用的詞彙納入你的字彙庫中。[267] 這能確保我們傳遞的訊息是清晰明確的，也能確保你告訴客戶的訊息和教練說的內容之間沒有出入或衝突。

時間是你之所以應該捨棄慣用的專業術語，而選擇體育圈道地語言的另一個原因。因為你能花在每一個人身上的時間非常有限，若是你得花太多時間解釋這些專業詞彙，你就沒有足夠的時間把你的想法轉化成具體行動。

利用視覺、聽覺和觸覺性的提示

在運動比賽的過程中，外在的提示是其中一個能讓選手做出適當動作模式的觸發點。最常見的三種提示類型如下：

視覺性提示──這是讓選手看的訊息，例如在爭球線上給選手的手勢，或向前指向籃框的提示，好讓控球後衛執行空中接力（Alley-oop）的戰術。

聽覺性提示──這是給選手的口語性提示，例如喊出「左擋」，讓籃球選手知道有一個防守者準備阻擋。另外，比如四分衛臨時起意的進攻暗號，或是著名的賽馬奔馳年代（Seabiscuit）聽到牠的訓練師在賽道上搖鈴後的即刻加速。

觸覺性提示 —— 這是透過接觸讓運動員感覺到訊息的提示。這種感覺刺激可以來自球，或是當對手倚在足球選手的左側時，選手可以藉此靠著對手旋轉，帶球從右側離開。

如同我們先前看到的，疼痛和其他受傷的後遺症對運動員的大腦和身體可能造成嚴重的破壞。這些受傷導致的破壞有些可能會對感官造成影響，而妨礙了從周邊神經系統上傳到中樞神經系統處理的視覺、聽覺與觸覺回饋。[268]

討論人體動作時，我們知道不良的感覺輸入會造成不良的動作輸出。為了協助受傷的運動員準備好重返運動賽場，我們必須幫助他們改善感覺輸入的品質，並且加強感覺和動作之間的回饋迴路。這裡有許多可以提供給不同運動專項和專項位置的例子。你可以在下文不同類型的提示中找到可以使用的範例。

視覺性提示練習

回想一下先前我們談到棒球選手從一壘向二壘盜壘的例子。當我們在幫助這個選手做回場前的準備時，可能會嘗試一種練習，一開始讓選手站在模擬一壘壘包的位置，然後橫向移動。當你舉手給予某種提示的時候，選手要轉向，然後跑往二壘的目標衝刺，並忽略任何不屬於跑壘暗號的動作。

這類型訓練的目的在於練習盜壘時需要的視覺提示；這是一個用來觸發盜壘動作神經模組的視覺提示。

聽覺性提示練習

當進攻的鋒線球員以蹲伏的姿勢等待比賽開始時，很容易會因為對方防守的手部動作、交談，或隊友之間的對話和觀眾的嘈雜聲而分心。當選手受傷時，他處理聽覺性指令的能力可能會因為專注在動作執行這件事上而被干擾。

　　跟剛才同樣的道理，我們需要訓練他專注在四分衛給予的進攻口語指示，忽略其他所有的外來刺激。[269] 我們可能會讓這個選手站著，接著開始說各種顏色：綠色、紅色、黃色等。這個選手必須站著保持不動，直到他聽到「藍色」——這是向前突破的訊號——才能往前衝向防守鋒線球員。

觸覺性提示練習

　　最佳的觸覺性提示例子就是接力選手等待隊友傳遞接力棒。這個選手會開始加速，但在感覺接力棒交到他的手上之前，他不會全力衝刺。雖然偶爾這種情況也會伴隨另一個接力選手喊出「手！」這樣的聽覺性提示。

　　你可以完全複製這樣的情境，或是讓選手背對你，在感覺到你觸摸到他的手臂或肩膀時，才向前衝刺。

協助動作、阻礙動作與混合動作

　　我們在第九章已經提過相互競爭的概念，現在我們再來談一談另一個——協助動作和阻礙動作。在第九章中，我們沒有提到在任何動作平面上加入協助或阻礙性質的動作訓練變項。然而在團隊運動競賽中，運動員並不是獨立的，與其他球員的身體接觸可能會讓動作變得容易，也可能變得更加困難。這種情況會干擾或加速動作，也可能迫使這個人抵抗或屈服於不同動作平面上的力量。[270]

　　當外接手正準備飛躍傳球，他必須衝刺然後起跳到空中。

然而，角衛有不一樣的想法，他們會用上半身來干擾這位球員，使外接手必須要在抵抗阻力動作之下展現衝刺、跳躍的技能。

在競技運動中，選手也有可能會被迫用比他們在一般情況下能夠產生的速度更快地往某個方向移動。例如在橄欖球的比賽中被隊友快速向上舉到空中接邊線球的選手，他們騰空的高度遠比他們自己跳躍可以達到的高度要來得多。

第三種情況常常是綜合上述兩種的動作模式，在這樣的情況下，選手的動作會同時面臨協助和阻礙運動員動作的力量。再舉另外一個橄欖球的例子，在橄欖球比賽中的冒爾（maul），進攻方的數名球員會推著隊友向前進，而防守方的球員會聚集起來阻止進攻方向前推進。

這種同時具備阻力和協同力量的動作通常是多方向性的，並且需要運動員處理這些阻力和助力，同時他們也需要處理自身的動作，而這些通常會透過多個不同的動作平面來完成。

製造如同真實比賽情境的碰撞是我們最不想讓復健中客戶嘗試的狀況。然而，在課表中加入一些外部的作用力，不論是輔助、阻力，或者同時給予這兩個類型的刺激，都是可行甚至有時是相當值得的嘗試。

如此一來，可以在回場前進一步讓運動員挑戰動作模式的整合，並且在半控制的環境下做「戰鬥測試」，以減輕一些完全的碰撞訓練帶來的傷害風險。

雪橇或彈力繩都是可以用在這些訓練上的工具。依照你是讓運動員用繩索拉雪橇，或是將雪橇向前推，雪橇可以提供兩個不同方向的阻力訓練。你也可以在雪橇的一側加上比另一側還高的負荷，創造不平衡的阻力。[271]

你可以根據你拉動的方向以及選手與你的相對位置，在雙人訓練中利用彈力繩製造一個協助或阻礙的力量。為了更好控制，你可以讓運動員將彈力繩繫在腰帶上或背帶上。

除了利用這些工具來協助或阻礙向前和向後的動作之外，彈力繩或拉力帶同時也可以提供跳躍、橫向移動和偏離軸心的阻力，讓運動員練習阻抗。你也可以使用多條彈力繩或彈力帶來創造多方向性的阻礙或協助力量。

將器材交回
運動員手上

只用一些非整合性的訓練和動作雖然可以幫助運動員為重回運動場做準備，然而如果你在復健後期的進階運動表現階段，甚至是更早的階段讓運動員開始使用運動裝備做動作，可以讓他們準備得更好。這裡指的工具對棒球選手來說可以是球棒，對網球選手來說是球拍，或是任何你的選手參與的運動項目需要的運動裝備。[272]

讓你的選手在這個銜接復健與運動表現過程的初期就能夠建構良好的活動相當重要，一旦他們恢復了所需的活動度和動作控制，而且已經開始訓練基礎的運動表現元素後，就是你開始讓訓練更接近他們的運動和比賽需求的時候了。在加入接近真實運動與比賽的元素之前，你其實只是在沒有任何擬真的情境下假設他們已經準備好回到場上了。[273]

這個原則不只能應用在那些揮棒、持拍的運動員，它對球類運動的選手也是一樣。如果你訓練的是橄欖球員、籃球員或美式足球員，你必須重新把球放回他們的訓練之中。如果他們是足球選手或是其他踢球的項目，你就需要盡早讓他們開始踢球。

一般來說，只要運動員可以盡早掌握他們的球拍、球棒或球，他們的動作模式就會慢慢回歸正常。這些復原中的運動員很可能已經練習這些運動技巧數年的時間了，而這些運動必要的動作編碼早已深植在他們的神經系統之中，即便在受傷後曾經被中斷過。這些本能的動作在運動員可以重新拿起他們的運動裝備後，通常就能慢慢被找回來，並且提升動作的品質。

這也就是為什麼許多教練希望他們的選手不只是在田徑場或球場跑跑步，還希望他們能參與一些小型的比賽或訓練，在這個過程中，他們必須移動球或將球停下來。畢竟，這就是選手在比賽中比須做的事情。

這在復健的情境裡也是一樣的：復健中的運動員在還沒有重拾球或裝備訓練之前，他們無法重新找回選手的自信。但只要受傷的選手可以開始運球、投籃或傳球，他們就會開始重新感覺自己是球隊的一分子。

在那之前，有些運動員在心理上會感覺自己和隊友及他們運動專項的器材脫節。只要他們可以重新開始接觸專項相關的練習，他們就會覺得自己更加準備好面對回歸完整的訓練或比賽。

在復健的過程中盡早讓運動員使用他們的專項裝備對他們的心理也有幫助。這些運動裝備與器材能夠協助選手在心理上跳脫復健模式的束縛，進入運動表現模式的心理狀態。讓他們使用球拍、球棒或其他裝備訓練時，常能夠幫助運動員在這兩個模式間轉換心境。

不論你在復健過程是否有盡早開始這麼做，在復健的進階階段將運動專項所需的裝備納進復健與訓練計畫中對生理、心理和情緒方面都是非常必要的。

運動器材與動作

在運動員重新回場練習專項之前（比如籃球的一對一練習或三對三練習），你可以開始把球或球拍、球棒等運動裝備納入比賽需要的專項相關動作訓練之中。你也可以利用比賽用的球場來訓練，好讓練習的情境更適合並且盡可能地接近比賽。

以網球為例，只要選手具備向前跑和倒退跑的能力，訓練跑動的場地便可以安排在網球場上，在介於底線和球網之間前後跑動。當選手可以橫向移動並且沒有任何不良反應後，就可以試著利用沿著底線來回橫移的方式訓練。

接著，重新拿起球拍訓練。你可以安排持拍上網再倒退跑回底線的移動練習。接著，還是手持球拍，要求選手沿著底線來回橫向移動。

即便你還沒有在訓練中加入網球，或安排對打訓練，光是拿著球拍做前後移動和橫向移動就足以活化大腦動作皮質區和其他負責該動作的區域了。

當選手慢慢對持拍感到很自在後，你就可以用發球機將球帶入訓練中，並且很快地就可以再把對打的夥伴加進來。

使用動作分析

另外一件需要考慮的事，就是利用動作分析來拆解選手複雜的動作模式，以便檢視這些動作模式和專項運動、專項位置的關聯。動作分析的目標在於能夠更容易地重新訓練和專項相關的動作，讓選手在復健的過程中向前推進。

顧名思義，動作分析是找出專項運動中每個常見的動作，將其分解成起始和結束的姿勢，以及介於這兩者之間的動作。

讓我們回頭用網球舉幾個例子。一個準備要接發球的選手通常會以運動員姿勢站在底線上或是底線後，然後往左或往右移動，並以交叉步跑動來接球。接著，接發的選手會站穩雙腳並且旋轉軀幹來回擊。當球離開拍面後，選手會橫向移動，以便重新回到中央位置，為下一球做好準備。

這個過程可能會促使選手往兩側移動或倉促上到網前，也有可能會採取較大步幅的跨步來接網前吊球，又或者停止向前跑，雙腳停在原地以延伸拍子的方式來接對角抽球。

只要我們可以將這些動作分類，並且瞭解這些起始和結束的姿勢及動作，接著我們就可以在進階運動表現的階段加入這些特定的動作練習。完成上述的過程後，我們已經創造了一系列在配合持拍或或不持拍下相應的動作、姿勢和轉換動作練習，這讓我們可以在運動員復健的進階過程中增加一些訓練的複雜性和速度。

首先，我們可能會從加速度和減速度這些基礎的運動表現元素開始。接者，我們可以配合特定的技巧或動作，進入到運動專項的情境，比如網球的發球動作。

使用動作分析方式一方面可以幫助我們這些專業人士，另一方面也可以幫助我們的運動員。當我們以一般角度看待傷後重返競技運動這件事時，可能會讓人有點害怕，有時候甚至會覺得是一個不可能的挑戰。然而，如果我們把復健過程的最後階段分解成小的、可行的行動，並鼓勵運動員專注在眼前的每一步，享受每個當下，就有助於讓運動員將生理和心理投入在那些可以明確定義、執行並且可達成的目標上。而不是去擔心那些他們還沒做的事，並用負面的方式告訴自己：「這太難了。我永遠都不可能回到原來的水準」。

如果你能夠讓他們專注在小目標，並且為那些小小的成就喝采，他們就能避免那些可能影響恢復與耽誤最終目標的負面心態出現。

設計動作分析

要設計動作分析，你需要對你想要分析的運動有一定程度的瞭解。如果你對該運動沒有足夠的知識，你就需要向其他具備這些運動專項知識的人學習，包括你的運動員。

當我一開始在 Athletes' Performance 工作時，我訓練的是一些競技層級比較高的棒球選手。那時候我對棒球比賽的細節、打擊機制或投球機制瞭解得非常少，而且我也不打算裝得好像我什麼都懂。

我知道我的客戶正在面對的身體狀態與傷害，他們告訴我

他們的知識，而我展現我的學問，然後我們一起尋找解決問題
的方法。我和他們一起看許多運動的影片，一起重新檢視打擊、
投擲、跑壘和守備，然後一起討論。

　　我請他們示範站姿，接著我們再一起看影片來檢視兩者之
間是否一致。我們會用慢動作播放那些影片，分解運動員每個
動作之間的交替。最後，我們一起制定了回場的計畫，並根據
這計畫開始執行。

　　我想提的重點是：不要試圖在你明明不擅長的領域表現得
像個專家。當你在胡扯、用了錯誤的用語，或是不確定自己在
說些什麼的時候，運動員都會發現。請向專家請益，閱讀相關
書籍，仔細推敲影片，並且跟你的運動員對話。這些都是你設
計動作分析的第一步。

　　從這裡開始，你應該能利用本書先前討論過的動作分類，
從他們的動作裡找出小的動作模式。他們做的是哪一種線性或
多方向動作，他們如何把這些動作連結起來？如果我們無法執
行這些拆解後的動作，我們就無法將動作依序連結起來。

　　舉例來說，足球選手需要能夠用頭頂球。頭頂球的動作包
含加速，有可能慢慢轉變成絕對速度，接著跳起來頂球。為了
要讓足球選手能夠做到衝刺與頭頂球，他們必須具備加速，可
能還要維持絕對速度，以及跳躍和落地的能力。

　　回到運動表現的訓練，我們會在不同的日子裡分別訓練加
速度、絕對速度、跳躍和落地的技巧，直到運動員開始可以順
暢執行每個動作要素。一旦他們做到後，我們就把這些動作元
件組合起來。

　　我們也許是要求他們跑三十公尺，從加速度轉換到絕對速
度，也許是讓他們執行特定的任務，在任務中，他們必須往某
個目標跑，接著跳起來碰觸某個標的物。接著，我們藉由讓他
們在跳躍中用頭頂移動中的球來增加動作的變化性。這些排列
組合的可能性是無限的。

　　上述提到的可能是某一個足球選手會面臨到的其中一種動
作次序。那麼其他的呢？其他運動專項的運動員又會使用什麼
樣的動作次序呢？只要你對運動的動作要素有一定的認識，你

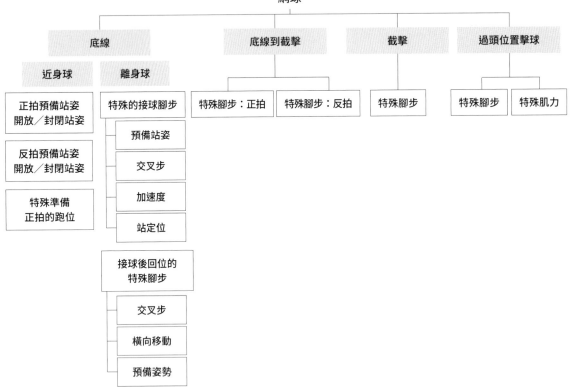

圖 11.1　EXOS 的動作分析範例

設計動作分析時，你需要將必要執行的主要動作條列出來。

在每個大分類之下，所有構成大分類的細節要點也需要列出來。這些動作接著就可以進一步被拆解，直到你找出需要執行的基礎運動動作。

一旦我們確認該運動中每一個主要動作的構成要素後，就可以著手訓練第十章談到的基礎動作模式，並且將這些動作整合到更大的動作之中。

就可以把這些要素組合起來，打造出復健中的運動員需要學著面對的真實情境。

就如同前面提到的網球和足球例子，為了完成動作分析，你需要一個個研究、解構選手可能會用到的動作模式，以及他們在執行時的動作順序。你需要判斷他們執行的是哪些活動，並且將這其分門別類。

舉例來說，棒球選手需要投擲、打擊、跑壘和守備。以打擊為例：他們首先會採取打擊姿勢、揮棒，接著用最快的速度衝向一壘，並且決定是否要往二壘前進，根據他們打擊的情況甚至會要決定是否可以再推進到三壘。

根據打者是左打或右打，他們踏出去轉換到加速度的腳步會有所不同。當然，他們都必須加速通過一壘，踩到壘包。他們也許會決定跑過一壘朝二壘前進，並且用頭或腳先觸碰到壘包滑壘上到二壘。

在這個動作分析中，有打擊姿勢、轉換腳步的加速衝刺和減速。我們也可能有變換姿勢的腳步、加速度、曲線－直線的跑和滑壘。每一個要素都必須單獨訓練，最後才能夠被整合起來。我們會採取同樣的方式分析跑壘、特定位置的守備和投球的情境。

設計動作分析看起來可能很嚇人。然而，只要你將這個動作分析的計畫準備好，你將以此為基礎幫助每一個你協助的運動員。

邀請專家加入

在Athletes' Performance，我很幸運地能夠和幾位在運動表現領域頂尖的專家一起工作，包括Mark Verstegen、Darryl Eto、Joe Gomes、Luke Richesson、Craig Friedman、Brandon Marcello等。

儘管有豐富的經驗，我們仍然體認到要制定一個有效的復健計畫和動作分析工具，因為我們對人體是如何運作的知識並不足夠。我們也需要能應用我們為專項運動發展出來的進階技巧和想法。我們需要那些內行人才具備的智慧，這個部分只有技術教練才能協助我們。

舉例來說，在我們協助足球選手時，需要訓練過頂尖足球選手的教練提供他們的見解。在某些運動中也有很多深入的細節，不同的專項位置有不同的動作技巧。例如美式足球，我們需要四分衛教練、外接手教練、跑鋒教練、進攻鋒線教練和防守鋒線教練提供他們的回饋。有了這些專項位置教練的協助，我們為運動員制定的動作分析就不會只是以研究和運動科學觀點為基礎，而還能兼顧實務層面的需求。

當我們已經完成基礎運動要素的訓練，接著在需要幫助運動員訓練進階運動表現的階段中，邀請專項運動專家一同合作，讓運動員具備回場後的專項能力尤其重要。

這種兼容並蓄的合作方式需要我們懷有一顆謙卑的心。你可能會覺得自己在所屬的領域中是是萬中選一的傑出人才。這麼想很好，但你不可能懂所有的事情。

我們需要時刻提醒自己，我們最重要的任務是協助運動員恢復健康——這其中的主角是運動員，不是我們。自我中心和驕傲及其衍生出來的剛愎自用會成為我們前進路上的阻礙。接受自己並非無所不知，並且在我們的職業生涯中持續學習，就能提供給客戶更好的服務。另一方面，這也將能協助我們達成心中可能懷抱的個人願望。

我在職棒工作的時候，當時我正在協助一個肘關節術後的選手復健。在我開始替他做進階運動表現訓練之前，我退一步觀察他和一位經驗豐富的投手教練之間的互動。雖然這位投手教練的背景、教育歷程和生命經驗都與我有很大的不同，但教練和我同樣都把這個選手的健康擺在第一位。

我和教練都曾嘗試告訴選手同樣的事，但這位教練很瞭解選手，並且能夠用和選手一樣的語言與他對話。那時我就開始記錄教練用什麼樣的語彙表達特定的概念，然後努力將這些用語融入我的後續訓練之中。

言語之外的溝通交流對運動技能的發展也非常重要，我花了很多心思觀察這位教練是如何用非語言的表達來指導選手。[274]結果，這個投手比預定的進度更早重回運動場，而且在傷癒復出的首戰，他的表現超越任何人的預期。

之所以能有這樣的結果是因為我沒有自顧自地堅持自己的方式，我願意承認自己懂得並沒有這位優秀的教練多，並且願意在他與選手溝通的過程中追隨他的領導。

在觀察 Jurgen Klinsmann 帶領美國男子足球國家隊的時候，我也得到類似的收穫。這位教練曾經以球員的身分贏得世界盃足球賽以及許多俱樂部比賽的獎盃，他同時還是一位國際級的教練，帶領一支不被看好的球隊達成超乎預期的紀錄。

我觀察他如何與球員溝通，以及如何設計模擬比賽的訓練內容。這個經驗讓我學會如何為運動員量身訂做，設計更接近專項需求的復健計畫。

這些收穫不只能應用在棒球和足球，同樣的概念在其他運動專項和與任何技術教練、專項位置教練和總教練工作的過程中都一樣有效。提出問題、測試我們讀過的理論，並且學習用接地氣的語言溝通。向教練展現你對他們的尊重，並且讓他們明白你想要借重他們的智慧來幫助選手。大部分的教練都會非常樂意分享他們所知的內容，也願意一起參與選手復健的最後階段。

大部分的教練也會非常渴望在幫助選手重新回到先發陣容的過程中，讓選手依舊感覺到自己仍是球隊的一分子。通常教練會希望能夠協助並和你一起避免讓選手感覺自己處在孤立狀態 —— 感受孤立無助是受傷後普遍會有的心理反應。[275]

制定可被執行的 回場時間表

當運動員擺脫疼痛和其他傷後的急性反應，恢復完全的生理功能，並且開始進行專項相關的訓練時，他們對於回場的興奮之情會發展得很快。日漸復原的選手非常渴望歸隊和隊友一起接受訓練，教練則希望有完整的陣容可以調配，球迷和媒體在這個過程中也會有一些影響力。[276]

上述的這些殷切期待與熱情可能給你壓力，讓你在選手的身心尚未完全準備好之前就倉促地讓他們回場。你必須耐得住這些外部的壓力，尤其是你認為自己具有討好他人的個人特質時。記得，你的工作並不是為了要討粉絲、媒體、教練甚至是運動員開心，我們工作的首要目標是要盡可能地照顧運動員的健康。[277]

為了實現目標，你應該遵循以下三個簡單的步驟：

臨床錦囊

步驟一 —— 制訂回場計畫：
設定短期目標來確保長期目標可以完成。

步驟二 —— 團隊合作，切勿單打獨鬥
請和所有相關人員保持溝通，包括行政單位、教練團、經紀人、病人和其他醫療團隊的專業人員。

步驟三 —— 按部就班跟著計畫走
根據你安排好的計畫循序推進或退回幾步以幫助運動員回場。不要讓外部的干擾或壓力改變你為選手安全回場所擬定的計畫。

制定回場計畫

從你計畫返回賽場的日期開始往回推算，設定重要里程碑的目標日期，比如「三月二十二日開始跑步」或「五月十二日開始三對三鬥牛」。

當我們制定計畫和安排時間表時，要邀請每一位照顧運動員和負責運動表現的專家們一同設計，確定你的時間安排與他們的一致。

從目標日期往前推算，你就可以給運動員足夠的時間逐漸增加訓練的強度、時間和頻率。如果選手在過程中沒有達成某個目標，你就會知道他的回場日期也許會往後延宕。

以里程碑作為達標的標記點，就能立刻知道運動員的狀況，給予團隊中每個人足夠的時間設定新的目標與推延回場日期。這樣一來，隨著原先預定回場的日期接近時，就不會有任何意外的狀況出現，例如出現運動員怎麼會「突然」無法按照計畫回場的情況。

如果在銜接復健與運動表現的連續過程中遇到任何問題，重要的是要保持接納的態度，讓運動員退回到前一個階段，花更多的時間建構基礎。這種需要緩一下的狀況有時會發生在運動員很接近回場的時候。舉例來說，你要求一個棒球選手在回到大聯盟隊伍之前必須能夠出戰兩場小聯盟的賽事。如果在測試賽後有任何疼痛、活動限制或任何問題出現，就說明這個選手還沒有準備好踏上回場的最後一步。

舉個具體的例子，比如有個選手需要在三十號回歸比賽。你也許會決定讓這個選手在沒有任何限制的條件下，完整參與一週的訓練，這意味著這個選手必須從二十三號就開始完整地參與練習。

為了做到這一點，這個選手在這之前需要幾天隨機的動作練習，所以再前推，你必須在十九號開始進行這些訓練。

而在你安排選手進行隨機的動作訓練之前，你可能會要以規畫好的多方向動作做一週的訓練──因此這些訓練必須要在十二號開始介入。同樣地，在多方向動作訓練之前，勢必會有線性動作的練習，需要在五號之前能夠全速衝刺。

根據上述的邏輯，繼續以這樣的方式回推日期，直到你制定出完整的回場計畫。

團隊合作，切勿單打獨鬥

如果受傷的運動員和教練團瞭解你的計畫內容，而你也保持溝通，在復健的過程中讓他們知道進度以及遇到的問題，他們就可以瞭解你的立場和計畫。

在這個階段，頻繁地向所有參與選手訓練的相關人士更新選手的最新狀況是很重要的，尤其是總教練和受傷的運動員。同時，你也必須讓他們知道你所做的事會影響原定時間表臨床決定的原因。讓大家在過程中的每個階段都能感覺彼此是合作夥伴，事情會進行得更順利，減少一些反對意見和摩擦。

不論有什麼外部壓力，跟著計畫走

即便你每天都必須再次表態，也請清楚表明選手的健康和福祉是你的首要目標，並且說明倉促地完成復健訓練計畫將會危害到這個目標。

當職業運動員身上綁有年度合約時，他們會非常渴望盡快回歸比賽來證明自己的價值。在這種狀況下，你需要向選手解釋如果他們太早回場，他們可能會失去所有未來的職業生涯。有時候你可能需要從他們手中拯救他們。

在賽季的某些階段，總教練可能會比平常承受更多需要贏得比賽的壓力。然而，如果你讓這種不惜一切代價都要贏的心態影響既有的回場時間表，就只會危害受傷的運動員。你不能讓情緒掩蓋或凌駕理性的判斷。

不論要承受什麼樣的壓力——包括總教練的憤怒，你都必須保持堅定的立場，解釋你的考量與理由，並且保護運動員。

總結

　　進階運動表現與運動員個人、運動專項和其專項位置息息相關。我們的職責是帶領運動員從基礎運動動作一路回到專項運動與專項位置的競技動作一步步完成計畫，並且確保運動員為最後的目標做好準備：也就是重新回到運動場。

　　運動醫學和運動表現專業人士必須把自我擺到一旁，以運動員的最佳利益出發，在過程中攜手合作。運動員必須瞭解自身的短期和長期目標以及其各自的期限，如此一來，回場時程有任何進度的推延也不會讓人太過詫異。

　　擁有完整的動作分析與訓練所有必要動作的計畫，將有助於運動員達成回場的目標。這樣可以降低因為不熟悉特定專項動作而再次受傷的風險。

　　技術教練可以讓選手在復健與回到完整團隊練習的轉換過程變得更輕鬆，也可以增進你對專項運動的瞭解。

CH12

第十二章 ｜ 從復健到運動表現

—— 最後的思考

沒有什麼事情比讓運動員重返賽場更艱難的了。這是一個複雜的過程，需要將很多事情整合在一起。我們的目標是讓傷癒復出的運動員回到受傷前的水準，甚至更好。

這正是驅使我寫下這本書的動機。我希望能寫出一份指南，讓所有臨床工作者、不同派別以及不同的訓練和復健哲學能夠被整合成一個系統。不依據特定訓練方法，而是在這個連續的過程中，各個專業、學派與訓練和復健哲學皆能有其發揮的位置，共同成就運動員的最大利益。

本書的目的在於幫助你實踐以病人主體的照護模型，不只是要幫助運動員恢復完整的功能，更重要的是幫助他們找回真正的健康。在道德和倫理上，我們有義務做得更多。

年輕的專業夥伴很常問我關於進修方面的事。他們應該優先選擇什麼課程？接下來應該要專攻哪一個領域？甚至連經驗豐富的臨床治療師和體能教練也會問我一樣的問題。藉由本書銜接復健與運動表現的概念，我希望我可以為每一位專業人員解答他們的疑問。

當你閱讀本書時，如果你發現自己雖然有扎實的基礎－進階階段的專業訓練，但對體感控制沒有太多經驗，請回頭到本書的第七章，看看我們提到的相關研究，你就可以在其相關領域更深入地進修。

你可能會發現自己在某個領域稍嫌不足，而你現階段的工作環境不允許你將精力專注在該部分。在這種情況下，你知道你應該要和某個領域的專家建立專業的合作關係，以便在客戶需要時可以適當地轉介。

不論是肌力與體能訓練、運動防護、物理治療或任何其他專業，當我們面對的是客戶的健康照護，就不能再把自己的專業領域視為最重要的萬靈藥。不論你在你的專業領域有多優秀，或是你的臨床技術多麼有效，單打獨鬥是行不通的。

這本書應該幫助你找到自己的專業在銜接復健與運動表現過程中的定位，讓你明白在哪些部分你需要進一步尋求協助，並且讓你看見有哪些階段，當你願意敞開胸懷接納另外一個專家共同解決問題時，你的運動員將會受益無窮。我希望這本書的內容展示了多元專業團隊的必要性，對我們的運動員來說，缺少任何一個專業的協助都是損失。

當你進一步研究某些領域時，請仔細領會其實所有學派的思維講的都是同一件事。不論研讀的是哪一個訓練學派的網站，比如FRC、FMS、DNS或PRI，你會發現他們核心的基礎概念都非常相似，比如說：

- 仔細評估你的客戶
- 提供主動介入
- 重新評估一次
- 活動度和穩定度都很重要
- 神經系統很重要
- 不論用什麼方式稱呼連結胸部與大腿之間的這個部位，它都相當重要
- 從生存、放鬆、活動度到穩定度等，呼吸對人體系統有著不可思議的影響。

幾乎每一個值得學習的學派所秉持的核心概念都非常類似。這些學派全都可以在銜接復健與運動表現的過程中相輔相成。另外，我希望這本書可以提醒大家跨領域多元合作的重要性。這在許多情況下似乎很難，但這是個必須保有的信念。

你也許沒有辦法聘請一個營養師，但你應該要有一個能在你有需要時，打通電話或寄一封電子郵件就可以將問題轉介給他的工作夥伴。我們應該在日常工作之外保持良好的合作關係，建立橫跨專業的支援網絡來幫助我們的運動員把復健到回場之間的過程銜接地更好。

我希望當你閱讀完本書時，你已經能夠在以病人為中心的銜接復健與運動表現的模型中，瞭解你專業的強項為何，同時也能夠謙卑地用新的視角看見自己的不足之處。這樣不僅可以幫助你找到你現有照護策略的缺口，也能引導你拓展人際網絡，認識一些在技能上與你互補的專業人士。

請參閱本書下一章的參考資料和附錄，以便在本書提及的

諸多議題中獲取進一步的資訊。在復健到運動表現的連續過程中實在有太多資訊無法囊括在一本書中。

相對地，我希望提供你一個架構，利用這個架構為骨幹，你可以幫助你的客戶在銜接復健與運動表現的過程更為順暢。我也提供更多的參考資訊，以便你查找更多其他相關議題的詳細資料。

撰寫這類書會遇到的問題就是資訊日新月異。我盡可能提供一些經過同儕審查的研究文獻供讀者閱讀，然而我建議大家還是要針對自己有興趣的主題進行相關研究文獻的閱讀。

如今，我們可以取得的資料可能已經多得讓你暈頭轉向。建議你在回顧文獻時，試著以系統性回顧和統合分析研究為主，若是你有興趣的主題沒有這個類型的文章，閱讀隨機對照試驗的研究也會很有幫助。

若上述的這些你都搜尋不到，非隨機對照試驗和病例系列報告的文章也可以提供足夠的資訊讓你開始著手研究這個議題。最後，要記得遵循科學的原則和你個人的經驗，並且讓那些你尊敬的人們指引你的臨床和肌力與體能的實務操作。

銜接復健到運動表現是個相當複雜的過程。我希望藉由這本書提供大家一個在未來都有所幫助的組織系統概念，以確保銜接復健到運動表現有正確程序得以依循。

在運動復健和運動表現領域，這是一個令人興奮的時刻。資訊持續日新月異，更新的速度讓人難以追趕。這個組織過的系統可以提供你一個包容新舊知識的架構，因為它探討的是關於如何幫助受傷的運動員從復健漸進到運動表現的過程。

我寫下這本書的目標，是為了提供一些組織架構給正在閱讀的你和你的夥伴，以給你的運動員最好的照護。

誠摯地感謝，

Sue Falsone

APPENDIX

附錄

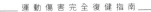

附錄一
銜接復健與運動表現間的橋梁

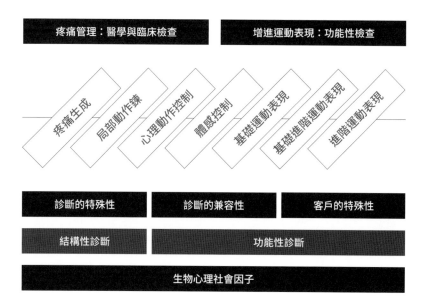

疼痛生成
若有引發疼痛的組織,請確認該組織為何

局部動作鍊
確認疼痛生成的原因

心理動作控制
讓正確的肌肉在正確的時間點活化

體感控制
所有姿勢反應、本體感覺、神經肌肉控制和體感系統等考量

基礎運動表現
基礎肌肉力量與爆發力

基礎進階運動表現
運動動作技術

進階運動表現
將運動動作應用到特定的運動或任務上

附錄二
銜接復健與運動表現的評估

範例一

客觀的失能	影響的動作	目標	計畫
1. 功能性動作檢測（FMS）分數為8/21，且有嚴重的軀幹線性與旋轉失能，深蹲時雙膝疼痛，在直線前蹲時左膝疼痛且右腳向前傾。	不良的軀幹線性穩定與旋轉穩定會顯著影響下肢力量傳遞到上肢的方式，而且可能是上肢與下肢問題的來源。在做投球動作時，雙側膝關節的疼痛也會限制力量傳遞的能力。	在接下來的四週內，功能性動作檢測分數達到12/21。	軀幹線性穩定與旋轉穩定漸進訓練計畫，以及雙側髖關節穩定。
2. 髂腰肌無力：右側3+/5，左側4+/5。雙側下背部出現代償動作。	雙側髖關節屈曲無力和代償動作會使其他髖關節群承受額外的應力。無法在動作時穩定軀幹也會給髖屈肌群更多的應力。這些都會影響傳遞力量的能力。	四週內，髂腰肌徒手肌力測試雙側皆達4/5，且測試時沒有疼痛或代償動作出現。	軀幹和髖關節穩定，特別是雙側的髂腰肌肌力強化。
3. 右側髖關節碾磨測試呈陽性反應，並且在髖關節屈曲終端角度時出現前方夾擠的狀況。右側髖關節內旋角度16度。	右側髖關節關節內部可能出現的紊亂以及不適當的股骨關節面動作，將會造成疼痛，影響力量傳遞至右側髖關節的方式，並且可能增加右側腹股溝的應力。	在接下來的四到六週內，碾磨測試呈現陰性；恢復右側髖關節正常的關節面動作。	在右側髖關節實施關節鬆動術，以恢復正常的髖關節關節面動作。
4. 髖關節伸展機制測試：右側臀肌疲勞，且右側腿後肌過度主導。左側髖關節伸展時，雙側的脊柱旁肌加入啟動伸髖的動作。	協同肌主導將會導致力量由下半身傳遞至上半身的傳遞機制改變，使得下背與腿後肌的應力升高。	在四到六週內，恢復正常的肌肉活化模式。	重新教育雙側髖關節和軀幹的神經肌肉，漸進強度的臀肌肌力訓練。
5. 側躺髖外展：左側的髖外展由腰方肌啟動，右側的髖外展由闊筋膜張肌啟動。	協同肌主導動作將會導致力量由下半身傳遞至上半身的機制改變。	在四到六週內，恢復正常的肌肉活化模式。	以漸進的臀肌肌力訓練重新教育右側髖關節的神經肌肉控制。

範例二

客觀的失能	影響的動作	目標	計畫
1. 視診：運動員的左側膝關節有輕微腫脹。	輕微的腫脹可能會抑制股內側肌的肌肉活化。	四週內，減少腫脹。	股四頭肌活化與肌力訓練，若有需要，也可以加入關節鬆動術、冰敷和壓迫等。
2. 關節活動度：左側膝關節屈曲 126 度，右側膝關節屈曲 135 度，左側膝關節伸展 -5 度，右側膝關節伸展 0 度。	膝關節活動度下降會抑制病人做直立負荷的活動。	四到六週內，恢復正常且無疼痛的關節活動度。	加入關節鬆動術，以確保完整關節活動度所需的適當關節面動作。
3. 肌力：左側下肢肌力下降，整個左側下肢的肌力皆是 4/5。	肌力下降會抑制肌肉的吸震能力，可能會導致落在膝關節上的應力增加。	四到六週內，恢復正常且無疼痛的肌肉力量。	漸進的肌肉活化與肌力訓練運動。

附錄三
疼痛機轉指南

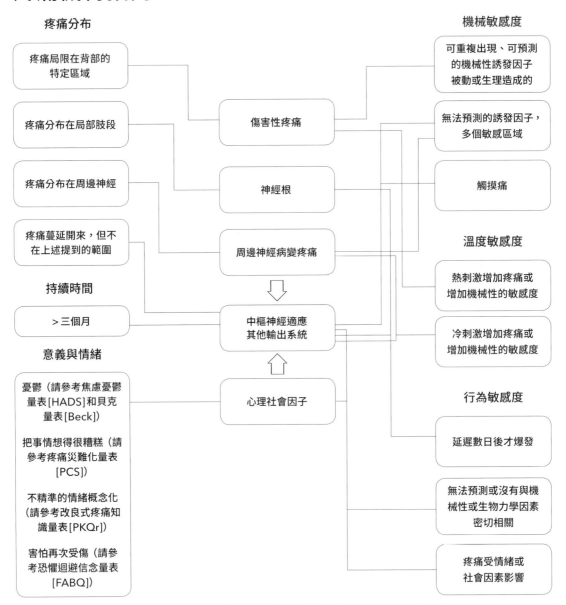

這是一份解讀疼痛評估的指南，可以用於辨別疼痛因子是源自傷害性和非傷害性的範疇。這些疼痛模式和生物學上的疼痛機轉一致（傷害型疼痛、神經根［也包含脊髓背角神經節誘發的疼痛性放電］）、周邊神經病變和中樞神經、免疫系統、自律神經和內分泌系統的因素）。心理社會因素顯然會造成中樞神經系統的疼痛，而不是生物學上的因素所致。
疼痛災難化量表（PCS）＝ Pain catastrophizing scale；改良式疼痛知識問卷（PKQr）＝ Revised pain knowledge questionnaire；恐怖迴避信念量表（FABQ）＝ Fear avoidance beliefs questionnaire。

附錄四
JANDA 功能性檢測

病史與主訴	
姿勢——紀錄要點 肌肉張力 不對稱 身體上的標記點	觀察視診
平衡感——考量要點 單腳站立 一腳腳跟與另一腳腳尖碰觸站立（Tandem stance） 開眼 vs. 閉眼 轉頭	觀察視診
步態 不對稱 典型的模式	觀察視診
運動功能——動作 （進一步的資訊請參閱《肌肉不平衡的評估與治療：揚達療法》一書的第六章） 肩關節外展 伏地挺身 頸椎屈曲 腹部捲曲 髖關節外展 髖關節伸展 呼吸模式 水平旋轉功能	觀察視診
肌肉長度 （進一步的資訊請參閱《肌肉不平衡的評估與治療：揚達療法》一書的第七章） 下肢 上肢	觀察視診
激痛點鍊 （進一步的資訊《肌肉不平衡的評估與治療：揚達療法》一書的第八章）	觀察視診
肌肉表現 若有需要，請進行徒手肌力測試	測試結果
關節活動度——關節的完整性	結果
特殊測試	紀錄完成的測試與測試結果
註記	其他上面沒有記錄到的客觀發現

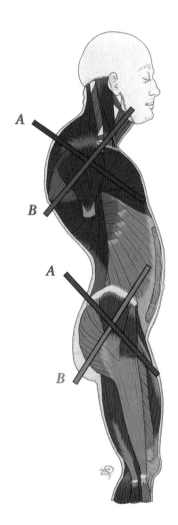

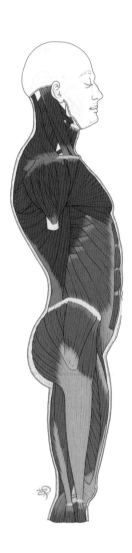

上交叉症候群相關的肌肉不平衡	
A 緊繃 / 過度活化	B 無力 / 被抑制
• 胸肌	• 頭長肌
• 上斜方肌	• 頸長肌
• 提肩胛肌	• 舌肌
• 胸鎖乳突肌	• 前鋸肌
• 肩胛下肌	• 菱形肌
• 闊背肌	• 下斜方肌
• 手臂屈肌群	• 後側旋轉肌群
	• 手臂伸肌群

下交叉症候群相關的肌肉不平衡	
A 緊繃 / 過度活化	B 無力 / 被抑制
• 髂腰肌	• 腹直肌
• 股直肌	• 腹橫肌
• 腿後肌	• 腹斜肌
• 豎脊肌	• 臀大肌
• 闊筋膜張肌	• 臀中肌 / 臀小肌
• 梨狀肌	• 股外側肌
• 腰方肌	• 股中間肌
• 腓腸肌 / 比目魚肌	• 脛骨肌群

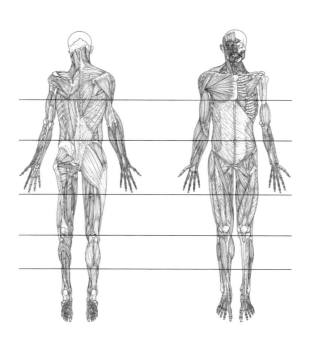

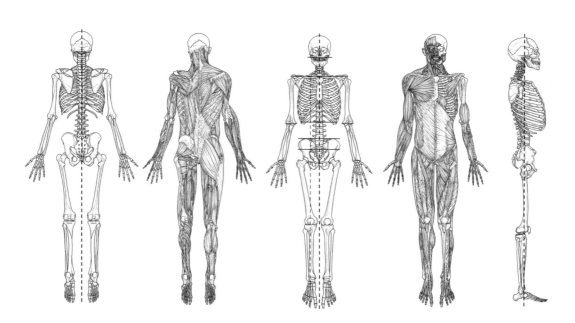

附錄五
FMS 評估表單 功能性動作評估表單

姓名：_____ 日期：_____ 生日：_____

地址：_____

居住城市／州／郵遞區號：_____ 電話：_____

學校／隸屬單位：_____

身高：_____ 體重：_____ 年齡：_____ 性別：_____

主要從事的運動：_____ 主要的專項位置：_____

慣用手／腳：_____ 先前的測驗分數：_____

測驗		原始分數	最終分數	註解
深蹲				
跨欄	左			
	右			
直線弓箭步	左			
	右			
肩關節活動度	左			
	右			
肩關節排除測試	左 +/-			
	右 +/-			
自主直膝抬腿	左			
	右			
軀幹穩定伏地挺身				
伸展排除測試	+/-			
旋轉穩定	左			
	右			
屈曲排除測試	+/-			
總分				

原始分數：這個分數是為了分別標示左側和右側的得分。在七項的測驗中，其中五項須分別記錄左側與右側的得分，並記錄在空白欄位中。

最終分數：這個分數是用來標示該測驗的整體得分。兩側最低的原始分數即代表該測驗的最終得分。某個人在測驗動作中，右側得到三分，左側得到兩分，最終的得分即為兩分。各項測驗的最終得分在加總計算後即為總分。

排除測試：陽性反應代表疼痛，陰性反應為沒有疼痛。如果有疼痛的情形則紀錄（+），該項測驗的得分為零分。

附錄六
精選功能性動作評估給分紀錄表

SFMA 初篩動作					
SFMA 評分		有功能 無疼痛	有功能 有疼痛	無功能 有疼痛	無功能 無疼痛
頸椎屈曲					
頸椎伸展					
頸椎旋轉	左 右				
上肢模式 1 （MRE，肩關節內旋伸展）	左 右				
上肢模式 2 （LRF，肩關節外旋屈曲）	左 右				
多關節屈曲					
多關節伸展					
多關節旋轉	左 右				
單腳站立	左 右				
雙臂擺放身側下蹲					

SFMA 初篩動作

姓名：　　　　　　日期：　　　　　　總得分：

頸椎屈曲　　　□ 疼痛

□ 下巴無法觸碰到胸骨

□ 脊椎曲線不平均

□ 動作過度用力和／或缺乏良好動作控制

頸椎伸展　　　□ 疼痛

□ 臉部與地平線的夾角大於十度

□ 脊椎曲線不平均

□ 動作過度用力和／或缺乏良好動作控制

頸椎旋轉　　　□ 向右旋轉疼痛　□ 向左旋轉疼痛

□ 右側　　□ 左側　下巴／鼻子無法對齊鎖骨中點

□ 右側　　□ 左側　動作過度用力和／或明顯不對稱或缺乏良好動作控制

上肢模式 1-MRE　　□ 右側旋轉疼痛　　□ 左側旋轉疼痛

□ 右側　　□ 左側　無法觸摸到肩胛骨下角

□ 右側　　□ 左側　動作過度用力和／或明顯不對稱或缺乏良好動作控制

上肢模式 2-LRF　　□ 右側旋轉疼痛　　□ 左側旋轉疼痛

□ 右側　　□ 左側　無法觸摸到肩胛棘

□ 右側　　□ 左側　動作過度用力和／或明顯不對稱或缺乏良好動作控制

多關節屈曲　　　□ 疼痛

□ 摸不到腳趾

□ 薦椎角度小於七十度

□ 脊椎曲線不平均

□ 身體重心沒有向後推移

□ 動作過度用力和／或明顯不對稱或缺乏良好動作控制

多關節伸展　　　□ 疼痛

□ 上肢無法達到或保持一百七十度

□ 髂前上棘（ASIS）沒有向前超過腳尖

□ 肩胛棘沒有向後超過腳跟

□ 脊椎曲線不平均

□ 動作過度用力和／或明顯不對稱或缺乏良好動作控制

多關節旋轉　　　□ 向右側旋轉疼痛　　□ 向左側旋轉疼痛

□ 右側　□ 左側　骨盆旋轉小於五十度

□ 右側　□ 左側　軀幹旋轉小於五十度

□ 右側　□ 左側　動作過度用力和／或明顯不對稱或缺乏良好動作控制

單腳站立　　　□ 右側疼痛　　　□ 左側疼痛

□ 右側　□ 左側　開眼站立時間小於十秒

□ 右側　□ 左側　閉眼站立時間小於十秒

□ 右側　□ 左側　失去平衡

□ 右側　□ 左側　動作過度用力和／或明顯不對稱或缺乏良好動作控制

深蹲　　　　　□ 疼痛

□ 髖關節無法下蹲到低於大腿與地面平行的線

□ 無法將拳頭放到地面上

□ 關節在矢狀面上沒有保持良好排列：右＿＿＿＿　左＿＿＿＿

□ 動作過度用力，重心偏移和／或缺乏良好動作控制

附錄七
延伸閱讀

acatoday.org

全美最大的職業整脊協會網站。

acsm.org

美國運動醫學會是世界上規模最大的運動醫學與運動科學組織。

ama-assn.org

美國醫學會的官方網站。

americanweightlifting.com

奧林匹克舉重教練 Glenn Pendlay 的個人網站。

anatomytrains.com/kmi

解剖列車的網站，重點介紹 Tom Myers 的研究。

apta.org

美國物理治療師協會是一個以物理治療師為對象的會員組織。

apta.org/StateIssues/DirectAccess

有關您所在州別的第一手物理治療資訊可以參考這個網址。

atsu.edu

A.T. Still University 是全世界第一個骨科醫學健康照護的創始機構，由 Andrew Taylor Still 於一八九二年所創立。

bmulligan.com

Brian Mulligan 的網站，包括其結合動作的鬆動術技巧和徒手治療。

bocatc.org

認證委員會是為入門級運動防護師提供認證的機構。

bodybyboyle.com

Muchael Boyle 的肌力與體能設施的網站。

brandonmarcellophd.com

Brandon Marcello 的 High Performance 官方網站。

buckeyeperformancegolf.com

更多與體適能、運動表現、檢測和復健相關的資訊可以參考這個網站。

certifiedfsc.com

此網站是為功能性肌力教練（由 Michael Boyle 認證的肌力與體能教練）提供。

coachdos.com

Robert dos Remedio 的肌力與體能訓練網站。

cvilleneuroandsleep.com

Chris Winter 的夏洛茨維爾神經學（Charlottesville Neurology）和睡眠醫學診所網站。

danjohn.net

Dan John（運動員、肌力教練與作家）的官方網站。

facebook.com/dannyquirkartwork
　　Danny Quirk是為本書繪製插畫的醫學插畫家。

fascial-fitness.de/en/starting-page
　　介紹以筋膜訓練為創始的訓練方法的筋膜適能網站。

fascialmanipulation.com/en/
　　此為Luigi Stecco創立的筋膜調理網站。

functionalanatomyseminars.com
　　更多關於功能性活動度釋放、功能性活動範圍調節和功能性活動度評估的資訊可以參考這個網站。

functionalmovement.com
　　功能性動作系統的網站，包括功能性動作檢測（FMS）、精選功能性動作評估（SFMA）、Y字平衡測試（YBT）和基礎體能篩檢（FCS）。

functionalmovement.com/system/sfma
　　更多關於精選功能性動作評估的資訊可以參考這個網站。

goldmedalmind.net
　　Jim Afremow博士的網站，刊登了他的著作《冠軍的復出》（The Champion's Back）。

graycook.com
　　Gary Cook的文章和播客網站。

hawkgrips.com
　　HawkGrips工具輔助軟組織鬆動術的官方網站。

hevatech.com
　　更多關於拔罐療法和拔罐器具的訊息可以參考這個網站。

immaculatedissectio.com
　　Danny Quirk、Kathy Dooley和Anna Folckomer的解剖教學網站。

iyca.org
　　國際青少年體能訓練協會的網站。

jandaapproach.com
　　更多關於Vladimir Janda博士的研究可以參考這個網站。

meyerpt.com
　　健康保健相關產品與設備的網站。

mobilitywod.com
　　Kelly Starrett關於Mobility WOD的網站。

mohrresults.com
　　Chris和Kara Mohr的網站，提供營養和生活方式的相關資訊。

muscleactivation.com
　　這是針對肌肉失衡問題相關的肌肉活化技術官方網站。

mytpi.com
　　與高爾夫專項相關的健康議題、體適能和揮竿建議可以參考這個網站。

nata.org
　　美國運動傷害防護協會是美國檢定合格運動防護師的會員組織。

nata.org/about/athletic-training/obtain-certification
　　更多關於如何成為美國檢定合格運動防護師的資訊可以參考這個網站。

nsca.com
　　美國肌力與體能協會是由投入肌力與體能領域的肌力與體能教練、個人運動指導、研究人員和教育工作者所組成的會員組織。

nsca.com/Certification/CSCS
　　更多關於NSCA如何認證肌力與體能訓練

（CSCS）專家的資訊可以參考這個網址。

olagrimsby.com
OGI 骨科手法治療學院（Ola Grimsby Institution）的網站。

onebyonenutrition.com
更多和營養學和減重相關的資訊可以參考這個網站。

otpbooks.com
更多和肌力與體能以及復健醫學（physical medicine）相關的書籍、影片和音檔課程可以參考這個網站。

performbetter.com
訓練器材、硬體設備的設計和再教育相關的資源可以參考這個網站。

phillipbeach.com
《肌肉與經絡》的作者 Philip Beach 的網站。

pilates.com/BBAPP/V/index.html
更多關於皮拉提斯、皮拉提斯相關產品及教育的資訊你可以參考 Balance Body 的網站。

posturalrestoration.com
這是姿勢矯治學院的官方網站。

powerplate.com
更多有關震動式訓練及其產品的訊息可以參考這個網站。

powerspeedendurance.com
Power Speed Endurance 是一個在發展運動表現、體適能和健康議題上提供計畫編排、指導和教育的平臺。

precisionnutrition.com
更多關於營養學的資訊可以參考這個網站。

pt.wustl.edu/education/movement-system-impairment-syndromes-courses
與 Shirley Sahrmann 所開發的動作障礙系統相關的資訊可以參考這個網站。

rehabps.com/REHABILITATION/Home.html
更多關於布拉格學院（Prague School）和動態神經肌肉穩定術的資訊可以參考這個網址。

rolf.org/history.php
更多關於愛達‧魯爾夫、魯爾夫學院（Rolf Institution）以及魯爾夫結構整合法（Rolfing Structural Integration）的資訊可以參考這個網址。

somatics.de/en
Robert Schleip 以其在筋膜領域的研究而聞名，這是他個人的官方網站。

squattypotty.com
此為蹲式馬桶腳踏凳的網站。

strengthcoach.com
此為 Michael Boyle 的肌力教練論壇和教育網站。

strongfirst.com
更多 Pavel Tsatsouline 在壺鈴和肌力訓練教育方面的相關訊息可以參考這個網站。

structureandfunction.net
我創立的教育機構，可以搜尋這個網站尋找更多有關針灸和拔罐的資訊。

suefalsone.com
我的個人網站。

teamexos.com
EXOS 的官方網站。

thesleepsolutionbook.com

更多關於 Chris Winter 博士的睡眠書籍資訊
可以參考這個網站。

trxtraining.com

更多關於懸吊系統訓練及其產品的資訊可以參
考這個網站。

tuneupfitness.com

此為 Jill Miller 的網站，包含與 Roll Model®
和 Yoga Tune Up® 相關的資訊。

upledger.com/therapies/faq.php

更多關於顱薦椎治療法的相關資訊可以參考這
個網站。

wilfleming.com

Wil Fleming 的奧林匹克式舉重教育與教學
網站。

yogaalliance.org

更多關於瑜伽教師訓練的資訊可以參考這個網
站。

yogatoes.com

販售腳趾分離器的網站。

參考資料

1   Athletic Trainers, Regulation and Credentials, *www.nata.org/about/athletic-training*

2   William Kuchera and Michael Kuchera, *Osteopathic Principles in Practice*.

3   Andrew J. Teichtahl et al, "Wolff's Law in Action: a Mechanism for Early Knee Otearthritis," Arthritis Research and Therapy, September 2015.

4   Paul W. Hodges, Kylie Tucker, "Moving Differently in Pain: A New Theory to Explain the Adaptation to Pain," *Pain*, 2011.

5   Leeuw M, Goossens MEJB, Linton SJ, Crombez G, Boersma K, Vlaeyen JWS, "The Fear-Avoidance Model of Musculo- skeletal Pain: Current State of Scientific Evidence," *Journal of Behavioral Medicine*, 2007;30(1):77-94.doi:10.1007/s10865-006-9085-0.

6   Hug F, Hodges PW, Tucker K, "Task dependency of motor adaptations to an acute noxious stimulation," *Journal of Neurophysiology*, 2014;111(11):2298-2306.doi:10.1152/jn.00911.2013.

7   Hug F, Hodges PW, Carroll TJ, De Martino E, Magnard J, Tucker K, "Motor Adaptations to Pain during a Bilateral Plantarflexion Task: Does the Cost of Using the Non-Painful Limb Matter?" *PLOS ONE*, 2016;11(4):e0154524.

8   Hug F, Hodges PW, Carroll TJ, De Martino E, Magnard J, Tucker K, (2016) Motor Adaptations to Pain during Biateral Plantarflexion Task: Does the Cost of Using the Non-Painful Limb Matter? *PLOS ONE*, 11(4):e0154524.doi:10.1371/ journal.pone.0154524.

9   Covassin T, Beidler E, Ostrowski J, Wallace J, "Psychosocial Aspects of Rehabilitation in Sports," *Clinics in Sports Medicine*, 2015;34(2):199-212.doi:10.1016/j.csm.2014.12.004.

10 Page P, Frank C, Lardner R, *Assessment And Treatment Of Muscle Imbalance*, 1st edition, Champaign, IL, Human Kinetics, 2010.

11 Mark D. Thelen et al, "The Clinical Efficacy of Kinesio Tape for Shoulder Pain," *Journal of Orthopedic and Sports Physical Therapy*, 2008.

12 Hug F, Hodges PW, Carroll TJ, De Martino E, Magnard J, Tucker K, "Motor Adaptations to Pain during a Bilateral Plantarflexion Task: Does the Cost of Using the Non-Painful Limb Matter?" *PLOS ONE*, 2016;11(4):e0154524.

13 TL Chmielewski, "The Association of Pain and Fear of Movement/Re-injury with Function During Anterior Cruciate Ligament Reconstruction Rehabilitation," *Journal of Orthopedic Sports Physical Therapy*, December 2008.

14 Leeuw M, Goossens MEJB, Linton SJ, Crombez G, Boersma K, Vlaeyen JWS, "The Fear-Avoidance Model of Musculoskeletal Pain: Current State of Scientific Evidence," *Journal of Behavioral Medicine*, 2007;30(1):77-94.doi:10.1007/s10865-006-9085-0.

15 Stecco L, *Fascial Manipulation For Muscuskeletal Pain*, 1st edition, Padova, Italy, Piccin Nuova Libraria S. P. A, 2004.

16 Swanson RL, "Biotensegrity: a unifying theory of biological architecture with applications to osteopathic practice, education, and research—a review and analysis," *Journal of the*

American Osteopathic Association, 2013;113(1):34–52.

17 Paul W. Hodges and Carolyn A. Richardson, "Insufficient Muscular Stabilization of the Lumbar Spine Associated with Low Back Pain," *SPINE*, 1996.

18 Papadimitriou G, "The ' Biopsychosocial Model' : 40 years of application in Psychiatry," *Psychiatrki*, 2017;28(2):107-110.doi:10.22365/jpsych.2017.282.107.

19 Dario Riva et al, "Proprioceptive Training and Injury Prevention in a Professional Men's Basketball Team: A Six-Year Prospective Study," *Journal of Strength and Conditioning Research*, February 2016.

20 Ibid.

21 Gray Cook, "The Art of Screening, Part 2: Failure, Feedback and Success," graycook.com.

22 K. E. Wilk et al, "Rehabilitation of the Overhead Athlete' s Elbow," *Sports Health*, September 2012.

23 Kendall F, McCreary, E. *Muscles, 5th edition*, Baltimore, MD, Lippincott Williams & Wilkins, 2005.

24 Robert C. Manske, *Postsurgical Orthopedic Sports Rehabilitation: Knee and Shoulder*, 171-173.

25 Thomas Haugen et al, "Effects of Core-Stability Training on Performance and Injuries in Competitive Athletes," *Sport Science*, 2016.

26 Gregory D, Myer et al, "Rehabilitation After Anterior Cruciate Ligament Reconstruction: Criteria-Based Progression Through the Return-to-Sport Phase," *Journal of Orthopedic and Sports Physical Therapy*, 2006.

27 Sheri Walters, "When to Progress, When to Regress," *Perform Better*, available online at http://www.performbetter.com/webapp/wcs/stores/servlet/PBOnePieceView?storeId=10 151andcatalogId=10751 andpagename=550.

28 R Nahin, "Estimates of Pain Prevalence and Severity in Adults: United States 2012," *The Journal of Pain*, Vol 16, No 8 (August), 2015.

29 Ibid.

30 M. Moayedi and K. D. Davis, "Theories of Pain: From Specificity to Gate Control," *Journal of Neurophysiology*, 2013;109(1):5-12. doi:10.1152/jn.00457.2012.

31 Ibid.

32 Cagnie B, Dewitte V, Barbe T, Timmermans F, Delrue N, Meeus M, "Physiologic Effects of Dry Needling," *Current Pain Headache Reports*, 2013;17(8). doi:10.1007/s11916-013-0348-5.

33 R. Melzack, "Pain and the Neuromatrix in the Brain," *Journal of Dental Education*, 2001.

34 Moseley, Lorimer, *Pain*, 978-193104657, On Target Publications, March 2015.

35 International Association for the Study of Pain definition of Pain http://www.iasp-pain. org/Taxonomy?navItemNumber=576#Pain, Accessed 2/19/2018

36 G. DelForge, *Musculoskeletal Trauma: Implications for Sports Injury Management*.

37 Adam Gopnik, "Feel Me: What The Science of Touch Says About Ourselves," *The New Yorker*, May 2016.

38 Hug F, Hodges PW, Carroll TJ, De Martino E, Magnard J, Tucker K, "Motor Adaptations to

Pain during a Bilateral Plantarflexion Task: Does the Cost of Using the Non-Painful Limb Matter?" *PLOS ONE*, 2016;11(4):e0154524.

39 Francois Hug et al, "Motor Adaptations to Pain during a Bilateral Plantarflexion Task: Does the Cost of Using the Non-Painful Limb Matter?" *PLOS ONE*, April 2016.

40 Qaseem A, Wilt TJ, McLean RM, Forciea MA, for the Clinical Guidelines Committee of the American College of Physicians, "Noninvasive Treatments for Acute, Subacute, and Chronic Low Back Pain: A Clinical Practice Guideline From the American College of Physicians," *Annals of Internal Medicine*, 2017;166(7):514.doi:10.7326/M16-2367.

41 Gabe Mirkin, "Why Ice Delays Recovery," April 2013, available online at http://www. drmirkin. com/fitness/why-ice-delays-recovery. html.

42 Van den Bekerom MP, Struijs PA, Blankevoort L, Welling L, Van Dijk CN, Kerkhoffs GM, "What is the evidence for rest, ice, compression, and elevation therapy in the treatment of ankle sprains in adults?" *Journal of Athletic Training*, 2012;47(4):435–443.

43 F. R. Noyes, "Functional Properties of Knee Ligaments and Alterations Induced by Immobilization: A Correlative Biomechanical and Histological Study in Primates," Clinical Orthopedics and Related Research, 1977; S. L. Woo et al, "The Biomechanical and Morphological Changes in the Medial Collateral Ligament of the Rabbit after Immobilization and Remobilization," *The Journal of Bone and Joint Surgery*, 1987.

44 TAH Jarvinen, "Muscle Injuries: Biology and Treatment," *American Journal of Sports Medicine*, 2005.

45 Bahram Jam, "Paradigm Shifts: Use of Ice and NSAIDs Post-Acute Soft Tissue Injuries," Advanced Physical Therapy Institute.

46 Nicolas J Pillon et al, "Cross-talk Between Skeletal Muscle and Immune Cells: Muscle-Derived Mediators and Metabolic Implications," *American Journal of Physiology– Endocrinology and Metabolism*, March 2013.

47 Melzack R, Wall P, "Pain Mechanisms: A New Theory," 1965;150(3699):971-979.

48 M. A. Merrick, "Secondary Injury After Musculoskeletal Trauma: A Review and Update," *Journal of Athletic Training*, 2002; M. A. Merrick MA and N. M. McBrier, "Progression of Secondary Injury after Musculoskeletal Trauma: A Window of Opportunity?" *Journal of Sports Rehabilitation*, 2010.

49 Bleakley CM, Glasgow P, Webb MJ, "Cooling an acute muscle injury: can basic scientific theory translate into the clinical setting?" *British Journal of Sports Medicine*, 2012;46(4):296-298.

50 Merrick MA, "Secondary injury after musculoskeletal trauma: a review and update." *Journal of Athletic Training*, 2002;37(2):209.

51 Merrick MA, Rankin JM, Andres FA, et al, "A preliminary examination of cryotherapy and secondary injury in skeletal muscle," *Medicine & Science in Sports & Exercise*, 1999;31:1516-21.

52 Myrer WJ, Myrer KA, Measom GJ, et al, "Muscle Temperature Is Affected by Overlying Adipose When Cryotherapy Is Administered," *Journal of Athletic Training*, 2001;36:32-6.

53 TJ Hubbard and Craig R. Denegar, "Does Cryotherapy Improve Outcomes with Soft

Tissue Injury," *American Journal of Sports Medicine*, 2004.

54   KKW Tsang et al, "Volume Decreases After Elevation and Intermittent Compression of Post-acute Ankle Sprains Are Negated by Gravity-Dependent Positioning," *Journal of Athletic Training*, 2003.

55   Zhou, K, Ma, Y, and Brogan, MS, "Dry needling versus acupuncture: the ongoing debate," *Acupuncture in Medicine Journal of the British Medical Acupuncture Society*, 2015.

56   Karl Lewit, "The Needle Effect in the Relief of Myofascial Pain," *Pain*, 1979.

57   R. Butts et al, "Peripheral and Spinal Mechanisms of Pain and Dry Needling Mediated Analgesia: A Clinical Resource Guide for Health Care Professionals," *International Journal of Physical Medicine Rehabilitation*, 2016; B. Cagnie et al, "Physiologic Effects of Dry Needling," *Current Pain and Headache Reports*, 2013.

58   B. Cagnie et al, "Physiologic Effects of Dry Needling," *Current Pain and Headache Reports*, 2013.

59   Melzack R, Wall P, "Pain Mechanisms: A New Theory," 1965;150(3699):971-979.

60   Cagnie B, Dewitte V, Barbe T, Timmermans F, Delrue N, Meeus M, "Physiologic Effects of Dry Needling," *Current Pain and Headache Reports*, 2013;17(8).doi:10.1007/s11916-013-0348-5.

61   Moayedi M, Davis KD, "Theories of pain: from specificity to gate control," *Journal of Neurophysiology*, 2013;109(1):5-12.doi:10.1152/jn.00457.2012.

62   Ibid.

63   DM Kietrys, "Effectiveness of Dry Needling for Upper-Quarter Myofascial Pain: A Systematic Review and Meta-Analysis," *Journal of Orthopedic Sports Physical Therapy*, Sept 2013.

64   Jan Dommerholt, "Dry Needling—Peripheral and Central Considerations," *The Journal of Manual and Manipulative Therapy*, Nov 2011.

65   Bandy W, Nelson R, Beamer L, "Comparison of Dry Needling vs. Sham on The Performance of Vertical Jump," *International Journal of Sports Physical Therapy*, 2017;12(5):747-751.

66   Haser C, StoGgl T, Kriner M, et al, "Effect of Dry Needling on Thigh Muscle Strength and Hip Flexion in Elite Soccer Players," *Medicine & Science in Sports & Exercise*, 2017;49(2):378-383.doi:10.1249/MSS.0000000000001111.

67   Caramagno J, Adrian L, Mueller L, Purl J, "Analysis of Competencies for Dry Needling by Physical Therapists," https://www.fsbpt.org/Portals/0/documents/free-resources/DryNeedlingFinalReport_20150812.pdf, accessed July 30, 2016.

68   B. Cagnie et al, "Physiologic Effects of Dry Needling," *Current Pain and Headache Reports*, 2013; R. Butts et al, "Peripheral and Spinal Mechanisms of Pain and Dry Needling Mediated Analgesia: A Clinical Resource Guide for Health Care Professionals," *International Journal of Physical Medicine Rehabilitation*, 2016; L. W. Chou et al, "Probable Mechanisms of Needling Therapies for Myofascial Pain Control," *Evidence-Based Complementary Alternative Medicine*, 2012; J. Dunning et al, "Dry needling: a Literature Review with Implications for Clinical Practice Guidelines," *Physical Therapy Review*, 2014.

69　Barbara Cagnie et al, "Physiologic Effects of Dry Needling," *Current Pain and Headache Reports*, 2013.

70　Melzack R, Wall P, "Pain Mechanisms: A New Theory," 1965;150(3699):971-979.

71　Bilgili A, Cak.r T, Do.an .K, Ercal.k T, Filiz MB, Toraman F, "The effectiveness of transcutaneous electrical nerve stimulation in the management of patients with complex regional pain syndrome: A randomized, double-blinded, placebo-controlled prospective study," *Journal of Back Musculoskeletal Rehabilitation*, 2016;29(4):661-671.doi:10.3233/BMR-160667.

72　Draper D, Prentice W, "Chapter 4. Therapeutic Ultrasound," Therapeutic Modalities in Rehabilitation, Fourth Edition, Access Physiotherapy, McGraw-Hill Medical, http://accessphysiotherapy.mhmedical.com.p.atsu.edu/content/ aspx?bookid=465&section id=40195349. Accessed June 8, 2017.

73　Kalron 2003, Lim 2015, Montalvo 2014, Morris 2013, Taylor 2014, Williams 2012.

74　DH Craighead et al, "Kinesiology Tape Increases Cutaneous Microvascular Blood Flow Independent of Tape Tension," *17th Annual TRAC Conference*, 2015.

75　Edwin Lim and Matthew Tay, "Kinesio Taping in Musculoskeletal Pain and Disability that Lasts for More Than 4 Weeks: It is Time to Peel Off the Tape and Throw It Out With The Sweat?" *British Journal of Sports Medicine*, 2015.

76　Craighead et al, "Topical Menthol Application Augments Cutaneous Microvascular Blood Flow," *International Journal of Exercise Science*, 2016.

77　Pramod Johar et al, "A Comparison of Topical Menthol to Ice on Pain, Evoked Tetanic and Voluntary Force During Delayed Onset Muscle Soreness," *Journal of Sports Physical Therapy*, 2012.

78　Susanna Stea et al, "Essential Oils for Complementary Treatment of Surgical Patients: State of the Art," *Evidence-Based Complementary and Alternative Medicine*, 2014.

79　Yang Suk Yun et al, "Effect of Eucalyptus Oil Inhalation on Pain and Inflammatory Responses after Total Knee Replacement: A Randomized Clinical Trial," *Evidence-Based Complementary and Alternative Medicine*, 2013.

80　Hug F, Hodges PW, Carroll TJ, De Martino E, Magnard J, Tucker K, "Motor Adaptations to Pain during a Bilateral Plantarflexion Task: Does the Cost of Using the Non-Painful Limb Matter?" PLOS ONE, 2016;11(4):e0154524.

81　Beardsley C, Contreras B, "The functional movement screen: A review," *Strength & Conditioning Journal*, 2014;36(5):72-80.

82　Ibid.

83　Frost DM, Beach TA, Callaghan JP, McGill SM, "FMS Scores Change With Performers' Knowledge of the Grading Criteria—Are General Whole-Body Movement Screens Capturing 'Dysfunction'?" *Journal of Strength & Conditioning Research*, 2015;29(11):3037-3044.

84　Glaws K, Juneau C, Becker L, Di Stasi S, Hewett TE, "Intra- and Inter- Rater Reliability of the Selective Functional Movement Assessment (SFMA)," *International Journal of Sports Physical Therapy*, 2014;9(2):195-207.

85   Page P, Frank C, Lardner R, *Assessment and Treatment of Muscle Imbalance: The Janda Approach*, Human Kinetics, Champaign, IL, 2010.

86   Hoogenboom BJ, Voight ML, "Clinical commentary rolling revisited: using rolling to assess and treat neuromuscular control and coordination of the core and extremities of athletes," *International Journal of Sports Physical Therapy*, 2015;10(6):787-802.

87   Rosario JL, "Biomechanical assessment of human posture: a literature review," *Journal of Bodywork Movement Therapies*, 2014;18(3):368-373.doi:10.1016/j.jbmt.2013.11.018.

88   Page P, Frank C, Lardner R, *Assessment and Treatment of Muscle Imbalance: The Janda Approach*, Human Kinetics, Champaign, IL, 2010.

89   Kendall, Florence Peterson, *Muscles: Testing And Function With Posture And Pain*, Baltimore, MD, Lippincott Williams & Wilkins, 2005.

90   Brian Mulligan, www.brian-mulligan.com.

91   Stanley Paris, www.spine-health.com/doctor/physical-therapist/stanley-paris-st-augustine-fl.

92   Ola Grimsby, www.olagrimsby.com.

93   Carla Stecco, *Functional Atlas of the Human Fascial System*, 2015

94   Ibid.

95   Ibid.

96   Ibid.

97   Findley T, Chaudhry H, Dhar S, "Transmission of muscle force to fascia during exercise," *Journal of Bodywork Movement Therapies*, 2015;19(1):119-123. doi:10.1016/j.jbmt.2014.08.010.

98   Seunghun Lee, MD, Kyung Bin Joo, MD, Soon-Young Song, MD, "Accurate Definition of Superficial and Deep Fascia," *Radiology*, December 2011.

99   Michael Seffinger, "Abdominal Visceral Manipulation Prevents and Reduces Peritoneal Adhesions," *Journal of the American Osteopathic Association*, January 2013.

100 Findley T, Chaudhry H, Dhar S, "Transmission of muscle force to fascia during exercise," *Journal of Bodywork Movement Therapies*, 2015;19(1):119-123.doi:10.1016/j.jbmt.2014.08.010.

101 Fascial manipulation, www.fascialmanipulation.com/en/about-fascial-manipulation.aspx?lang=en

102 Stecco L, *Fascial Manipulation for Musculoskeletal Pain, Piccin-Nuova Libraria*, 2012.

103 Mike Reinold, "Fascial Manipulation," www.mikereinold.com/

104 Stecco C, Stern R, Porzionato A, et al, "Hyaluronan within fascia in the etiology of myofascial pain," *Surgical and Radiologic Anatomy*, 2011;33(10):891-896.doi:10.1007/s00276-011-0876-9.

105 Stecco C, Stern R, Porzionato A, et al, "Hyaluronan within fascia in the etiology of myofascial pain," *Surgical and Radiologic Anatomy*, 2011;33(10):891-896.doi:10.1007/s00276-011-0876-9.

106 C. Stecco et al, "Hyaluronan within fascia in the etiology of myofascial pain," *Surgical and Radiologic Anatomy*, 2011.

107 Delforge, G, Musculskeletal Trauma: Implications for Sports Injury Management, Champaign, IL, *Human Kinetics*, 2002.

108 C. Stecco et al, "Hyaluronan within fascia in the etiology of myofascial pain," *Surgical and Radiologic Anatomy*, 2011.

109 Matteini P, Dei L, Carretti E, Volpi N, Goti A, Pini R, "Structural Behavior of Highly Concentrated Hyaluronan," *Biomacromolecules*, 2009;10(6):1516-1522. doi:10.1021/bm900108z.

110 Carla and Antonio Stecco et al, "Analysis of the Presence of the Hyaluronic Acid Inside the Deep Fasciae and in the Muscles," *Italian Journal of Anatomy and Embryology*, North America, November 2011.

111 Thomas Myers, "A Brief History of Anatomy Trains," www.anatomytrains.com/about-us/history/

112 Krause F, Wilke J, Vogt L, Banzer W, "Intermuscular force transmission along myofascial chains: a systematic review," *Journal of Anatomy*, 2016;228(6):910-918.doi:10.1111/joa.12464.

113 Robert Schleip, "Fascial Plasticity—A New Neurobiological Explanation, Part II," *Journal of Bodywork and Movement Therapies*, April 2003.

114 Tozzi P, "A unifying neuro-fasciagenic model of somatic dysfunction—Underlying mechanisms and treatment, Part II," *Journal of Bodywork and Movement Therapies*, 2015;19(3):526-543.doi:10.1016/j.jbmt.2015.03.002.

115 Stecco C, Porzionato A, Macchi V et al, "A histological study of the deep fascia of the upper limb," *Italian Journal of Anatomy and Embryology*, 2006;111:105–10.

116 Robert Schleip, *Fascia in Sport and Movement*.

117 Thomas Myers, "Fascial Fitness Resources," www.fascialfitnesstoday.com.

118 Vagus nerve anatomy: http://emedicine.medscape.com/article/1875813-overview

119 Jill Miller, *The Roll Model*, 159-161.

120 Mark Butler, "Deep Impact," provided courtesy of HawkGrips.

121 Warren Hammer, "New Research Regarding Instrument-Assisted Soft-Tissue Mobilization," *Dynamic Chiropractic*, May 2008.

122 Khan KM, "Mechanotherapy: how physical therapists' prescription of exercise promotes tissue repair," *British Journal of Sports Medicine*, 2009;43(4):247-252.

123 MT Loghmani et al, "Instrument-Assisted Cross-Fiber Massage Accelerates Knee Ligament Healing," *Journal of Orthopedic Sports Physical Therapy*, 2006.

124 Janet McMurray et al, "A Comparison and Review of Indirect Myofascial Release Therapy, Instrument-Assisted Soft Tissue Mobilization, and Active Release Techniques to Inform Clinical Decision Making," *International Journal of Athletic Therapy and Training*, November 2015.

125 Andrea Portillo-Soto et al, "Comparison of Blood Flow Changes with Soft Tissue Mobilization and Massage Therapy," *The Journal of Alternative and Complementary Medicine*, 2014.

126 Robert Schleip et al, "Strain Hardening of Fascia: Static Stretching of Dense Fibrous

Connective Tissues can Induce a Temporary Stiffness Increase Accompanied by Enhanced Matrix Hydration," *Journal of Bodywork and Movement Therapies*, 2011.

127 Anthony Carey, "Myofascial Mobility Through Strategic Movement," *PT on the Net*, June 2012.

128 Veli-PekkaSipila, "The Rationale for Joint Mobilization as a Manual Technique," http://www. orthosportonline. com/.

129 Huber R, Emerich M, Braeunig M, "Cupping— Is it reproducible? Experiments about factors determining the vacuum," *Complementary Therapies in Medicine*, 2011;19(2):78-83.

130 El Sayed et al, "Medical and Scientific Bases of Wet Cupping Therapy (Al-hijamah): in Light of Modern Medicine and Prophetic Medicine," *Alternative Integrated Medicine*, 2013.

131 Lauche R, Cramer H, Hohmann C, et al. The Effect of Traditional Cupping on Pain and Mechanical Thresholds in Patients with Chronic Nonspecific Neck Pain: A Randomised Controlled Pilot Study, *Evidence Based Complementary Alternative Medicine*, 2012;2012:1-10.doi:10.1155/2012/429718.

132 Rozenfeld E, Kalichman L, "New is the well-forgotten old: The use of dry cupping in musculoskeletal medicine," *Journal of Bodywork and Movement Therapies*, 2016;20(1):173-178.

133 Huber R, Emerich M, Braeunig M, "Cupping—It is reproducible? Experiments about factors determining the vacuum," *Complementary Therapies in Medicine*, 2011;19(2):78-83.doi:10.1016/j.ctim.2010.12.006.

134 Tham LM, Lee HP, Lu C, "Cupping: From a biomechanical perspective," *Journal of Biomechanics*, 2006;39(12):2183-2193.doi:10.1016/j.jbiomech.2005.06.027.

135 Kim J-I, Lee MS, Lee D-H, Boddy K, Ernst E, "Cupping for Treating Pain: A Systematic Review," *Evidence Based Complementary Alternative Medicine*, 2011;2011:1-7. doi:10.1093/ecam/nep035.

136 Cao H, Han M, Li X et al, "Clinical research evidence of cupping therapy in China: a systematic literature review," *BMC Complementary and Alternative Medicine*, 2010;10(1):70.

137 Tham LM, Lee HP, Lu C, "Cupping: From a biomechanical perspective," *Journal of Biomechanics*, 2006;39(12):2183-2193

138 Istr.toaie O, Pirici I, Ofi.eru A-M et al, "Evaluation of cardiac microvasculature in patients with diffuse myocardial fibrosis," *Romanian Journal of Morphology and Embryology*, 2016;57(4):1351.

139 Coderre TJ, Bennett GJ, "A hypothesis for the cause of complex regional pain syndrome-type I (reflex sympathetic dystrophy): pain due to deep-tissue microvascular pathology," *Pain Medicine Malden Mass*, 2010;11(8):1224-1238.

140 Ibid.

141 Gary Delforge, *Musculoskeletal Trauma: Implications for Sports Injury Management.*

142 E. H. Shin et al, "Quality of Healing: Defining, Quantifying, and Enhancing Skeletal

Muscle Healing: Muscle Injury Repair and Regeneration," *Wound Repair Regeneration*, 2014.

143 MS Lee, "Cupping for Hypertension: A Systematic Review," *Clinical and Experimental Hypertension*, 2010.

144 Walker SC, Trotter PD, Swaney WT, Marshall A, Mcglone FP, "C-tactile afferents: Cutaneous mediators of oxytocin release during affiliative tactile interactions?" *Neuropeptides*, January 2017.

145 Marzieh Akbarzade, "Comparison of the Effect of Dry Cupping Therapy and Acupressure at BL23 Point on Intensity of Postpartum Perineal Pain Based on the Short Form of McGill Pain Questionnaire," *Journal of Reproductive and Infertility*, Jan-March 2016.

146 Huijuan Caoa et al, "An Overview of Systematic Reviews of Clinical Evidence for Cupping Therapy," *Journal of Traditional Chinese Medical Sciences*, 2015.

147 Robert Schleip, *Fascia in Sport and Movement*; Thomas W. Myers, *Anatomy Trains: Myofascial Meridians for Manual and Movement Therapists*; Carla Stecco, *Functional Atlas of the Human Fascial System*; Luigi Stecco and John V. Basmajan, *Fasical Maninpulation for Musculoskeletal Pain*.

148 LM Tham et al, "Cupping: From a Biomechanical Perspective," *Journal of Biomechanics*, 2006.

149 Nowicki A, Dobruch-Sobczak K, "Introduction to ultrasound elastography," *Journal of Ultrasonography*, 2016;16(65):113-124.doi:10.15557/JoU.2016.0013.

150 Michael J. Alter, *Science of Flexibility*, 82.

151 Elham Ettari et al, "Proprioceptive Neuromuscular Facilitation," California State University—Sacramento, available online at http://www. csus.edu/indiv/m/mckeoughd/pt224/litreviewtopics/pnfpresentation.pps

152 Lee Burton and Heidi Brigham, "Proprioceptive Neuromuscular Facilitation: The Foundation of Functional Training," July 7, 2013, available online at http://www. functionalmovement.com/articles/Screening/ 2013-07-04_proprioceptive_neuromuscular_facilitation_the_foundation_of_functional_training

153 Kayla Hindle, "Proprioceptive Neuromuscular Facilitation (PNF): Its Mechanisms and Effects on Range of Motion and Muscular Function," *Journal of Human Kinetics*, March 2012.

154 Greg Roskopf, "What is MAT?" Muscle Activation. com, available online at https://muscleactivation. com/about-us/what-is-mat/

155 Jason Masek, "Femoroacetabular Impingement: Mechanisms, Diagnosis and Treatment Options Using Postural Restoration. Part 2," *SportEx*, June 2015.

156 Claire Frank et al, "Dynamic Neuromuscular Stabilization and Sports Rehabilitation," *International Journal of Sports Physical Therapy*, February 2013.

157 Pavel Kolar, "Dynamic Neuromuscular Stabilization (DNS) According to Kolar: A Developmental Kinesiology Approach," Rehabilitation Prague School, www.rehabps.com.

158 Dr. Shirley Sahrmann, "Diagnosis and Treatment of Movement System Impairment

Syndromes, parts B and C," Washington University in St. Louis School of Medicine.

159 Shirley Sahrmann, "Diagnosis and Treatment of Movement System Impairment Syndromes, part B."

160 Shirley Sahrmann, "Diagnosis and Treatment of Movement System Impairment Syndromes, part A."

161 Mark Comerford and Sarah Mottram, *Kinetic Control: The Management of Uncontrolled Movement*, 3-5.

162 Shirley Sahrmann, *Diagnosis and Treatment of Movement System Impairment Syndromes*, 219-221.

163 Gray Cook, "It is All About Motor Control," www.graycook.com.

164 Warrick McNeill, "Neurodynamics for Pilates Teachers," *Journal of Bodywork and Movement*, 2012.

165 Allan Menezes, The Complete Guide to Joseph H. Pilates' *Techniques of Physical Conditioning*, 33.

166 Sureeporn Phrompaet et al, "Effects of Pilates Training on Lumbo-Pelvic Stability and Flexibility," *Asian Journal of Sports Medicine*, March 2011.

167 Karina M. Cancelliero-Gaiad et al, "Respiratory Pattern of Diaphragmatic Breathing and Pilates Breathing in COPD Subjects," Brazilian Journal of Physical Therapy, July 2014.

168 Engel GL. "The need for a new medical model: a challenge for biomedicine," *Psychodynamic Psychiatry*, 2012;40(3):377–396

169 Covassin T, Beidler E, Ostrowski J, Wallace J, "Psychosocial Aspects of Rehabilitation in Sports," *Clinics in Sports Medicine*, 2015;34(2):199-212.doi:10.1016/j.csm.2014.12.004.

170 Clement D, Granquist MD, Arvinen-Barrow MM, "Psychosocial Aspects of Athletic Injuries as Perceived by Athletic Trainers," *Journal of Athletic Training*, 2013;48(4):512-521. doi:10.4085/1062-6050-48.3.21.

171 Ibid.

172 Hamson-Utley JJ, Martin S, Walters J, "Athletic trainers' and physical therapists' perceptions of the effectiveness of psychological skills within sport injury rehabilitation programs," *Journal of Athletic Training*, 2008;43(3):258.

173 Podlog L, Dionigi R, "Coach strategies for addressing psychosocial challenges during the return to sport from injury," *Journal of Sports Sciences*, 2010;28(11):1197-1208.doi:10.1080/02640414.2010.487873.

174 Arvinen-Barrow M, Massey WV, Hemmings B, "Role of Sport Medicine Professionals in Addressing Psychosocial Aspects of Sport-Injury Rehabilitation: Professional Athletes' Views," *Journal of Athletic Training*, 2014;49(6):764-772.

175 Ibid.

176 L. Judge et al, "Perceived Social Support from Strength and Conditioning Coaches among Injured Student Athletes," *Journal of Strength and Conditioning Research*, 2012.

177 Laura Simon, Igor Elman and David Borsook, "Psychological Processing in Chronic Pain: A Neural Systems Approach," *Neuroscience Behavior Review*, December 2013.

178 Ibid.

179 Gordon Waddell, Mary Newton, Iain Henderson, Douglas Somerville and Chris J. Main, "A Fear-Avoidance Beliefs Questionnaire (FABQ) and the role of fear-avoidance beliefs in chronic low back pain and disability," *Pain*, 52 (1993) 157–168,166.

180 D. Clement et al, "Psychosocial Aspects of Athletic Injuries as Perceived by Athletic Trainers," *Journal of Athletic Training*, 2013.

181 Bond K, Ospina MB, Hooton N et al, "Defining a complex intervention: The development of demarcation criteria for 'meditation,'" *Psychology of Religion and Spirituality*, 2009;1(2):129-137.doi:10.1037/a0015736.

182 Carter KS, Iii RC, "Breath-based meditation: A mechanism to restore the physiological and cognitive reserves for optimal human performance," *World Journal of Clinical Cases*, 2016;4(4):99.doi:10.12998/wjcc.v4.i4.99.

183 Brown RP, Gerbarg PL, "Sudarshan Kriya yogic breathing in the treatment of stress, anxiety, and depression: part I-neurophysiologic model," *Journal of Alternative Complementary Medicine*, 2005;11(1):189–201.

184 KS Carter, "Breath-Based Meditation: A Mechanism to Restore the Physiological and Cognitive Reserves for Optimal Human Performance," *World Journal of Clinical Cases*, 2016.

185 RP Brown and PL Gerbarg, "Sudarshan Kriya Yogic Breathing in the Treatment of Stress, Anxiety, and Depression: Part I-Neurophysiologic Model," *Journal of Alternative Complementary Medicine*, 2005.

186 Jim Afremow, *The Champion's Comeback*, 175.

187 Sandler S, "The physiology of soft tissue massage," *Journal of Bodywork and Movement Therapies*, 1999;3(2):118–122.

188 Smith LL, Keating MN, Holbert D et al, "The effects of athletic massage on delayed onset muscle soreness, creatine kinase, and neutrophil count: a preliminary report," *Journal of Orthopaedic and Sports Physical Therapy*, 1994;19(2):93–99.

189 Ogai R, Yamane M, Matsumoto T, Kosaka M, "Effects of petrissage massage on fatigue and exercise performance following intensive cycle pedalling," *British Journal of Sports Medicine*, 2008;42(10):534-538.doi:10.1136/bjsm.2007 044396.

190 Breger Stanton DE, Lazaro R, MacDermid JC, "A Systematic Review of the Effectiveness of Contrast Baths," *Journal of Hand Therapy*, 2009;22(1):57-70.doi:10.1016/j.jht.2008.08.001.

191 Higgins T, Cameron M, Climstein M, "Evaluation of passive recovery, cold water immersion, and contrast baths for recovery, as measured by game performances markers, between two simulated games of rugby union," *Journal of Strength and Conditioning Research*, June 2012:1.doi:10.1519/JSC.0b013e31825c32b9.

192 Duffield R, Edge J, Merrells R et al, "The effects of compression garments on intermittent exercise performance and recovery on consecutive days," *International Journal of Sports Physiology and Performance*, 2008;3(4):454-468.

193 Duffield R, Cannon J, King M, "The effects of compression garments on recovery of muscle performance following high-intensity sprint and plyometric exercise," *Journal of

Science and Medicine in Sport, 2010;13(1):136-140.doi:10.1016/j.jsams.2008.10.006.

194 Duffield R, Portus M, "Comparison of three types of full-body compression garments on throwing and repeat-sprint performance in cricket players," *British Journal of Sports Medicine*, 2007;41(7):409-414; discussion414.doi:10.1136/bjsm.2006.033753.

195 Lombardi G, Ziemann E, Banfi G, "Whole-Body Cryotherapy in Athletes: From Therapy to Stimulation. An Updated Review of the Literature," *Frontiers in Physiology*, 2017;8. doi:10.3389/fphys.2017.00258.

196 Dr. Patrick Dougherty, "Somatosensory Systems," available online at http://neuroscience. uth.tmc.edu/s2/chapter02.html

197 Riemann BL, Lephart SM, "The sensorimotor system, part I: the physiologic basis of functional joint stability," *Journal of Athletic Training*, 2002;37(1):71.

198 "Facts About Perception," *National Geographic*, September 2011.

199 "The Human Balance System," Vestibular Disorders Association, available online at http://vestibular.org/understanding-vestibular-disorder/human-balance-system

200 Lenore Herget, "Concussion: Visuo-Vestibular Rehab," Massachusetts General Hospital, available online at https://www.childrenshospital.org/~/media/landing-pages/alt-tests/ concussion-conference/new-concussion-pdfs/ hergetconcussionvisuovestibular-rehab. ashx?la=en

201 Ibid.

202 Michael Higgins, *Therapeutic Exercise: From Theory to Practice*, 274.

203 Gill Connell and Cheryl McCarthy, *A Moving Child Is a Learning Child: How the Body Teaches the Brain to Think*, 48.

204 Pamela Jeter et al, "Ashtanga-Based Yoga Therapy Increases the Sensory Contribution to Postural Stability in Visually-Impaired Persons at Risk for Falls as Measured by the Wii Balance Board," *PLOS One*, June 2015.

205 Catherine Kerr et al, "Mindfulness Starts with the Body: Somatosensory Attention and Top-Down Modulation of Cortical Alpha Rhythms in Mindfulness Meditation," *Frontiers in Human Neuroscience*, February 2013.

206 Bernie Clark, "An Introduction to Yin Yoga," www.yinyoga.com.

207 Shrier I, "Does stretching improve performance?: a systematic and critical review of the literature," *Clinical Journal of Sports Medicine*, 2004;14(5):267.

208 Ibid.

209 Ikuo Homma and Yuri Masaoka, "Breathing Rhythms and Emotions," *Experimental Physiology*, September 2008.

210 Rachel Vickery, "The Effect of Breathing Pattern Retraining on Performance in Competitive Cyclists," *Auckland University of Technology thesis*, 2007.

211 Scott Lucett, "Dysfunctional Breathing and Its Effects on the Kinetic Chain," *National Academy of Sports Medicine*, March 2013.

212 Pavel Kolar et al, "Postural Function of the Diaphragm in Persons With and Without Chronic Low Back Pain," *Journal of Orthopedic and Sports Physical Therapy*, April 2012.

213 Tania Clifton-Smith and Janet Rowley, "Breathing Pattern Disorders and Physiotherapy:

Inspiration for Our Profession," *Physical Therapy Reviews*, 2011.

214 Brown R, Gerbarg P, "Sudarshan Kriya Yogic Breathing in the Treatment of Stress, Anxiety, and Depression: Part I—Neurophysiologic Model," *The Journal of Alternative and Complementary Medicine*, 2005;11(1):189-201.doi:10.1089/acm.2005.11.189.

215 Carter KIII R, "Breath-based meditation: A mechanism to restore the physiological and cognitive reserves for optimal human performance," *World Journal of Clinical Cases*, 2016;4(4):99.doi:10.12998/wjcc.v4.i4.99.

216 Sarah Jamieson, "Dysfunctional Breathing Patterns: Breath Changes Movement," *Vancouver YogaReview.com*, February 2014.

217 Obayashi H, Urabe Y, Yamanaka Y, Okuma R, "Effects of respiratory-muscle exercise on spinal curvature," *Journal of Sport Rehabilitation*, 2012;21(1):63–68.

218 Alison McConnel, "Anatomy and Physiology of Muscles Involved in Breathing," *Human Kinetics*, available online at http://www.humankinetics. com/excerpts/excerpts/ learn-the-anatomy-and-physiology-of-the-muscles-involved-in-breathing.

219 Jason Masek, "Breathing's Influence On Upper Quarter Dysfunction," *NATA Annual Meeting and Clinical Symposia*, June 27, 2013.

220 Nicole Nelson, "Diaphragmatic Breathing: The Foundation of Core Stability, *Strength and Conditioning Journal*, 2012.

221 Sir Charles Sherrington, *The Integrative Action of the Nervous System*, 1906.

222 Clare Frank, "Dynamic Neuromuscular Stabilization and Sports Rehabilitation," *International Journal of Sports Physical Therapy,* February 2013.

223 Karl Lewit, "Lessons for the Future," *International Musculoskeletal Medicine*, 30(3), 2008, 133-140.

224 Karl Lewit, "Chain Reactions in the Locomotor System," *The Journal of Orthopedic Medicine*, 21(1), 1999, 52-57.

225 Ferrante MA, Ferrante ND, "The Thoracic Outlet Syndromes: Part 1. Overview of the Thoracic Outlet Syndromes and Review of True Neurogenic Outlet Syndrome," *Muscle Nerve*, 2017, 55:782-793.

226 SJ Mulholland et al, "Activities of Daily Living in Non-Western Cultures: Range of Motion Requirements for Hip and Knee Joint Implants, "*International Journal of Rehabilitation Research*, 2001.

227 A Hemmerich et al, "Hip, Knee, and Ankle Kinematics of High Range of Motion Activities of Daily Living," *Journal of Orthopedic Research*, April 2006.

228 Saeed Rad, "Impact of Ethnic Habits on Defecographic Measurements," *Archive of Iranian Medicine*, 2002.

229 Page P, Frank C, Lardner R, Assessment And Treatment Of Muscle Imbalance, 1st edition, Champaign, IL, Human Kinetics, 2010.

230 Phil Hoffman, "Conclusions Drawn From a Comparative Study of the Feet of Barefooted and Shoe-Wearing Peoples, *American Journal of Orthopedic Surgery*, 1905, 105-136.

231 SK Lynn, "Differences in Static and Dynamic Balance Task Performance after Four Weeks of Intrinsic Foot Muscle Training," *Journal of Sports Rehabilitation*, November 2012.

232 Doug Richie, "How To Treat Hallux Rigidus in Runners," *Podiatry Today*, March 2009.

233 Paul Scherer, "Understanding The Biomechanical Effects of Hallux Limitus," *Podiatry Today*, August 2007.

234 Beach P, *Muscles And Meridians*, 1st ed, Edinburgh, Churchill Livingstone, 2010.

235 Craig Payne, "The Windlass Mechanism of the Foot," *Running Research Junkie*, April 2013, available online at http://www.runresearchjunkie.com/the-windlass-mechanism-foot/.

236 Michael Sullivan et al, "Catastrophizing and Pain Perception in Sports Participants," *Journal of Applied Sport Psychology*, 2000.

237 Kendall F, *Muscles: Testing and Function, with Posture and Pain*, 5th edition, Wolters Kluwer, 2005.

238 Francis G. O'Connor, *ACSM's Sports Medicine: A Comprehensive Review*, 741.

239 JM Wilson et al, "The Effects of Endurance, Strength, and Power Training on Muscle Fiber Type Shifting." *Journal of Strength and Conditioning Research*, June 2012.

240 An Bogaerts, "Power Plate Training Increases Strength and Muscle Mass in Older Men," *Journal of Gerontology*, 2007.

241 Jordan MJ, Norris SR, Smith DJ, Herzog W, others, "Vibration training: an overview of the area, training consequences, and future considerations," *Journal of Strength and Conditioning Research*, 2005;19(2):459-466.

242 Nicholas A. Burd et al, "Muscle time under tension during resistance exercise stimulates differential muscle protein sub-fractional synthetic responses in men," *Journal of Physiology*, 2010.

243 QT Tran et al, "The Effects of Varying Time Under Tension and Volume Load on Acute Neuromuscular Response," *European Journal of Applied Physiology*, November 2006.

244 VS Husby et al, "Early Postoperative Maximal Strength Training Improves Work Efficiency 6-12 Months after Osteoarthritis-Induced Total Hip Arthroplasty in Patients Younger Than 60 Years," *American Journal of Physical Medicine and Rehabilitation*, April 2010.

245 LJ Distefano, "Comparison of Integrated and Isolated Training on Performance Measures and Neuromuscular Control," *Journal of Strength and Conditioning Research*, April 2013.

246 Josh McHugh, "Get Your Body Back to Age 20," Men's Journal.

247 Benjamin Rosenblatt, "Planning a Performance Programme," *High Performance Training for Sports*, Dan Lewindon and David Joyce, editors, 248-249.

248 DL Hoover, "Periodization and Physical Therapy: Bridging the Gap Between Training and Rehabilitation," *Physical Therapy in Sport, March* 2016.

249 Glenn Stewart, "Minimizing the Interference Effect," *High Performance Training for Sports*, Dan Lewindon and David Joyce, editors, 246-247.

250 J Mikkola et al, "Neuromuscular and Cardiovascular Adaptations During Concurrent Strength and Endurance Training in Untrained Men," *International Journal of Sports Medicine*, September 2012.

251 JM Wilson et al, "Concurrent Training: a Meta-Analysis Examining Interference of Aerobic and Resistance Exercises," *Journal of Strength and Conditioning Research*, August 2012.

252 Nick Winkelman, "The TEC Model: Deceleration," EXOS, available online at http://education.athletesperformance.com/articles-2/EXOS-tec-model/the-tec-model-deceleration/.

253 Cory Toth, "Injuries to the Nervous System Occurring in Sport and Recreation: A Systematic Review," *Critical Reviews in Physical and Rehabilitation Medicine*, 2012.

254 MA Britto, "Analysis of Jumping-Landing Manoeuvers after Different Speed Performances in Soccer Players," *Journal of Kinanthropometry and Human Performance*, November 2015.

255 Abdolhamid Daneshjoo et al, "Analysis of Jumping-Landing Manoeuvers after Different Speed Performances in Soccer Players," *PLOS One*, November 2015.

256 Timothy Hewett, "Why Women Have an Increased Risk of an ACL Injury," AAOS.

257 Thomas Baechle and Roger Earle, *Essentials of Strength Training and Conditioning*, 3rd edition, 414.

258 Nicole Chimera et al, "Effects of Plyometric Training on Muscle-Activation Strategies and Performance in Female Athletes," *Journal of Athletic Training*, January 2004.

259 Bill Horan, *High Performance Sports Conditioning*, 152-153.

260 Y Kawakami et al, "In Vivo Muscle Fibre Behaviour During Counter-Movement Exercise in Humans Reveals a Significant Role for Tendon Elasticity," *Journal of Physiology*, 2002.

261 Bruce Reider et al, *Orthopaedic Rehabilitation of the Athlete: Getting Back in the Game*, 57.

262 Kawakami, Y., Muraoka, T., Ito, S., Kanehisa, H. and Fukunaga, T. (2002), In vivo muscle fibre behaviour during counter-movement exercise in humans reveals a significant role for tendon elasticity, *The Journal of Physiology*, 540: 635–646.

263 Giulio Sergio Roi, "Return to Competition Following Athletic Injury: Sports Rehabilitation as a Whole," *Medicina de l'Esport*, 2010.

264 Mario Bizzini et al, "Suggestions From the Field for Return to Sports Participation Following Anterior Cruciate Ligament Reconstruction: Soccer," *Journal of Orthopedic and Sports Physical Therapy*, April 2012.

265 Raphael Brandon, "Rehabilitation Process—So What Exactly is the Coach Meant to Do During The Rehabilitation Period? Here are a Few Pointers," http://www.sportsinjurybulletin.com/.

266 Damien Farrow et al, "Skill and Physiological Demands of Open and Closed Training Drills in Australian Football," *International journal of Sports Science and Coaching*, December 2008.

267 Tyler Kepner, "Perry Hill Delivers a Simple Message for a Complex Task," *New York Times*, February 26, 2016.

268 Joseph B. Myers et al, "The Role of the Sensorimotor System in the Athletic Shoulder," *Journal of Athletic Training*, 2000.

269 BJ Kissel, "Breaking Down the Art of the QB Audible," Bleacher Report, July 2013, available online at http://bleacherreport.com/articles/1716979-breaking-down-the-art-of-the-qb-audible.

270 "Training Modes for Speed," World Rugby, available online at http://www.irbsandc.com/.

271 Michael Lawrence et al, "The Effect of Load on Movement Coordination During Sled

Towing," *American Society of Biomechanics National Conference*, 2012.

272 Bruce Reider et al, *Orthopaedic Rehabilitation of the Athlete: Getting Back in the Game*, 347-348.

273 James Rheuben Andrews et al, *Physical Rehabilitation of the Injured Athlete*, 62-63.

274 Tatiana Dobrescu, "The Role of Non-verbal Communication in the Coach-Athlete Relationship," *Procedia–Social and Behavioral Sciences*, September 2014.

275 Allison Belger, "Coping with Injury: The Psychology of Being Sidelined," CrossFit Invictus, available online at https://www.crossfitinvictus.com/blog/coping-with-injury-the-psychology-of-being-sidelined/.

276 Ty Shalter, "Are NFL Athletes Playing a Dangerous Game with Too-Fast ACL Returns?" *Bleacher Report*, February 2015.

277 William Kraemer et al, "Recovery From Injury in Sport: Considerations in the Transition From Medical Care to Performance Care," *Sports Health*, 2009.

英中名詞對照表

A

Athletic training 運動防護
Acupuncture 針灸
Athletic trainer 運動防護師
Activity of daily living 日常生活活動
Arthrokinematics 關節面動作
Acupuncturist 針灸師
Accetabulum 髖臼
Adductors 內收肌群
Advanced performance 進階運動表現
Atrophy 肌肉萎縮
Afferent nervous system 傳入神經系統
A-Delta Fiber A-Delta 神經纖維
Antibiotic 抗生素
Adhesion 沾黏
Articular cartilage 關節軟骨
Ascending pain pathway 上行疼痛通路
Ascending tract 上升路徑
Amygdala 杏仁核
Active recovery 動態恢復
Aromatherapy 芳香療法
Arm-cocking phase 揮臂晚期
Autonomic nervous 自律神經系統
Acceleration phase 加速度
Aponeurotic fascia 腱膜化的筋膜
Acupuncture point 針灸穴位
Angiogenesis 血管新生
Autolysis 自溶
Alpha motor neuron Alpha 運動神經元
Actin 肌動蛋白
Abdominal wall 腹壁
Alternative medicine 替代醫學
Ashtanga 阿斯坦加瑜伽
Anusara 愛奴沙拉瑜伽
Apical breathing pattern 胸式呼吸模式
Atlanto-occipital joint 寰枕關節
Ayuvedic 阿育吠陀
Archetypal posture 原型姿勢

Applied Functional Hypertrophy 應用功能性肌肥大
American College of Sports Medicine, ACSM 美國運動醫學會
Acceleration 加速度
Absolute speed 絕對速度
Athletic stance 運動員預備姿勢
Amortization 攤還期
Alley-oop 空中接力
ASIS 髂前上棘

B

Biopsychosocial factor 生物心理社會因子
Bursitis 滑囊炎
Biotensegrity 張力結構整體
Biomechanical stress 生物力學應力
Backpedaling 倒退跑
Bradykinin 緩激肽
Basal ganglia 基底核
Body composition 身體組成
Baseline 基準線
Breathing assessment 呼吸評估
Break test 臨界施力測試
Back functional line 背側功能線
Box squat 箱上蹲
Binging 暴食
Body mass index 身體質量指數
Base of support 身體支撐面積
Bikram 熱瑜伽
Backward reach 手往背部後延伸測試
Bunion 囊腫
Ball rolling 滾球運動
Ballistic movement 彈震式動作
Block 團塊
Bound 彈跳

C

CT scan 電腦斷層

Chiropractor 脊骨神經整脊師
Cardiology 心肺專科
Certified Strength and Conditioning Specialist , CSCS 肌力與體能訓練專家
Cam 凸輪型病變
Cross-friction massage 橫向摩擦拭按摩
Client-specific 客戶特殊性
Central nervous system 中樞神經系統
Chronic pain 慢性疼痛
Compensatory range of motion 補償性動作的關節活動度
Cupping 拔罐
Corrective exercise 矯治運動
Cardiovascular system 心血管系統
C-Fiber C 神經纖維
Conditioned pain modulation theory 條件化疼痛調節理論
Catastrophic injury 災難性的嚴重傷害
Contractile tissue 收縮性組織
Connective tissue 結締組織
Contractures 攣縮
Calcium Gene Release Peptide 鈣因釋放肽
Collagen 膠原蛋白
Covalent bond 共價鍵
Cytokines 細胞激素
Cingulate gyrus 扣帶腦迴
Cortisol 皮質醇
CPR 心肺復甦術
CRPS 複雜性疼痛症候群
Cutaneous nerve endings 皮膚神經末梢
Counterirritant 抗刺激劑
Cervical flexion 頸椎屈曲
Clinical Orthopedic Manual Therapy, COMT 臨床骨科徒手治療認證
Cutaneous nerve 皮下神經
Crus of the diaphragm 橫膈腳
Center of coordination 協調中心
C-tactile afferent C 觸覺傳入神經纖維
Child pose 嬰兒式
Cerebral palsy 腦性麻痺
Contrology 控制學

Cross sentitization 交叉致敏反應
Cerebellum 小腦
Contrast bath 冷熱交替水療
Cryochamber 低溫艙
Certification of Functional Strength Coach, CFSC 功能性訓練教練認證
Center of gravity 重心
Central tendon 中央腱
Cook hip lift 庫克橋式
Cervical lordosis 頸椎前凸
Co-contraction 共同活化
Costovertebral joint 肋椎關節
Costotransverse joint 肋骨橫突關節
Craniosacral area 顱薦區域
Chaturunga 鱷魚式
Chinese Olympic Committee 中國奧林匹克委員會
Cowboy posture 牛仔跪姿
Creatine phosphate 磷酸肌酸
Chop and lift 砍柴
Clean 上搏
Concurrent 同步訓練週期
Conjugate 共軛週期
Concentrated 密集訓練
Closed-packed 關節鎖定
Change of direction 改變方向
Crossover 交叉步
Counter movement 反向動作
Center of mass 質量中心
Concentric 向心收縮
Coupling time 偶聯時間
Continuous movement 連續動作
Closed skill 封閉性技巧
Cornerback 角衛
Case series 病例系列報告

D

Digestive 消化系統
Doctor of Osteopathy 骨療醫師
Degenerating disc 椎間盤退化
Diagnosis-specific 診斷針對性

Diagnosis-inclusive 診斷兼容性

Drop step 後叉步

Dry needling 乾針

Default pattern 初始設定模式

Dynamic Neuromuscular Stabilization® 動態神經肌肉穩定術

Depression 憂鬱

Dorsal horn 脊髓背角

Degree of freedom 自由度

Depolarization 去極化

Descending modulatory pathway 下行性調整路徑

Descending inhibition 下行性疼痛抑制

Dynorphin 強啡肽

Diabetes 糖尿病

Diagnostic ultrasound 診斷型超音波

Delay onset muscle soreness 延遲性肌肉痠痛

Domino effect 骨牌效應

Deep fascia 深層筋膜

Duodenum 十二指腸

Densification 硬化

Dynamic cup-static body 滑罐法

Dynamic Systems Theory 動態系統理論

Diaphragm 橫膈肌

Deep neck flexor 深層頸屈肌

Diapgragm-driven breath 腹式呼吸

Dorsiflexion 足背屈

Deceleration 減速度

Deceleration jumping drill 跳躍減速訓練

Double contact movement 雙邊接觸動作

Defensive back 防守後衛

D-line coache 進攻鋒線教練

E

Evidence-based practice 實證本位的服務

Entry-level doctorate 博士入門級學位

Exercise science 運動科學

Edema 水腫

Electrical stimulation 電刺激

Excitatory neurotransmitter 興奮性神經傳導物質

Endogenous opioid 內源性類鴉片

Endomorphin 腦內啡

Enkephlin 腦啡肽

Early mobilization 早期活動

EMTs 緊急救護技術員

Effect size 效果量

Essential oil 精油

Elastin 彈性纖維

Electromyography (EMGs) 肌電圖

Epimysial fascia 外漿膜筋膜

Esophagus 食道

European Rolfing Association 歐洲羅爾夫協會

Epimysium 肌外膜

Endomysium 肌內膜

Extrafusal fiber 梭外纖維

Environment constraint 環境限制

Expiratory reserve volume 呼氣儲備容積

Exchange for time 計時雙腳交替

Eccentric movement 離心收縮

F

Fascia technique 筋膜技術

Functional training 功能性訓練

Femoral head 股骨頭

Femoral neck 股骨頸

Femoral anteversion 股骨頭前傾

Femoral retroversion 股骨頭後傾

Foramen 椎間孔

Flexibility 柔軟度

Fundamental performance 基礎運動表現

Fundamental advancement 基礎進階運動表現

Fascia line 筋膜線

Functional Movement Screen® 功能性運動檢測

Functional range Conditioning® 功能性活動範圍調節

Fundamental athletic positions 基礎運動員姿勢

Fibromyalgia 纖維肌痛

Fibroplasia 纖維增生

Fibrocartilage 纖維軟骨

Fibroblasts 纖維母細胞

First-order neuron 第一級神經元

Fibrosis 纖維化

Federation of State Boards of Physical Therapy 物理治療師資格管理委員會

Fellow of the American Academy of orthopedic Physical Therapist, FAAOMPT 美國骨科徒手物理治療師學院院士

Fasciacytes 筋膜細胞

Front functional line 前側功能線

Fascia fitness 筋膜健康

Fight-or-flight 戰或逃

Fear Avoidance Belief Questionnaire 恐懼迴避信念量表

Functional variability 功能性變異度

Feldenkrais® 費登奎斯

Foot pronated 足部旋前

Foot supinated 足部旋後

Floor slides 地面滑行運動

Frontal plane 額狀面

First ray 第一趾節

Forefoot 前足

Fibula 腓骨

Follow-through 跟隨期

G

Gait 步態

Groin 腹股溝

Glute 臀肌

Glute medius 臀中肌

Gate control theory 門閥控制理論

Glutamate 麩胺酸鹽

Gastrocnemius 腓腸肌

GERD 胃食道逆流

Gut 腸道

Gut smashing 腸道碾壓

Gamma motor neuron Gamma 運動神經元

Goblet squat 高腳杯深蹲

Glenohumeral joint 盂肱關節

Glycogen 糖原

H

Herniated disk 椎間盤突出

Hamstring 腿後肌

Hemostasis 凝血機制

Hemorrhage 出血

Histamine 組織胺

Hydrogen bonds 氫鍵

H+ 氫離子

Hypothalamus 下視丘

Hippocampus 海馬迴

Hypoxic 缺氧

Hair follicle 毛囊

Hip extension 髖伸展

Hip abduction 髖外展

Hip flexor 屈髖肌

Hyaluronan 玻尿酸

Hysteresis 遲滯現象

Hyperemia 充血

Homeostasis 動態平衡

Homeostasis state 恆定狀態

Hatha 哈達瑜伽

Hamstring curl 腿後肌捲曲

Half kneel 半跪姿

Hip separation 髖分離

Hop 單腳跳

Hip extension mechanic 髖關節伸展機制

I

Isolation 局部復健

International Academy of Orthopedic Medicine-United States, IAOM-US 美國國際骨科學院

Inflammatory marker 發炎反應指標

Inhibitory interneuron 抑制性中間神經元

Inflammatory stage 發炎期

Inflammation 發炎

Inflammatory mediator 發炎反應媒介物

Interstitial space 間值空間

Interneuron 中間神經元

Inhibitory pain modulation 疼痛抑制調節

Immobilization 固定

Ischemia 缺血

Intramuscular electrical stimulation 肌內電刺激

Instrument-assisted soft-tissue mobilization,

IASTM 工具輔助軟組織鬆動術
Intrafusal muscle fiber 梭內肌纖維
Inverse stretch reflex 逆牽張反射
Integrated Stabilizing System 整合穩定系統
Intersegmental spinal muscle 脊柱節間肌群
Imagery 意象
Iyengar 艾揚格瑜伽
International Youth Conditioning Association 國際青少年體能協會
Inspiratory reserve volume, IRV 吸氣儲備容積
Isometric 等長收縮
In-line lunge 直線前蹲

J

Jejunum 空腸
Jerk 挺舉
Jump 雙腳跳躍

K

Kinesiology 人體運動學
Kinetic chain 動力鍊
Kyphotic 脊椎後凸
Kinesiology tape 肌能貼布
Kettlebell 壺鈴
Kinesis Myofascial Integration Model 動作肌筋膜整合模型
Kinesiophobia 動作恐懼症
Kinesthetic 動作覺
Kneeling posture 高跪姿
Knee valgus 膝關節外翻
Kinetic linking 動力學鍊

L

Lumbar spine 腰椎
Lumbarparaspinal 腰椎脊側肌肉
Lacrosse player 袋棍球選手
Limbic system 邊緣系統
Lateral spinothalamic tract 外側束
Lymphatic system 淋巴系統
Low-level laser therapy 低能量雷射治療
Load-to-failure rate 負荷失效率

Labrum 肩盂唇
Lower-crossed Syndrome 下交叉症候群
Ligament of Treitz 十二指腸懸肌
L1 第一腰椎
L2 第二腰椎
L3 第三腰椎
Law of Irradiation 放射定律
Listening support 傾聽式支持
Levator scapula 提肩胛肌
Lumbopelvic hip complex 腰椎－骨盆－髖複合體
Lumbar-pelvic complex 腰椎－骨盆複合體
Lumbar lordosis 腰椎前凸
Lower trapeziu 下斜方肌
Lower lobe 下肺葉
Longitudinal arch 縱弓
Leg press 坐姿蹬腿
Linear 線性週期
Long response 長反應

M

Myofascial release 肌筋膜放鬆
Motor point 運動點
Musculoskeletal 骨骼肌肉
Meta-analyse 統合分析研究
Motion segment 局部動作鍊
Medical doctor 醫師
MRIs 核磁共振
Mobilization 關節鬆動術
Muscle activation techniques®, MAT 肌肉活化技術
Myelinate 髓鞘化
Movement System Impairment 動作系統障礙
Motor learning 動作學習
Motor control 動作控制
Manual muscle testing 徒手肌力測試
Mobility 活動度
Myelin 髓鞘
Motor response 動作反應
Myofascial unit 肌筋膜單位
Muscle spasm 肌肉痙攣
Mast cell 肥大細胞

Macrophage 巨噬細胞

Mindfulness training 靜觀訓練

Mechanoreceptor 機械性受器

Myofascial pain syndrome 肌筋膜疼痛症候群

Muscle guarding 肌肉僵直

Mechanical ultrasound 機械式超音波

Menthol 薄荷醇

Movement assessment 動作評估

Muscle testing 肌肉測試

Muscle-length testing 肌肉長度測試

Manual therapy technique 徒手治療技巧

Massage therapist 按摩治療師

Motor unit 運動神經元

Myofascial trigger point 肌筋膜的激痛點

Myofascial vector 肌筋膜的動作向量

Myofascial trigger point 肌筋膜的激痛點

Myofascial chain 肌筋膜鍊

Mechanotransduction 力學傳導理論

Motility 運動性

Myoblast 肌原細胞

Myotube 肌小管

Musculoskeletal elastography 骨骼肌肉彈性造影

Muscle spindle 肌梭

Myosin 肌凝蛋白

Myostatic stretch reflex 肌肉牽張反射

Motor 動作

Muscle inhibition 肌肉抑制

Mental imagery 心像

Mental conditioning coach 心理教練

Motor cortex 運動皮層

Motor system 動作系統

Meditation 冥想

Muscle irradiation 肌肉放射

Manubrium 胸骨柄

Minimalist shoes 極簡鞋

Mitochondrial 粒線體

Myoglobin 肌紅蛋白

Myofibril hypertrophy 肌原纖維肥大

Macrocycle 大週期

Mesocycle 中週期

Mortise ㄇ字形榫眼

Metatarsal head 蹠骨頭

Maul 冒爾

N

Nervous 神經

Neurology 神經專科

Neuromusculoskeletal disorder 神經骨骼肌肉失調

Nutritionist 營養師

Neural pathway 神經路徑

Non-specific lower-back pain, NSLBP 非特異性下背痛

Nocioceptive 疼痛

Nerve fiber 神經纖維

Nociceptive pain fiber 疼痛神經纖維

Nociceptor 痛覺受器

Neuromatrix of Pain 痛覺神經矩陣理論

Neutrophils 噬中性白血球

Nuclei 核區

Non-Steroidal Anti-Inflammatory medication, NSAID 非類固醇消炎藥

Neuropathic pain 神經病變痛

Nerve conduction velocity test 神經傳導檢查

Neuroscience Behavior Review 神經科學行為回顧

Neurokinetic Therapy, TM 神經動能療法

Nociceptive chain 疼痛感受鍊

Negrito 尼格利陀人

Non-counter movement 非反向動作

Non-randomized controlled trial 非隨機對照試驗

O

Orthopedics 骨科

Offensive lineman 進攻鋒線

Olympic lifting 奧林匹克舉重

Opioid receptor 類鴉片受體

Oxytocin 催產素

Organism constraint 個體控制

Oblique 腹斜肌

Overhead push 過頭推

Open step 開放式步伐
Open skill 開放性的技巧
O-line coach 進攻鋒線教練

P

Physical therapy 物理治療
Physical therapist 物理治療師
Pain generator 疼痛源頭
Pediatrics 小兒專科
Performance Specialist 運動表現專家
Proprioception 本體感覺
Pincer lesion 嵌夾型病變
Psychomotor control 心理動作控制
Phantom-limb pain 幻肢痛
Postural Restoration Institute® 姿勢矯治學院
Pilates 皮拉提斯
Psychiatrist 心理醫師
Postural sway 姿勢擺盪
Power 爆發力
Pain Theory 疼痛理論
Pain-generation pathway 疼痛生成路徑
Peripheral nervous system 周邊神經系統
Pain model 疼痛模型
Pain stimuli 疼痛刺激
Prognosis 預後
Plantar-flexion 蹠曲
Phagocyte 吞噬細胞
Pathogen 病原體
Prostaglandins 前列腺素
Periaqueductal gray matter 導水管周邊灰質
Peripheral neuromodulation 周邊神經調節
Perineural 神經周圍的
Prague School 布拉格學院
Pulse duration 脈波長
Pulsed sound wave 脈衝聲波
Penn State University 賓州州立大學
Push-off 推蹬
Polio 小兒麻痺病毒
Post-polio syndrome 小兒麻痺後遺症
Pushup 伏地挺身
Posture assessment 姿勢評估

Plumb line 鉛直線
Perimysium 肌束膜
Psoas 腰肌
Parasympathetic nervous system 副交感神經系統
Proprioceptive neuromuscular facilitation 本體感覺神經肌肉促進術
Posterior chain 後側鍊
Pelvic floor 骨盆底肌群
Psycho 心理
Pistol squat 手槍式單腳深蹲
Purging 催吐
Prefrontal cortex 前額葉皮質
Patient-reported outcome measure, PROM 病人報告結果測量
Peripheral vision 邊緣視野
Primitive reflex 原始反射
Postural reaction 姿勢反應
Parachute reflex 降落傘反射
Paradoxical breathing 不協調呼吸
Pec major 胸大肌
Pec minor 胸小肌
Pericardium 心包
Pleura 側胸膜
Posterior mediastinum 後縱膈
Prayer rotation 跪拜旋轉式
Plantarflexion 蹠屈
Power endurance 爆發耐力
Positional competence 位置覺
Periodization 週期化訓練
Pre-competition phase 賽前期
Plyometrics 增強式訓練
Pullup negative 反向引體向上
Pillar strength 脊柱肌力
Pain catastrophizing scale, PCS 疼痛災難化量表

Q

Quality of life 生活品質

R

Range of motion 關節活動度

Rotator cuff tendonitis 旋轉肌肌腱炎

Receiver 接球員

Reflex 反射

Receptor 感覺接受器

Resisted manual muscle testing 阻抗式的徒手
肌力測試

Rostral ventromedial medulla 延腦鼻端腹外側核

Revascularization 血管重建

Rolling assessment 翻身能力評估

Recoil 回彈能力

Rigidity 剛性

Rolfing 魯爾夫治療法

Regenerate 再生

Repair 修復

Rectus femoris 股直肌

Resting tone 靜息張力

Reality confirmation 實境確認

Righting reflex 翻正反射

Restorative yoga 修復瑜伽

Rib flare 肋骨向外擴張

Rhomboids 菱形肌

Rear foot 後足

Reflexology 反射療法

Romanian deadlift 羅馬尼亞硬舉

Rotational row 旋轉划船

Randomized controlled trail 隨機對照試驗

S

Strength and conditioning 體能訓練

Systematic review 系統性回顧研究

Sports Certified Specialist, SCS 運動專科

Strength and Conditioning Coach Certified,
SCCC 肌力與體能教練證照

Somatosensory control 體感控制

Scapular dyskinesis 肩胛骨活動障礙

Shoulder impingement 肩關節夾擠

Spinal stenosis 脊椎椎管狹窄症

Spondyolisthesis 腰椎滑脫

Shoulder complex 肩部複合體

Selective Functional Movement
Assessment® 精選功能性動作評估

Synergist 協同肌群

Stabilizer 穩定肌群

Stress hormone 壓力賀爾蒙

Substance abuse 藥物濫用

Shuffling 滑步

Structural-anatomical system 解剖構造系統

Specificity theory 疼痛特異理論

Spinal cord 脊髓

Second-order neuron 第二級神經元

Short-term memory 短期記憶

Stress testing 壓力測試

Scar tissue 疤痕組織

Scar maturation 疤痕組織成熟

Substance P P物質

Subacute 亞急性期

Serotonin 血清素

Synapse 突觸

Secondary afferent neuron 次級神經元

Spinothalamic tract 脊髓丘腦束

Spinal manipulation 脊椎徒手推拿

Secondary injury 續發性傷害

Shoulder abduction 肩外展

Static postural assessment 靜態姿勢評估

Superficial fascia 淺層筋膜

Subserous fascia 漿膜下筋膜

Serous membranes 漿膜

Soleus 比目魚肌

Suspensory ligament 懸韌帶

Sigmoid colon 乙狀結腸

Sport hernia 運動員疝氣

Superficial back line 淺背線

Sympathetic nervous system 交感神經系統

Satellite cell 衛星細胞

Static cup-static body 留罐法

Static cup-dynamic body 動態留罐法

Spinal accessory nerve 副神經

Shirley Sahrmann Movement System
Impairment Syndromes Shirley Sahrmann
動作系統障礙症候群

Sport psychologist 運動心理師

Super compensation 超補償

Sensorimotor system 感覺動作系統
Saccule 球狀囊
Semicircular canal 半規管
Scalene 斜角肌
Sternocleidomastoid 胸鎖乳突肌
Stress breathing 壓力式呼吸
Spirometer 肺量計
Sling 吊索
Single-leg hip lift 單腳橋式
Suboccipitals 枕骨下肌
Sacroiliac joint 薦髂關節
Sagittal plane 矢狀面
Symphathetic trunk 交感神經幹
Seated flexion balloon blowing 坐姿屈體吹氣球
Standing serratus squat 站姿前鋸肌穩定控制的深蹲
Shoulder girdle 肩帶
Squatty Potty 蹲式馬桶踏凳
Short foot drill 縮足運動
Spiky ball 刺蝟球
Strength-to-body-mass ratio 肌力與身體質量的比值
Single-arm upright rowing 單臂直立划船
Stretch-shorten cycle 牽張反射循環
Shuffle 橫向移動
Ship 跑跳步
Squat jump 深蹲跳
Short response 短反應
Seabiscuit 賽馬奔馳年代

T
Trigger point 激痛點
Texus Tech University 德州理工大學
Tendinosis 肌腱炎
Tensegrity 張力整體結構
TFL 闊筋膜張肌
The School of Biomedical Science in Brisbane 布里斯本生物醫學科學學院
Therapeutic modifier 調節治療
Tensile force 拉力
Thermal 熱刺激

Thalamus 丘腦
Third-order neuron 第三級神經元
Tensile strength 拉伸強度
TENS 經皮神經電刺激
Thermal ultrasound 熱效應超音波
Tiger Balm 虎標萬金油
The Janda Approach 揚達療法
Trunk curl-up 軀幹捲曲
Thoracolumbar fascia 胸腰筋膜
The Postural Restoration Institution® 姿勢矯治學院
Task constraint 任務控制
Trap 斜方肌
Thoracic kyphosis 胸椎後凸
Tidal volume 潮氣量
Thoracolumbar junction 胸腰椎交接處
Thoracolumbar paraspinal 胸腰脊柱旁肌
Thoracic Outlet 胸輸出症候群
Transverse plane 水平面
Thoracolumbar area 胸腰區域
Toe sitting posture 跪坐姿勢
Toe spreading 展趾運動
Type I slow-twitch oxidative fiber 第一型慢縮氧化肌纖維
Triglyceride 三酸甘油酯
Type II-A 第二型快縮氧化肌纖維
Type II-B 第二型快縮醣解肌纖維
Time-under-tension 承受張力時間
Training volume 訓練量
Training intensity 訓練強度
Training frequency 訓練頻率
Training density 訓練密度
Talus 距骨
Tibia 脛骨
Tandem stance 一腳腳跟與另一腳腳尖碰觸站立

U
Unilateral 單側
Ultrasound 超音波
Upper-crossed Syndrome 上交叉症候群
Ulm University 烏姆大學

Utricle 橢圓囊
Upper trapezius 上斜方肌
Ulnar side 尺側
Upward facing dog 上犬式
Ultra-running 超馬

V

Vital 生命徵象
Visual 視覺
Vestibular 前庭
Vascular 血管的
Vasoconstriction 血管收縮
Vasodilation 血管擴張
Vascular wall 血管壁
Viscera 內臟
Visceral manipulation 內臟按摩
Viscosity 黏彈性
Vagus nerve 迷走神經
Volume of movement 活動量
Vastus intermedius 股中間肌
Victim mentality 受害者心態
Visualization technique 意象訓練
Vinyasa flow 流瑜伽
Valgus knee 膝外翻
Very-long response 非常長反應
Vertical leap 垂直交互跳
VMO 股內側肌

W

Wolf' s Law 沃爾夫定律
Wide receiver 外接手
Weekend warrior 假日型選手
Wall slide 滑牆運動
Wall walk 爬牆運動
Windlass mechanism 絞盤機制
Wall hold 扶牆等長練習
Wide receiver 外接手

X

Y

Yin yoga 陰瑜伽
Yoga toes 腳趾分離器

Z
Zero-drop 零落差鞋

生活風格　FJ1068

運動傷害完全復健指南：

從修護傷痛至恢復運動表現，國家級防護員提供最完善的照護技術與訓練系統，讓你順利重返賽場

Bridging the Gap from Rehab to Performance

原著作者　　蘇・法松（Sue Falsone）
譯　　者　　黃昱倫、張雅婷
副總編輯　　謝至平
責任編輯　　鄭家暐
行銷企畫　　陳彩玉、薛綸
排版設計　　UN-TONED Media

出　　版　　臉譜出版
發 行 人　　涂玉雲
總 經 理　　陳逸瑛
編輯總監　　劉麗真
城邦文化事業股份有限公司
台北市中山區民生東路二段141號5樓
電話：886-2-25007696　傳真：886-2-25001952

發　　行　　英屬蓋曼群島商家庭傳媒股份有限公司城邦分公司
　　　　　　台北市中山區民生東路二段141號11樓
　　　　　　客服專線：02-25007718；25007719
　　　　　　24小時傳真專線：02-25001990；25001991
　　　　　　服務時間：週一至週五上午09:30-12:00；下午13:30-17:00
　　　　　　劃撥帳號：19863813　戶名：書虫股份有限公司
　　　　　　讀者服務信箱：service@readingclub.com.tw
　　　　　　城邦網址：http://www.cite.com.tw
香港發行所　城邦（香港）出版集團有限公司
　　　　　　香港灣仔駱克道193號東超商業中心1樓
　　　　　　電話：852-25086231
　　　　　　傳真：852-25789337
馬新發行所　城邦（馬新）出版集團
　　　　　　Cite（M）Sdn Bhd.
　　　　　　41-3, Jalan Radin Anum, Bandar Baru Sri Petaling,
　　　　　　57000 Kuala Lumpur, Malaysia.
　　　　　　電話：+6（03）90563833
　　　　　　傳真：+6（03）90576622
讀者服務信箱　services@cite.my
一版一刷　　2020年4月
一版五刷　　2022年7月
ＩＳＢＮ　　978-986-235-827-6
版權所有・翻印必究（Printed in Taiwan）
定價：750元（本書如有缺頁、破損、倒裝，請寄回更換）

國家圖書館出版品預行編目資料

運動傷害完全復健指南：從修護傷痛至恢復運動表現，
國家級防護員提供最完善的照護技術與訓練系統，讓你
順利重返賽場／蘇・法松（Sue Falsone）著；黃昱倫，張雅
婷譯. -- 一版. -- 臺北市：臉譜出版：家庭傳媒城邦分公
司發行, 2020.04
　　面；　公分. --（生活風格；FJ1068）
譯自：Bridge the gap from rehab to performance
ISBN 978-986-235-827-6（平裝）

1.運動傷害　2.健康照護
416.69　　　　　　　　　　　　　　　　　　109003275